RADSPORT

Die Anatomie verstehen

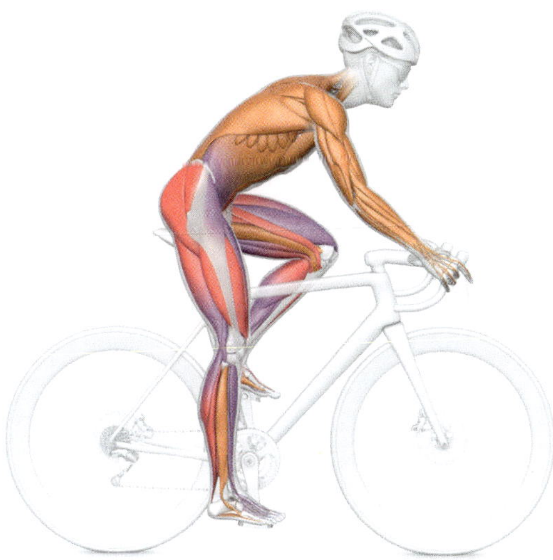

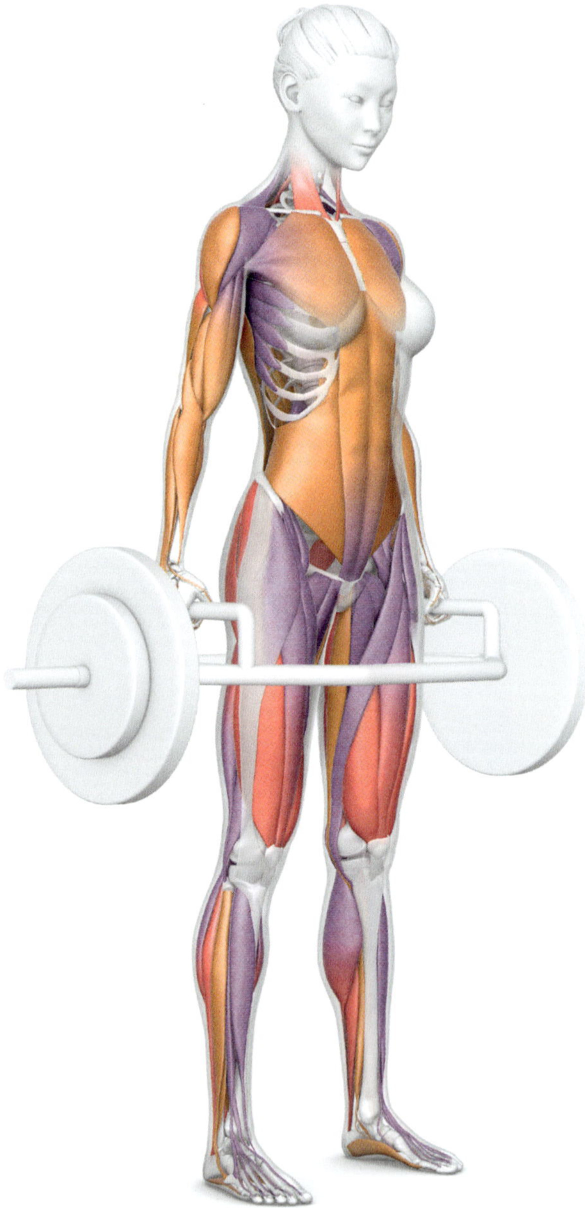

RADSPORT

Die Anatomie verstehen

Mit Übungen für mehr Ausdauer,
Kraft und eine bessere Technik

Dr. David Bailey

INHALT

EFFIZIENT TRAINIEREN 118

KRAFT- & DEHN-ÜBUNGEN 148

VORWORT

Radfahren ist im Grunde etwas ganz Einfaches: Wir treten in die Pedale, erzeugen eine Vorwärtsbewegung, und den Rest erledigt das Fahrrad. Dahinter steckt jedoch ein höchst komplexes Zusammenspiel von menschlicher Physiologie, Biomechanik, Ernährung, Psychologie und Technik. Jede dieser Komponenten beeinflusst unsere Leistung, die Trainingsanpassung und den langfristigen Erhalt der Gesundheit.

Unabhängig davon, ob Sie professionell Rennen fahren, persönliche Bestleistungen anstreben oder rein zum Vergnügen und zum Fitbleiben radfahren: Wenn Sie die wissenschaftlichen Grundlagen des Radsports kennen, sind Sie klar im Vorteil. Sie trainieren effektiver, erholen sich effizienter und verringern das Verletzungsrisiko. Das Ergebnis sind bessere Leistungen, größere Ausdauer und mehr Freude am Sport.

WARUM RADFAHREN?

Radfahren ist eine leicht zugängliche, äußerst lohnende Sportart. Es fördert die aerobe und anaerobe Fitness, stärkt wichtige Muskeln und das Herz-Kreislauf-System, belastet aber Gelenke und Knochen nur geringfügig. Das macht es geeignet für jeden, der fit und beweglich sein möchte, von der Jugend bis ins hohe Alter.

Wissenschaftliche Studien belegen immer wieder die zahlreichen gesundheitlichen Vorteile des regelmäßigen Radfahrens: ein guter Stoffwechsel, ein gesundes Herz-Kreislauf-System, psychisches Wohlbefinden und sogar Schutz vor kognitivem Verfall. Wer seine körperliche Leistungsfähigkeit optimieren möchte, kann durch Radfahren seine Ausdauer und Muskelkraft steigern. Für die Psyche sind die Bewegung an der frischen Luft, der Stressabbau und die Möglichkeit, in Gemeinschaft zu fahren, wohltuend.

Allerdings ist Radfahren auch mit Herausforderungen verbunden: Die sich wiederholenden Bewegungen, die Anforderungen an die Körperhaltung und die lange Belastungsdauer können zu Überlastungsschäden, Ermüdung und Leistungsabfall führen. Hier ist wissenschaftliches Verständnis gefragt.

ZUM AUFBAU DES BUCHES

Ziel des Buches ist es, aktuelle wissenschaftliche Erkenntnisse für Radfahrer aller Leistungsstufen anwendungsorientiert darzustellen. Die ersten Kapitel befassen sich mit der Anatomie und Physiologie, die der Leistung beim Radfahren zugrunde liegen. Sie erklären, wie sich der Körper bewegt und Energie erzeugt, wie das Muskel- und das Herz-Kreislauf-System auf verschiedene Trainingsarten reagieren und wie der Körper sich anpasst. Themen wie die Biomechanik des Radfahrens, die richtige Haltung auf dem Fahrrad, die Mechanik des Pedaltritts und der Energiestoffwechsel werden fundiert, aber praxisnah vermittelt.

Weitere Kapitel leiten evidenzbasiert zu den Themen Ausdauerentwicklung, Intervalltraining, Kraft- und Konditionstraining sowie Regeneration an. Sie vermitteln Strategien zur Ernährung, Flüssigkeitszufuhr und Verletzungsprävention und erklären, wie diese funktionieren.

Darüber hinaus greift das Buch auch technische Aspekte des Radsports auf, vom Fahrraddesign bis zur wachsenden Auswahl an Tools zur Trainingsüberwachung. Sie erhalten Tipps, wie Sie die erfassten Daten nutzen können, um Ihre Leistung zu optimieren und das Risiko von Übertraining zu verringern.

AN WEN SICH DAS BUCH RICHTET

Von Anfängern, die sich solides Wissen über den Radsport wünschen, über engagierte Amateure, die strukturiert Fortschritte machen möchten, bis hin zu Profis, die Bestleistungen anstreben, richtet sich dieses Buch an ein breites Publikum. Es ist auch als Handbuch für Coaches, Sportwissenschaftler und andere Fachleute gedacht, die Radfahrer beraten und sich dabei auf wissenschaftlich fundierte Methoden stützen möchten,

WAS ICH MIR ERHOFFE

Im Laufe meiner Karriere habe ich mit einigen der weltbesten Profiradrennfahrer zusammengearbeitet. Ich konnte beobachten, wie sich durch die Kombination von Kenntnissen der Trainingsphysiologie und individuellen Trainingsplänen außergewöhnliches Potenzial freisetzen ließ. In diesem Buch möchte ich die wissenschaftlichen Grundlagen des Radsports umfassend und leicht verständlich darlegen. Es soll Radfahrern helfen, intelligenter zu trainieren, konstantere Leistungen zu erbringen und langfristig Freude an ihrem Sport zu haben.

Im Radsport geht es nicht nur um Tempo und zurückgelegte Distanz, sondern auch um Belastbarkeit, Wachstum und die Verwirklichung des eigenen Potenzials. Ich hoffe, Ihnen das gesamte nötige Wissen zu vermitteln, damit Sie Ihre Ziele im Radsport erreichen.

Dr. David Bailey
Sportwissenschaftler im Bereich Profiradsport

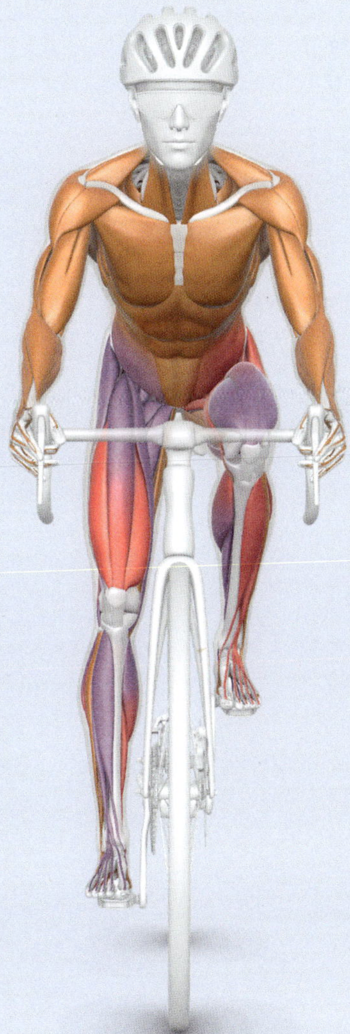

ENTWICKLUNGEN IM RADSPORT

Seit der Erfindung der ersten Fahrräder im 19. Jahrhundert hat sich der Radsport durch zahlreiche Fortschritte in den Bereichen Technik, Training, Taktik sowie ein besseres Verständnis der Physiologie ständig weiterentwickelt. Die heutigen Fahrräder sind leichter, aerodynamischer und spezialisierter als je zuvor.

Ende des 19. Jahrhunderts stellten Radrennen die Ausdauer auf eine harte Probe: Oft wurden Hunderte von Kilometern auf einfachen Stahlrahmenrädern mit starren Gängen, schlechten Bremsen und schweren Reifen zurückgelegt. Nur bei guter Kondition konnten Fahrer die unebenen, unbefestigten Straßen bewältigen.

20. JAHRHUNDERT

Mit wachsender Beliebtheit des Radsports steigerten technische Verbesserungen die Leistung. Mehrgangschaltungen ermöglichten die Anpassung an Steigungen, was für Bergpässe entscheidend war. Die Reifen wurden leichter und haltbarer, neue Rahmenkonstruktionen verbesserten die Aerodynamik und die Fahreffizienz. Taktiken mit Teamstrategien kamen auf: Die Fahrer übernahmen Rollen, z. B. als Kletterer, Sprinter oder Domestik, um die Spitzenreiter zu unterstützen und die Intensität des Rennens zu kontrollieren.

MITTE 20. JAHRHUNDERT

Um 1950 wurde der Radsport professioneller, die Trainingsmethoden wurden wichtiger. Der Fokus verlagerte sich von natürlichem Talent und Langstreckenfahrten zu gezielter Vorbereitung. Strukturiertes Intervalltraining, oft nach Trainingszonen, prägte die Leistungsprogramme. Auch die Ernährung gewann an Bedeutung: Radfahrer und Teams experimentierten mit Kohlenhydrat- und Flüssigkeitszufuhr, um Leistung und Regeneration zu optimieren. Leichte Materialien wie Legierungskomponenten reduzierten das Gewicht der Fahrräder weiter und verbesserten das Handling.

1980ER-JAHRE

In den 1980er-Jahren revolutionierte die Sportwissenschaft den Radsport. Trainer führten die Periodisierung mit Fokus auf Ausdauer-, Kraft- und Leistungsspitzenphase ein. Herzfrequenzmesser und Glykogenauffüllung wurden üblich. Innovationen bei der Ausrüstung wie Aero-Lenker, Scheibenräder und Windkanaltests steigerten die Leis-

19. JAHRHUNDERT

Weil die Fahrräder sehr einfach gebaut waren – sie hatten Stahlrahmen, starre Gänge, schwache Bremsen und schwere Reifen – hing der Erfolg im Rennen mehr von der körperlichen Ausdauer als von taktischem Geschick ab.

20. JAHRHUNDERT

Die Fahrräder besaßen Mehrgangschaltungen, leichtere, strapazierfähigere Reifen und aerodynamischere Rahmenkonstruktionen. Professionellere Trainings- und Ernährungsprogramme wurden entwickelt.

21. JAHRHUNDERT

Carbonfaserrahmen weisen ein sehr gutes Verhältnis von Steifigkeit und Gewicht auf, elektronische Schaltungen ermöglichen schnelle Gangwechsel, schlauchlose Reifen verringern den Rollwiderstand und das Pannenrisiko.

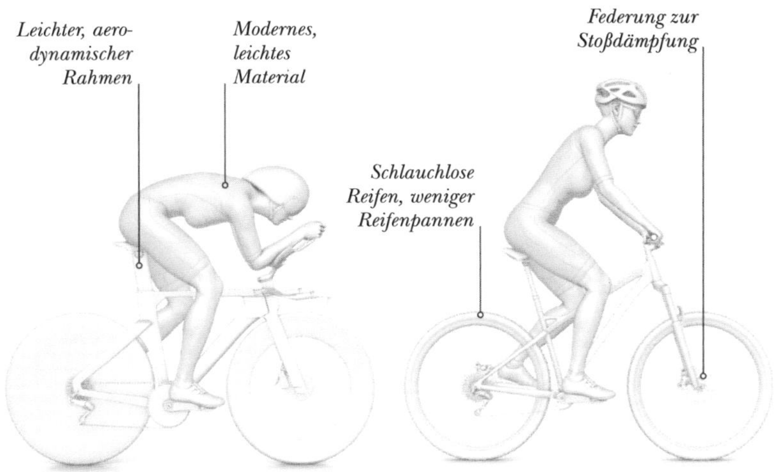

ZEITFAHRRAD

MOUNTAINBIKE

tungen im Zeitfahren. Allerdings sah sich der Sport in den 1990er-Jahren auch mit Skandalen konfrontiert, als Blutdoping und Erythropoetin (EPO) aufkamen, um die Sauerstoffversorgung und die Regeneration der Fahrer zu verbessern. In den 2000er-Jahren wurden strengere Testprotokolle eingeführt, um die Integrität des Sports zu wahren.

21. JAHRHUNDERT

Im neuen Jahrtausend veränderten Leistungsmesser das Training und die Rennstrategien erheblich. Die Fahrer trainieren heute, basierend auf spezifischen Leistungsdaten, auf physiologische Anpassungen für Bergfahrten, Sprints und Zeitfahren hin. GPS-Geräte versorgen Fahrer und Trainer mit Echtzeitdaten zu Distanz, Tempo und Höhe. Online-Trainingsplattformen ermöglichen eine umfassendere Datenerfassung und -analyse, sodass Fahrer und ihre Teams Kennzahlen wie Trainingsstress, Belastung und Anpassung nachverfolgen können.

MODERNER RADSPORT

Professionelle Radsportteams sind Leistungsökosysteme, die von Fachleuten aus den Bereichen Biomechanik, Ernährung und Sportpsychologie beraten werden. Ernährungspläne sind individuell angepasst und auf periodisierte Kohlenhydrataufnahme, Timing der Proteinzufuhr zur Regeneration und Energieaufnahme am Renntag fokussiert. Regenerationsmethoden wie Kompressionstherapie, Kaltwasserbäder und Schlafoptimierung spielen für den Leistungserhalt eine wichtige Rolle. Auch mentales Resilienztraining wird immer wichtiger, damit die Fahrer ihre Höchstform beibehalten und mit Wettbewerbsdruck umzugehen lernen.

Die Ausrüstung entwickelt sich ständig weiter. Mittlerweile sind Carbonrahmen und aerodynamische Designs auch bei Straßen- und Zeitfahrrädern Standard.

Die Renntaktiken wurden erheblich weiterentwickelt. Teams planen ihre Rennen sorgfältig anhand detaillierter Berichte, Simulationen und Datenanalysen. Fahrer spezialisieren sich auf Rollen: Kletterer optimieren ihr Leistungsgewicht, Sprinter ihre anaerobe Kraft und Zeitfahrer ihre Leistungsabgabe.

Diese Entwicklung ist nicht auf den professionellen Straßenradsport beschränkt – auch andere Wettkampfsportarten haben von dieser kollektiven Entwicklung profitiert. Das Mountainbiken revolutionierte die Federungstechnologie und setzte als erste Disziplin Scheibenbremsen und schlauchlose Reifen ein. Viele aerodynamische Fortschritte entstammen dem Bahnradsport, in dem dieser Leistungsaspekt eine vorrangige Rolle spielt. Schließlich haben die Trainingstechniken für Cyclocross, BMX- und Gravel-Rennen auch die Trainingsmethoden anderer Disziplinen vorangebracht.

Im Radsport können kleine Verbesserungen Großes bewirken. Fahrradanpassung, Bekleidungsmaterialien und aerodynamische Positionierung werden stetig verbessert. Nachhaltigkeit und Vielfalt sollen die Umweltbelastung reduzieren und mehr Menschen ansprechen.

»Durch Fortschritte in Leistungsforschung und Technik wird im Radsport das menschliche Potenzial erweitert.«

PHYSIK DES RADFAHRENS

Als Fortbewegung mit Muskelkraft unterliegt das Radfahren den Gesetzen der Newtonschen Mechanik, der Energieübertragung und der biomechanischen Effizienz. Im Kern erfolgt dabei die Umwandlung von chemischer in mechanische Energie durch Muskelkontraktionen, die Kraft auf die Pedale ausüben. Als Tretkurbeln setzen diese die Räder in Bewegung und bewegen den Fahrer vorwärts.

$$F_{\text{Widerstand}} = F_{\text{Luftwiderstand}} + F_{\text{Schwerkraft}} + F_{\text{Rollwiderstand}} + F_{\text{Reibungswiderstand}}$$

WIDERSTANDSKRÄFTE

Die Antriebskraft durch das Treten der Pedale muss die beim Radfahren auftretenden Widerstandskräfte überwinden. Dazu gehören der Luftwiderstand, die Schwerkraft, der Rollwiderstand und der Reibungswiderstand der Antriebsmechanik, wie die Formel oben zeigt. Durch Treten erzeugt der Radfahrer Kraft, die auf den Antrieb (Zahnräder und Kette) und von dort auf die Räder übertragen wird. Diese Leistungsabgabe, gemessen in Watt (W), beeinflusst die Fähigkeit des Radfahrers, zu beschleunigen, das Tempo zu halten und gegen Widerstandskräfte effizient bergauf zu fahren.

LUFTWIDERSTAND

Der Luftwiderstand ist die größte Widerstandskraft bei höherem Tempo, insbesondere ab 40 km/h. Beeinflusst wird er durch Faktoren wie Körperhaltung, Kleidung und Ausrüstung des Fahrers sowie Umgebungsbedingungen, darunter Wind und Luftdichte (Temperatur und Luftfeuchtigkeit). Die Widerstandskraft nimmt mit dem Tempo rapide zu, was die aerodynamische Effizienz für die Leistung beim Radfahren entscheidend macht.

Radfahrer können den Luftwiderstand durch eine flache Oberkörperhaltung (siehe S. 26–27), stromlinienförmige Ausrüstung oder Fahren im Windschatten anderer (um 30–50 Prozent, siehe S. 100–101) senken.

$$F = \tfrac{1}{2} C_d A \rho v^2$$

LUFTWIDERSTAND

F = Kraft
C_d = Koeffizient des Luftwiderstands (abhängig von Fahrerhaltung und Raddesign)
A = Frontalbereich von Radfahrer und Fahrrad (m^2)
ρ = Luftdichte (kg/m^3)
v = Geschwindigkeit des Rads (m/s)

$$F = mg\sin(\theta)$$

SCHWERKRAFT

F = Kraft
m = Masse von Radfahrer und Rad (kg)
g = konstante Gravitationskraft (9,81 m/s)
θ = Neigungswinkel, den der Radfahrer bergauf fährt

$$F = C_r mg$$

ROLLWIDERSTAND

F = Kraft
C_r = Koeffizient des Rollwiderstands (abhängig von der Oberfläche, auf der das Rad fährt)
m = Masse von Radfahrer und Rad (kg)
g = konstante Gravitationskraft (9,81 m/s)

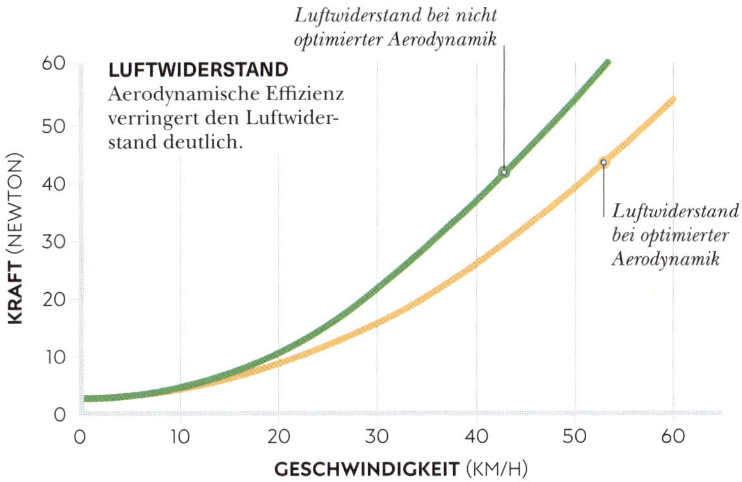

SCHWERKRAFT

Die Schwerkraft ist die Komponenten des Gewichts von Fahrer und Fahrrad. An Steigungen wirkt sie parallel zur Straßenoberfläche. Je stärker die Steigung, desto größer die Widerstandskraft sowie der Leistungsbedarf. An Steigungen wird die Schwerkraft zum dominierenden Widerstandsfaktor, das Leistungsgewichtsverhältnis wird zum entscheidenden Faktor für die Kletterfähigkeit. Leichtere Radfahrer mit hoher Leistungsabgabe sind bei steilen Steigungen in der Regel im Vorteil, da die auf sie wirkende Schwerkraft im Verhältnis zu ihrer Leistung geringer ist.

$$P_{ein} = \eta P_{aus}$$

REIBUNGSWIDERSTAND

P = Leistung (eingehende und ausgehende)
η = Effizienz, in der Regel 94–98 Prozent

ROLLWIDERSTAND

Auch der Rollwiderstand ist ein wichtiger Widerstandsfaktor, der durch Verformung der Reifen auf der Fahrbahn entsteht. Er hängt vom Material der Reifen, dem Reifendruck und der Beschaffenheit der Fahrbahn ab. Geringerer Rollwiderstand durch glatte, richtig aufgepumpte Reifen steigert die Effizienz, sodass der Radfahrer mit weniger Kraftaufwand die Geschwindigkeit halten kann.

REIBUNGSWIDERSTAND

Der mechanische Reibungswiderstand bestimmt, wie viel der Antriebskraft vom Radfahrer erfolgreich auf das Hinterrad übertragen wird. Sie ist nicht konstant und hängt von mehreren Faktoren ab, darunter die Übersetzung (Kette und Lager) sowie Alter, Material und Schmierung des Antriebsstrangs. Eine saubere, gut geschmierte Kette verringert den Reibungswiderstand.

ENERGIE-EFFIZIENZ

Der menschliche Körper wandelt nur etwa 20–25 Prozent der Nahrungsenergie in mechanische Arbeit um, der Rest geht als Wärme verloren. Daher ist Kühlung durch Schwitzen und Luftzirkulation für ausdauernde Leistung sehr wichtig. Radfahrer müssen ihren Energieverbrauch und ihre Anstrengung sorgfältig dosieren, damit sie Ausdauer und Leistung über lange Strecken optimieren können.

Auch die Physik von Stabilität und Kontrolle ist für die Dynamik beim Radfahren wichtig. Der Kreisel-Effekt der rotierenden Räder trägt zum Gleichgewicht bei, Gegenlenken leitet Kurven ein. Gute Gewichtsverteilung und Fahrkünste optimieren Kurven- und Bremseffizienz, insbesondere in technischen Rennsituationen.

Erfolg hängt vom Zusammenspiel aus Leistungsabgabe, Widerstandskräften, Energieeffizienz und Aerodynamik ab. Radsportler optimieren diese Faktoren durch Training, Ausrüstung und Taktik, um sich Wettbewerbsvorteile zu verschaffen.

2–5% der *Gesamtleistung* können durch ***Reibungswiderstand*** verloren gehen.

ANATOMIE DES RADFAHRENS

Der Radsport stellt hohe Anforderungen an die Koordination von Muskelgruppen, biomechanischen Vorgängen und Energiesystemen. Im Gegensatz zu belastungsintensiven Aktivitäten basiert das Radfahren auf kontinuierlichen, sich wiederholenden Bewegungen, die Ausdauer, neuromuskuläre Koordination und effiziente Energieübertragung erfordern. Versteht man die anatomischen Besonderheiten des Radfahrens, ist man in der Lage, seine Leistung zu verbessern, Ermüdungserscheinungen zu verringern und Verletzungen vorzubeugen.

WICHTIGE MUSKELN

Beim Radfahren sorgen die Muskeln des Unterkörpers für Kraft, die Core-Muskeln für Stabilität und Kraftübertragung und die Oberkörpermuskeln für Kontrolle und Stabilität.

Weiß man, wie die einzelnen Muskelgruppen funktionieren, kann man Leistung und Effizienz verbessern und Verletzungen vermeiden. Quadrizeps, Gesäßmuskeln, hintere Oberschenkelmuskulatur und Waden liefern die Kraft, während die Core-Muskeln den Rumpf stabilisieren und der Oberkörper die Bewegung kontrolliert und lenkt. Kraft-, Beweglichkeits- und Ausdauertraining für diese Muskeln können Ihre Effizienz, Kraft und Ausdauer beim Radfahren verbessern.

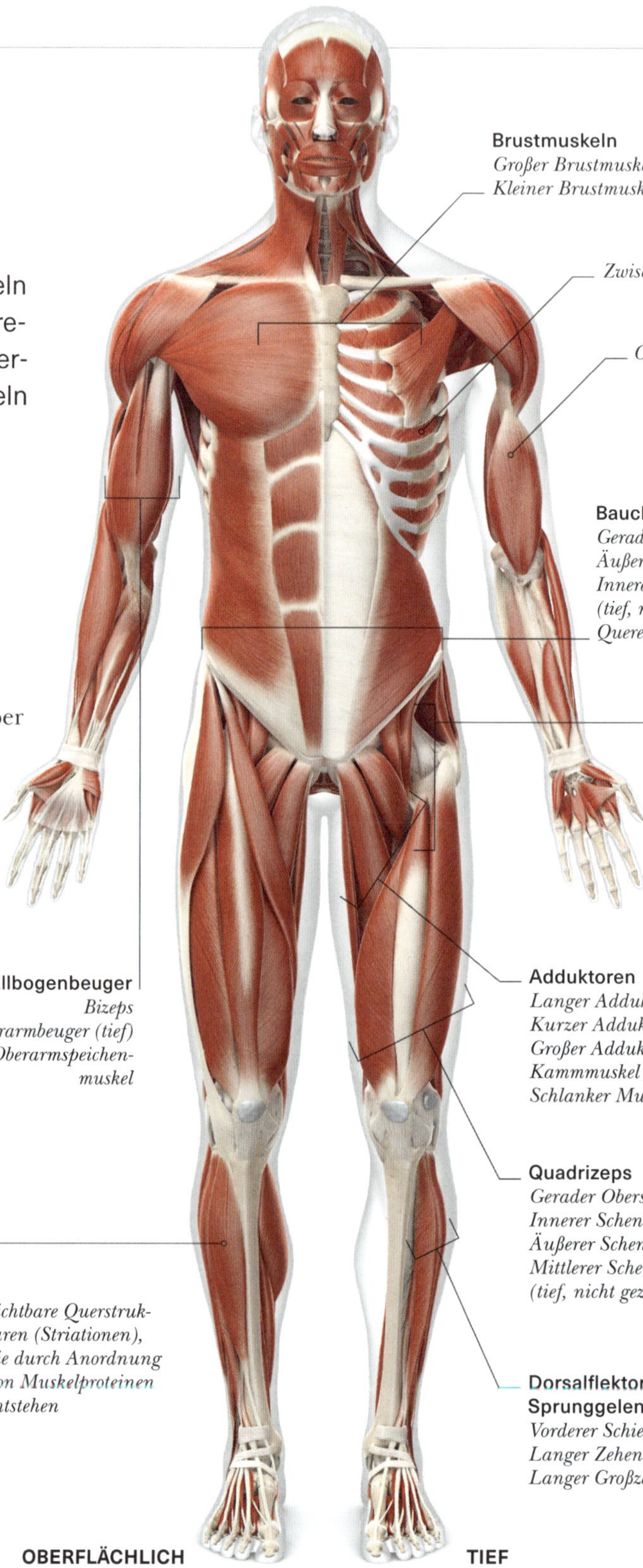

Die vergrößerte Ansicht zeigt nebeneinander angeordnete Myofibrillen.

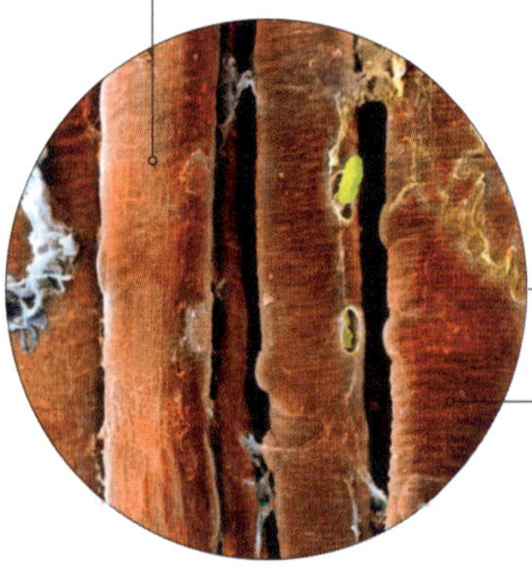

Sichtbare Querstrukturen (Striationen), die durch Anordnung von Muskelproteinen entstehen

Skelettmuskelfasern

Diese Muskelfasern bestehen aus langen, mehrkernigen zylindrischen Zellen aus Tausenden von Myofibrillen. Sie enthalten Proteine, die Muskelkontraktionen ermöglichen.

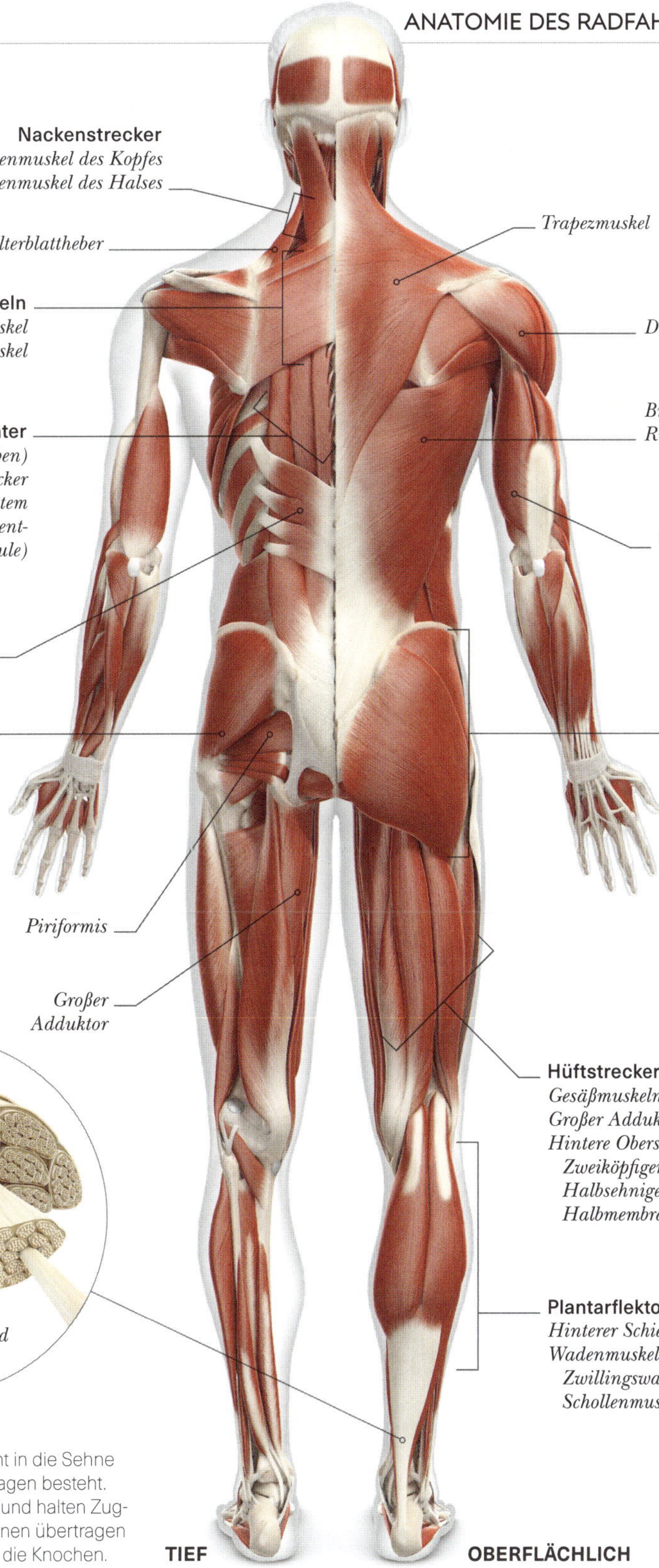

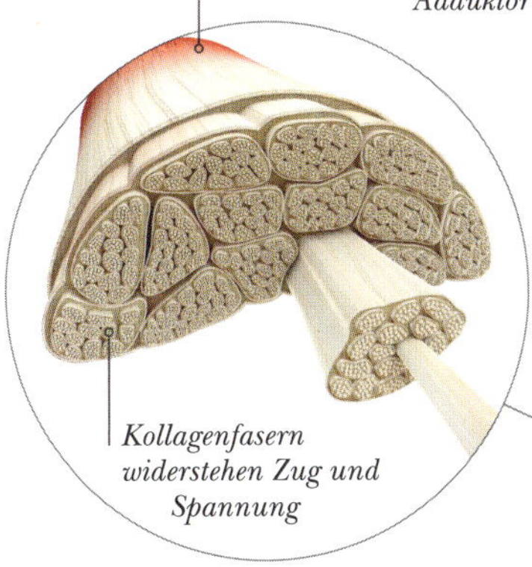

Sehnen

Bindegewebe vom Muskel geht in die Sehne über, die vorwiegend aus Kollagen besteht. Sehnen sind steifer als Muskeln und halten Zugkräften hervorragend stand. Sehnen übertragen die Kraft aus den Muskeln auf die Knochen.

UNTERKÖRPER-MUSKELN

Die Muskeln des Unterkörpers übertragen die Kraft auf die Pedale und bewegen das Fahrrad vorwärts. Dabei kommen in den verschiedenen Phasen des Pedaltritts unterschiedliche Muskelgruppen zum Einsatz.

Hüftbeuger

Die Hüftbeuger heben das Knie an und bringen das Bein in der Hubphase wieder nach oben. Zwar trägt die Aufwärtsbewegung weniger Kraft bei als die Abwärtsbewegung, doch starke Hüftbeuger sorgen für einen gleichmäßigen Tretzyklus, vor allem bei hohen Trittfrequenzen und beim Sprinten. Der gerade Oberschenkelmuskel, Teil des Quadrizeps, hat eine doppelte Aufgabe: Er streckt das Knie und beugt die Hüfte.

Quadrizeps

Die Quadrizepse sind die wichtigste Kraftquelle beim Treten, vor allem in der Kraftphase. Sie strecken das Knie und drücken das Pedal nach unten, was einen Großteil des Vortriebs erzeugt. Der innere Schenkelmuskel ist wichtig für die Stabilität des Knies, während der gerade Oberschenkelmuskel für Hüftbeugung und Kniestreckung eine Rolle spielt.

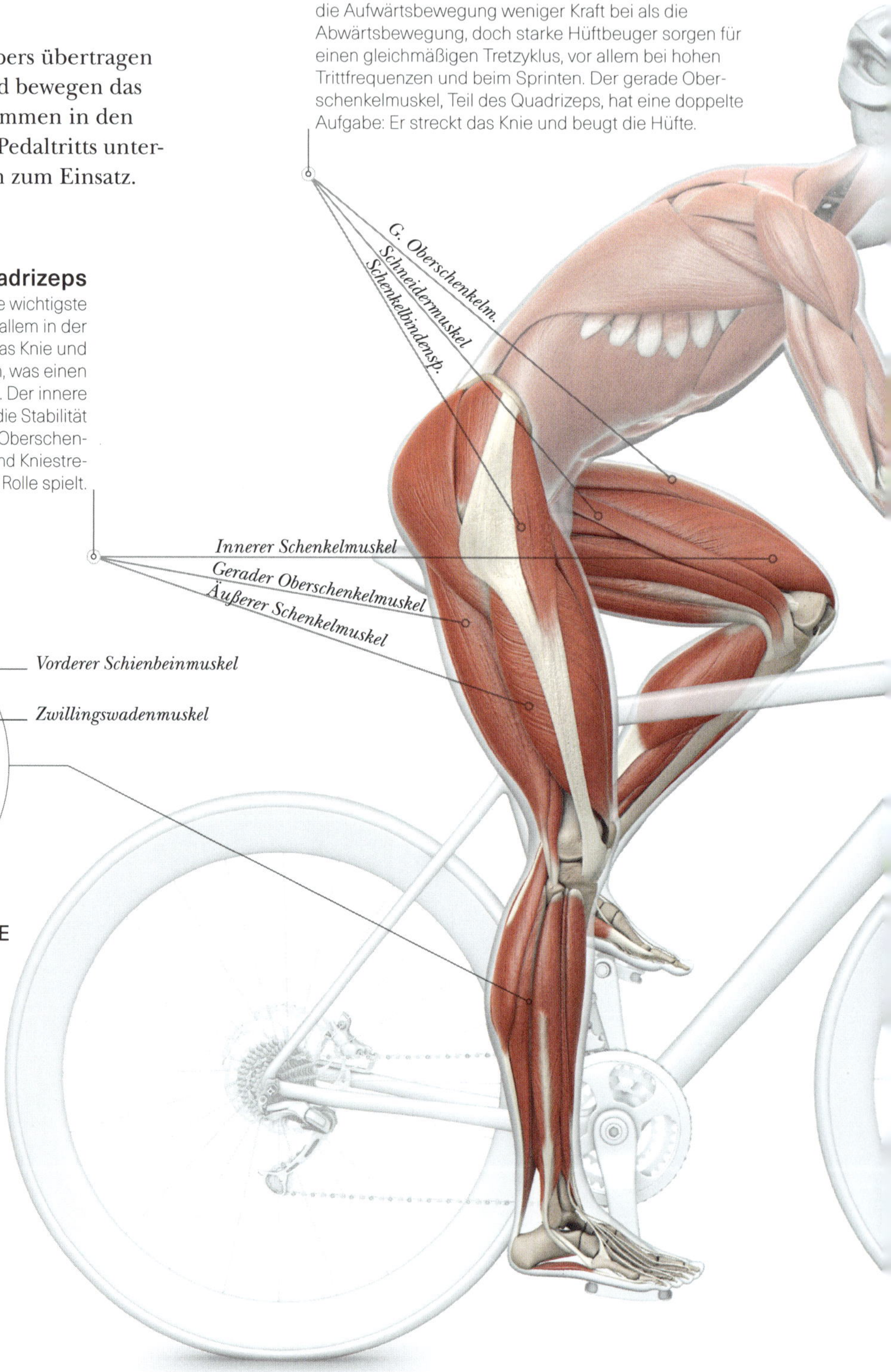

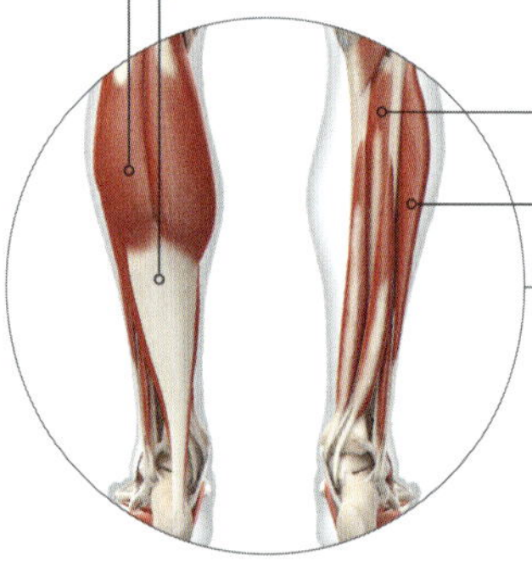

Waden

Zwillingswaden- und Schollenmuskel tragen zur Plantarflexion der Sprunggelenke (Streckung der Zehen nach unten) und zu einem gleichmäßigen Pedaltritt bei. Diese Wadenmuskeln sind insbesondere im unteren Bereich des Pedaltritts aktiv und unterstützen die Stabilisierung des Fußes im gesamten Tretzyklus.

Gesäßmuskeln

Die Gesäßmuskeln sind wichtig für die Hüftstreckung, insbesondere in der anfänglichen Abwärtsphase. Der große Gesäßmuskel, der größte Muskel des Körpers, streckt die Hüfte kraftvoll und trägt erheblich zur Abwärtskraft auf die Pedale bei. Der mittlere und der kleine Gesäßmuskel stabilisieren das Becken, verhindern Seitwärtsbewegungen und sorgen für Gleichgewicht, insbesondere beim Fahren im Stehen wie beim Klettern und Sprinten.

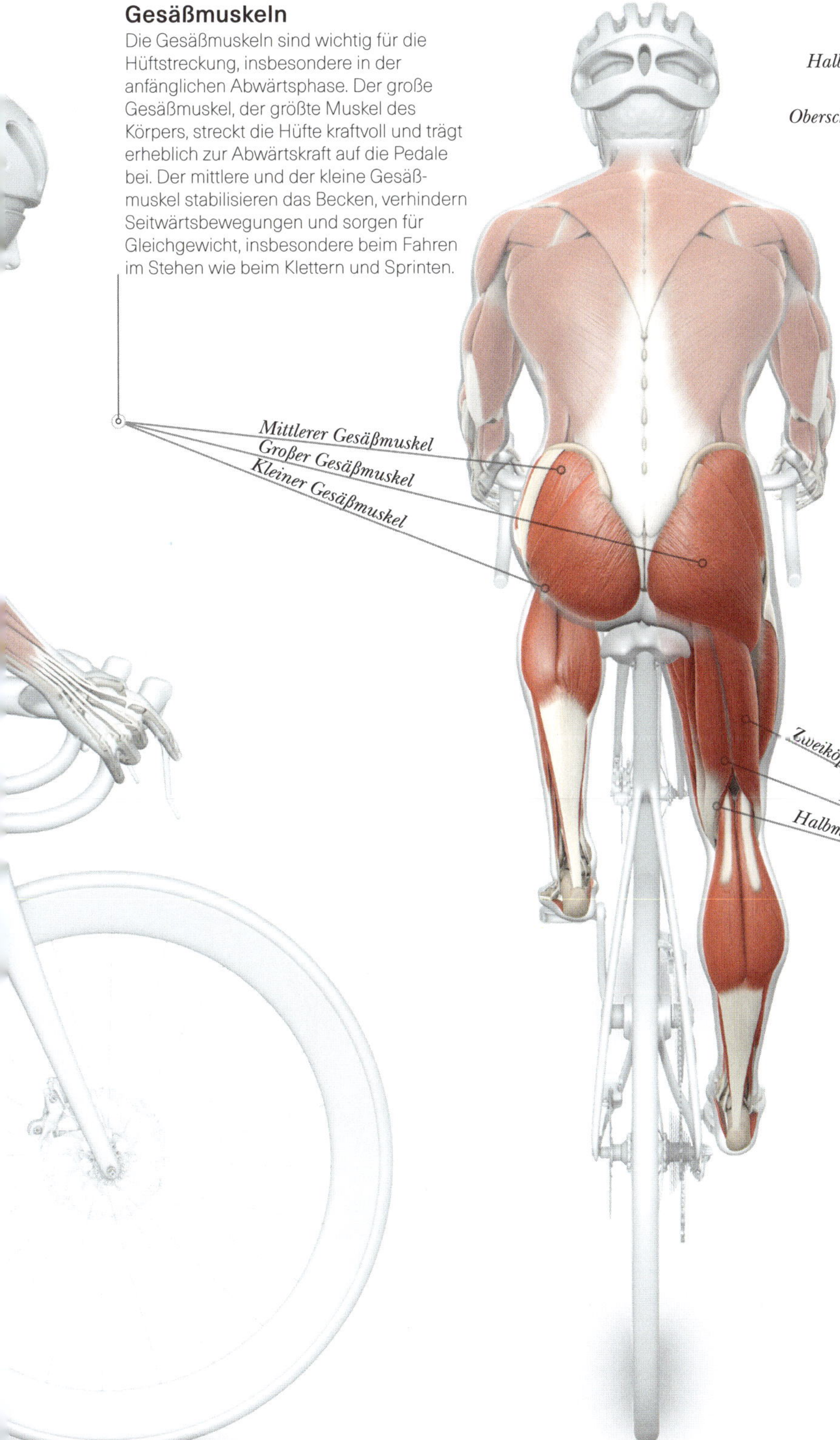

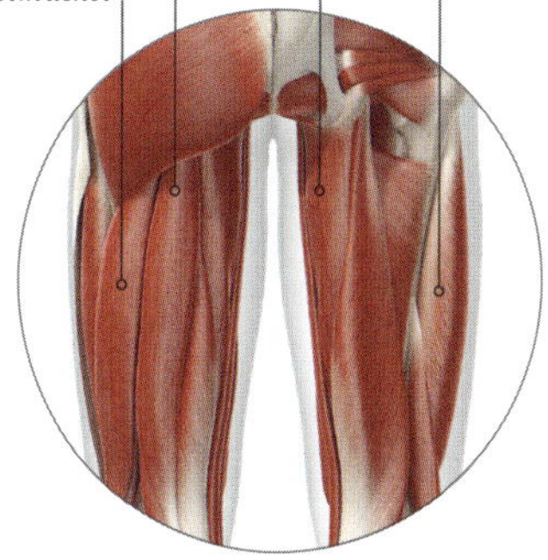

Beine

Die Beinmuskeln, zu denen Quadrizeps, hintere Oberschenkelmuskulatur und Waden gehören, unterstützen die Vorwärtsbewegung. Sie erzeugen die Kraft für effektives Treten, tragen zur Vorwärtsbewegung bei und sorgen für Beibehaltung der Körperposition auf dem Fahrrad.

Hintere Oberschenkelmuskulatur

Die hintere Oberschenkelmuskulatur spielt bei der Krafterzeugung eine sekundäre Rolle. Vor allem unterstützt sie das Beugen des Knies und das Strecken der Hüfte. In der Zug- und der Hubphase, in der sie dazu beiträgt, das Bein nach oben zu ziehen, wird sie stärker beansprucht. Die hintere Oberschenkelmuskulatur ist zwar weniger dominant als Quadrizeps und Gesäßmuskeln, unterstützt aber die Effizienz des Pedaltritts und beugt Verletzungen vor, indem sie die Belastung des Quadrizeps ausgleicht.

CORE-MUSKELN

Die Core-Muskeln sind entscheidend für eine starke, stabile Haltung auf dem Fahrrad und verhindern übermäßige Bewegungen, die die Effizienz beeinträchtigen könnten.

Rücken- und Wirbelsäulenstrecker

Die unteren Rückenmuskeln und die Bauchmuskeln stabilisieren den Rumpf in aerodynamischer Position, entlasten die Wirbelsäule auf langen Fahrten und absorbieren Stöße auf unebenem Gelände. Sie verhindern eine übermäßige Belastung des Lendenwirbelbereichs, insbesondere in aggressiven Positionen wie beim Zeitfahren oder Klettern.

Bauchmuskeln

Die Bauchmuskeln halten den Rumpf stabil, kontrollieren seine Bewegungen und unterstützen das Gleichgewicht. Ein starker Rumpf minimiert unnötiges Schaukeln der Hüften und überträgt die von den Beinen erzeugte Kraft effizient auf die Pedale. Der quere Bauchmuskel, der tiefste Bauchmuskel, stabilisiert die Wirbelsäule erheblich.

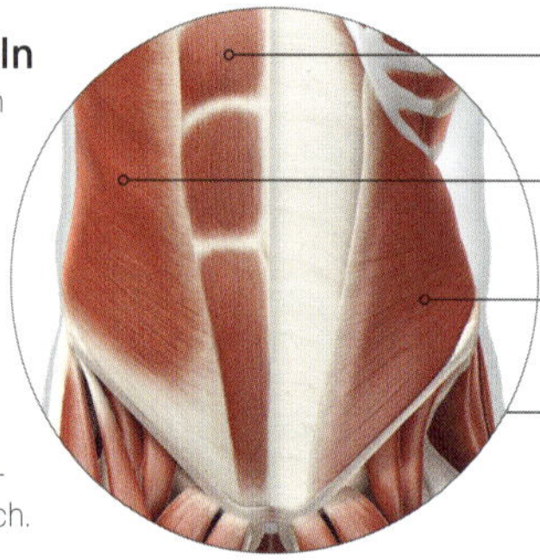

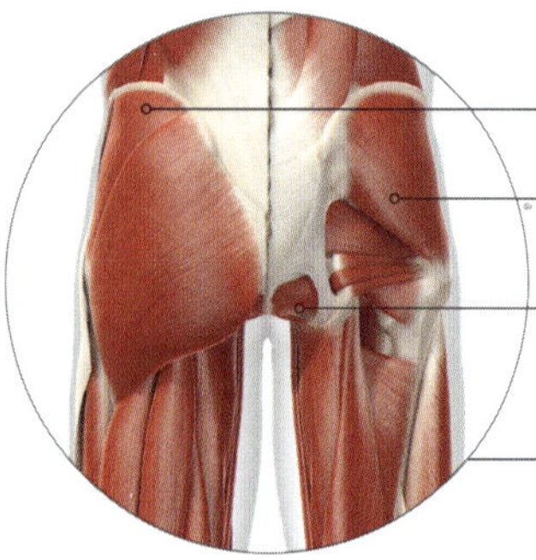

Beckenstabilisatoren

Diese Muskeln verhindern seitliches Schaukeln der Hüften, was einen ineffizienten und ungleichmäßigen Pedaltritt zur Folge haben kann. Schwache Beckenstabilisatoren begünstigen Fehlstellungen des Knies und Überlastungsverletzungen.

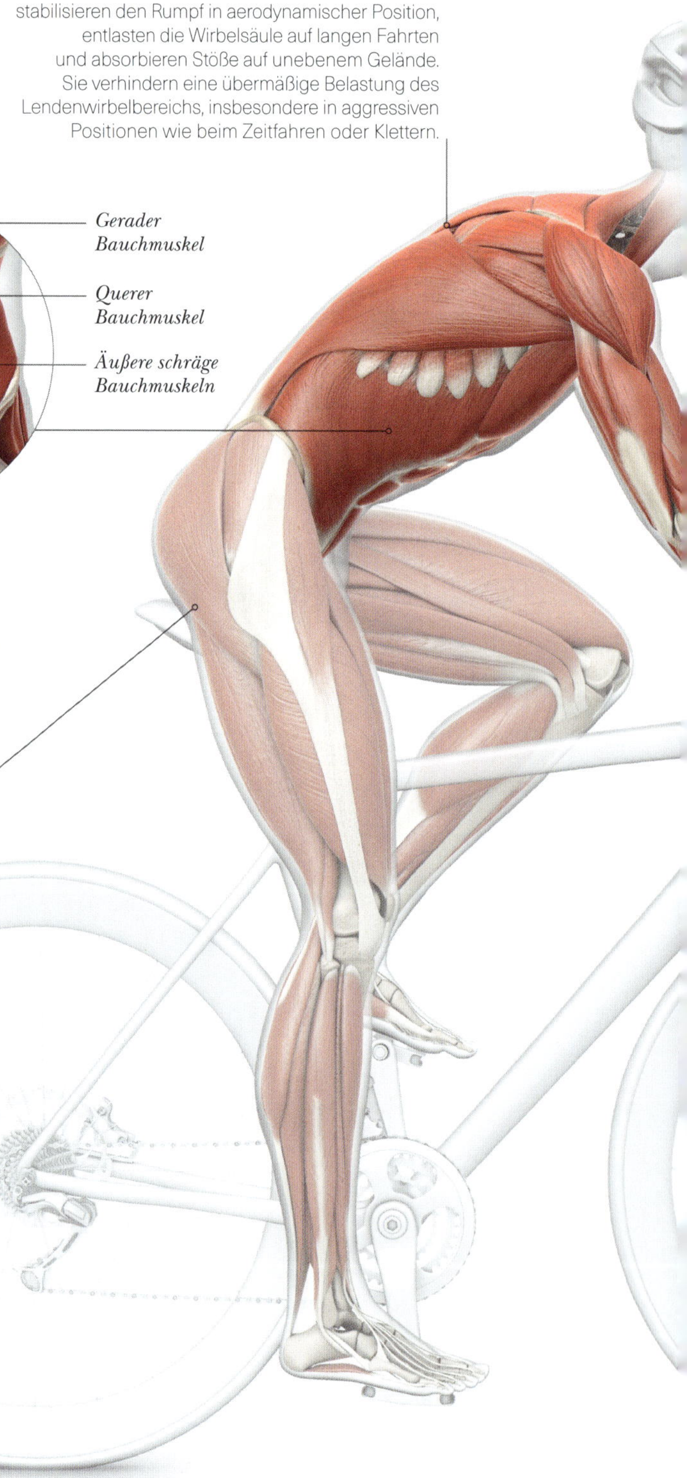

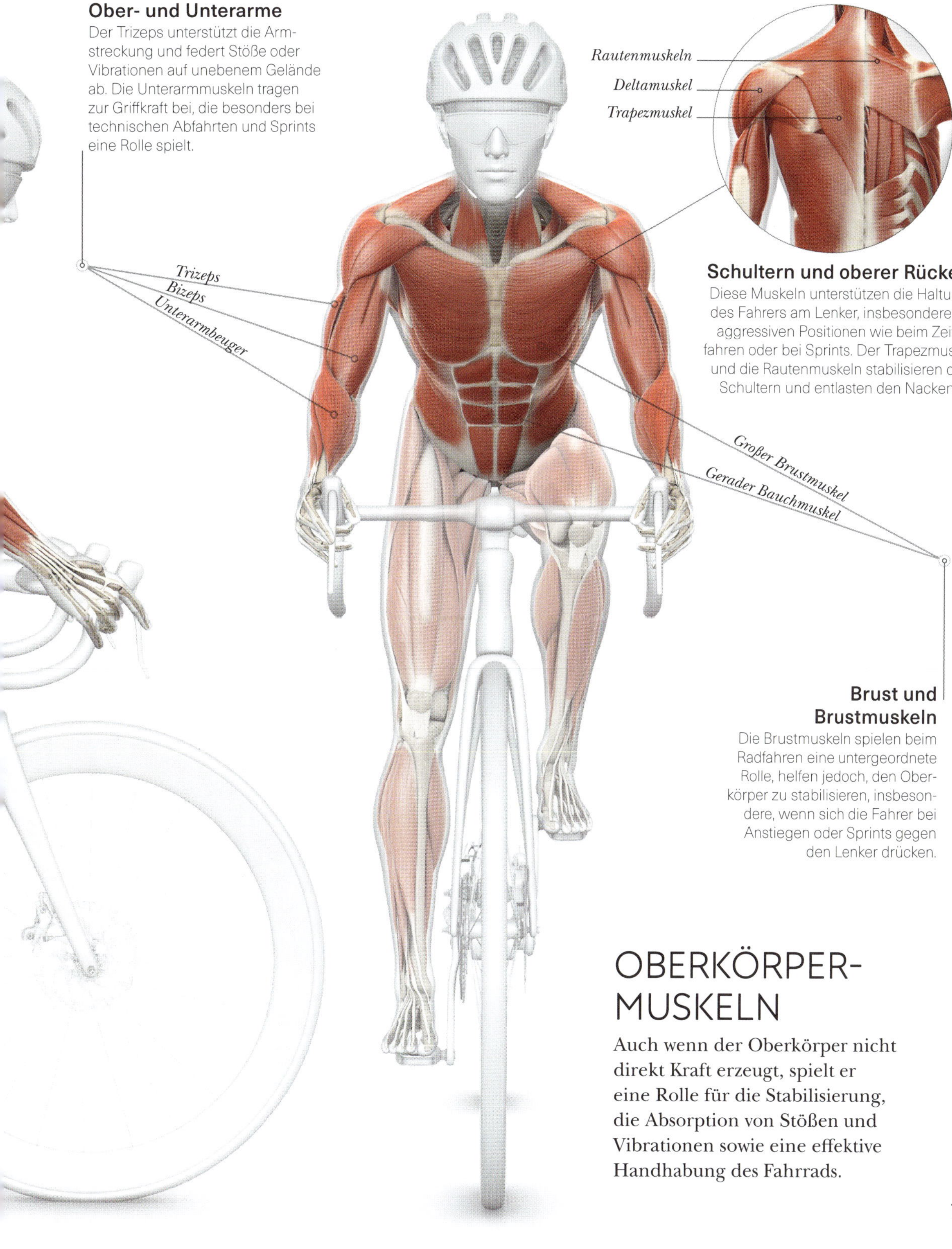

Ober- und Unterarme

Der Trizeps unterstützt die Armstreckung und federt Stöße oder Vibrationen auf unebenem Gelände ab. Die Unterarmmuskeln tragen zur Griffkraft bei, die besonders bei technischen Abfahrten und Sprints eine Rolle spielt.

Schultern und oberer Rücken

Diese Muskeln unterstützen die Haltung des Fahrers am Lenker, insbesondere in aggressiven Positionen wie beim Zeitfahren oder bei Sprints. Der Trapezmuskel und die Rautenmuskeln stabilisieren die Schultern und entlasten den Nacken.

Brust und Brustmuskeln

Die Brustmuskeln spielen beim Radfahren eine untergeordnete Rolle, helfen jedoch, den Oberkörper zu stabilisieren, insbesondere, wenn sich die Fahrer bei Anstiegen oder Sprints gegen den Lenker drücken.

OBERKÖRPER-MUSKELN

Auch wenn der Oberkörper nicht direkt Kraft erzeugt, spielt er eine Rolle für die Stabilisierung, die Absorption von Stößen und Vibrationen sowie eine effektive Handhabung des Fahrrads.

GELENK-BEWEGUNGEN

Radfahren erfordert ein komplexes, repetitives Bewegungsmuster, bei dem koordinierte Gelenkbewegungen im Unter- und Oberkörper effizientes und kraftvolles Treten ermöglichen. Zwar leisten die unteren Gliedmaßen den Hauptteil der Arbeit, doch der Oberkörper und insbesondere der Rumpf trägt entscheidend zur Kraftübertragung, Stabilität und Kontrolle bei.

Bei **90 U/MIN** (Umdrehungen pro Minute) führt jedes *Knie* etwa *5400 Bewegungen* pro Stunde aus.

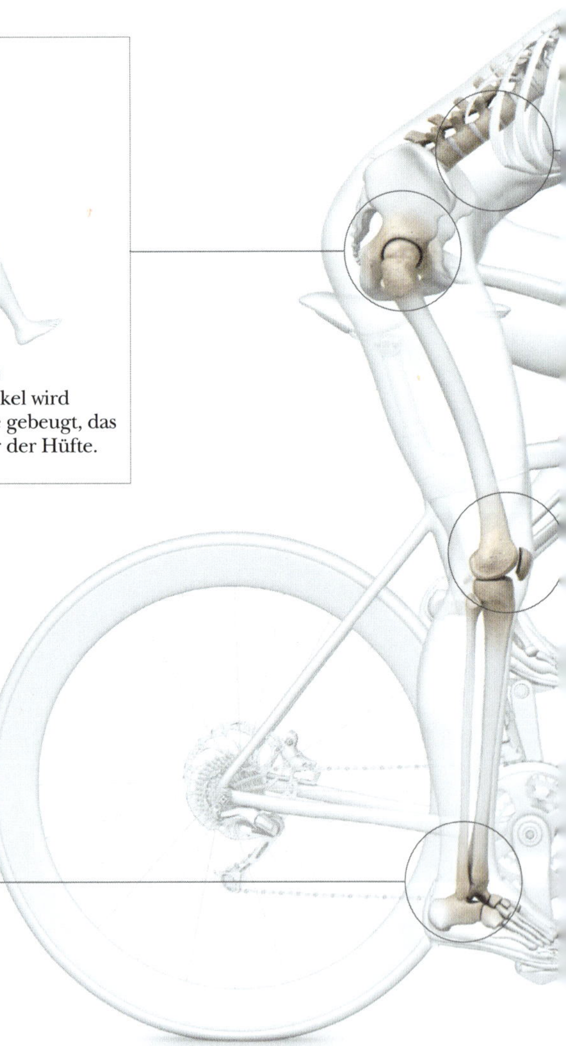

Hüftbewegungen

Das Hüftgelenk ist zentral für die Krafterzeugung auf dem Rad. Die Hauptbewegung ist die Hüftstreckung, wenn in der Abwärtsphase großer Gesäßmuskel und hintere Oberschenkelmuskulatur das Pedal nach unten drücken. In der Aufwärtsphase wird die Hüfte durch den Lenden-Darmbeinmuskel, den geraden Oberschenkelmuskel und den Schneidermuskel gebeugt. Dies trägt wenig zum Schub bei, verringert aber den Widerstand des sich hebenden Beins und unterstützt einen gleichmäßigen Tritt.

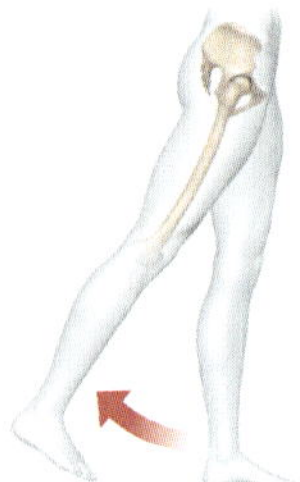

STRECKUNG
Oberschenkel wird nach hinten gestreckt, das Knie ist hinter der Hüfte.

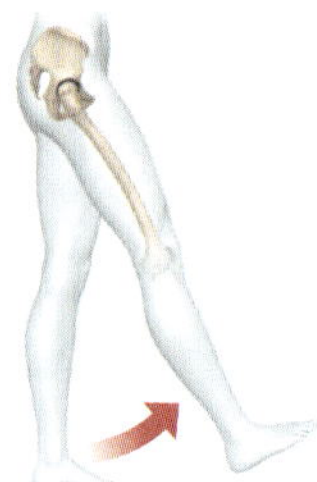

BEUGUNG
Oberschenkel wird nach vorne gebeugt, das Knie ist vor der Hüfte.

Bewegungen im Sprunggelenk

Die oft unterschätzten Sprunggelenke tragen zur Feinabstimmung der Krafteinwirkung und zur Tritteffizienz bei. In der Abwärtsphase wechselt das Sprunggelenk mithilfe von Zwillingswadenmuskel und Schollenmuskel von der Dorsalflexion in die Plantarflexion. Das unterstützt die Kraftübertragung auf das Pedal und lässt den Fuß der kreisförmigen Pedalbewegung folgen. In der Aufwärtsphase kehrt das Gelenk in die Dorsalflexion zurück, hauptsächlich durch den vorderen Schienbeinmuskel, was dem Fuß Freiraum verschafft und den Widerstand verringert.

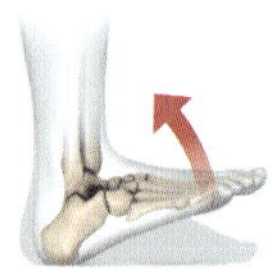

Dorsalflexion
Fuß und Zehen zeigen nach oben.

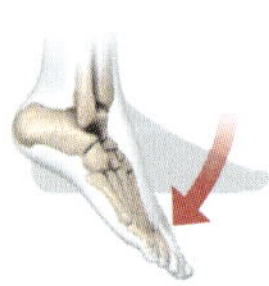

Plantarflexion
Fuß und Zehen zeigen nach unten.

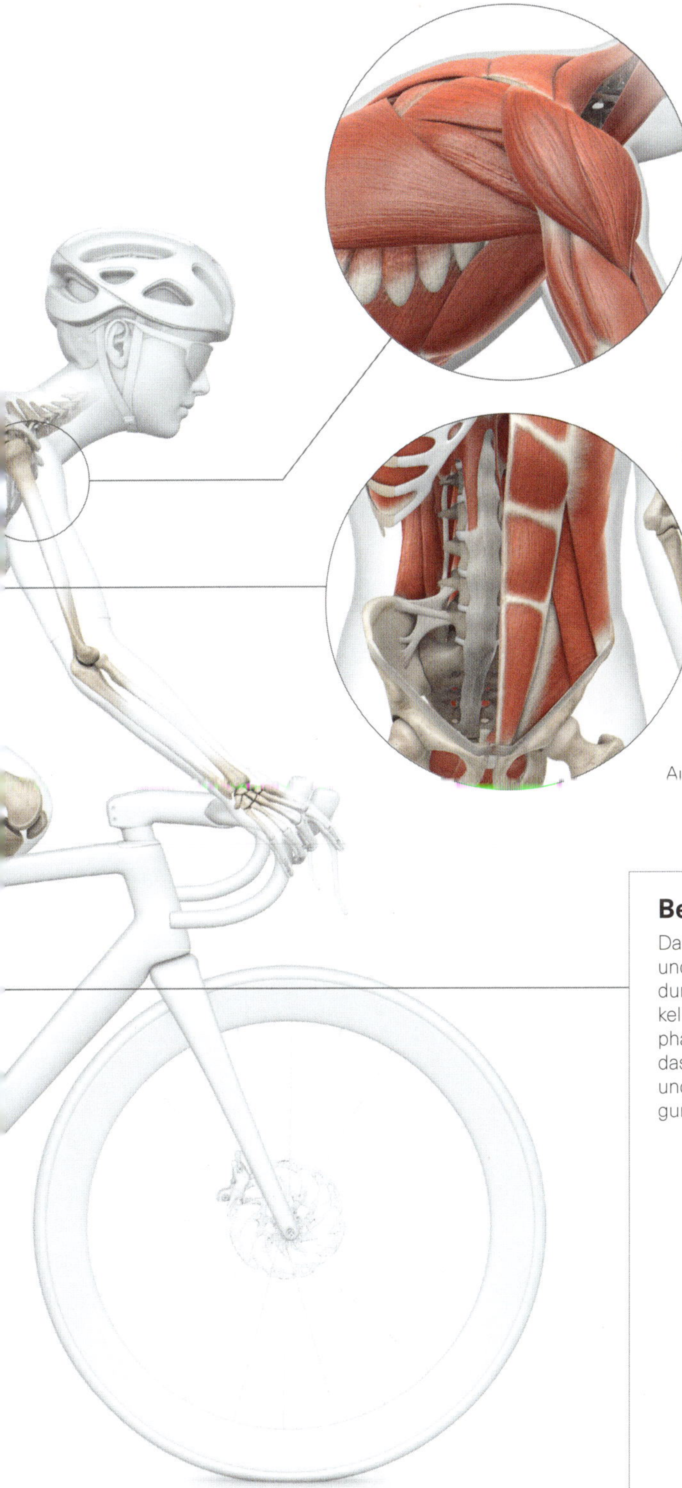

Beteiligung des Oberkörpers

Zwar bewegen sich die oberen Gliedmaßen beim Sitzen auf dem Fahrrad kaum, doch isometrische Kontraktionen von Schultern, Armen und Händen sorgen für Stabilität und Kontrolle über den Lenker. Deltamuskeln, Trapezmuskeln, Trizepse und Unterarmmuskeln stabilisieren den Oberkörper und wirken den von den Beinen erzeugten Kräften entgegen. Beim Sprinten oder Bergauffahren im Stehen spielen diese Muskeln eine größere Rolle für die Krafterzeugung und die Koordination des Körpers.

Becken- und Rumpfstabilisierung

Obwohl Becken und Rumpf nur über einen geringen Bewegungsumfang verfügen, ist die Stabilisierung durch den Core entscheidend. Um den Oberkörper zu stabilisieren, arbeiten der gerade, die schrägen und der quere Bauchmuskel, die Rückenstrecker und die Tiefenmuskulatur der Wirbelsäule isometrisch. Dadurch wird die Kraft effektiv von den Hüften auf die Beine übertragen, ohne Energieverlust durch unnötige Bewegungen. Ein stabiler Rumpf senkt zudem das Risiko von Beschwerden im unteren Rücken und minimiert Ausgleichsbewegungen.

Bewegungen im Kniegelenk

Das Kniegelenk wird während des Tretzyklus erheblich gestreckt und gebeugt. In der Abwärtsphase dominiert die Kniestreckung durch den Quadrizeps (äußerer, innerer und gerader Oberschenkelmuskel) und erzeugt direkte Pedalkraft. In der Zug- bzw. Gleitphase ganz unten und mit Beginn der Aufwärtsphase beugt sich das Knie unter Beteiligung der hinteren Oberschenkelmuskulatur und des Zwillingswadenmuskels. Die Koordination dieser Bewegungen unterstützt gleichmäßiges Treten und spart Energie.

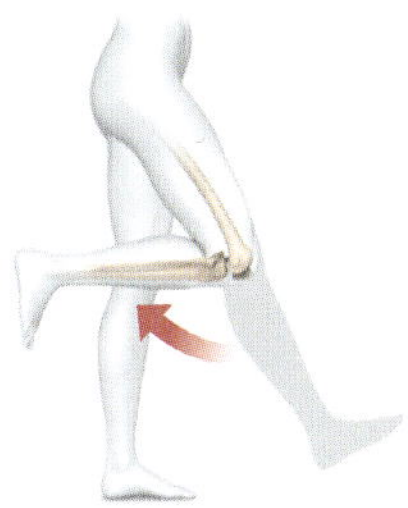

Beugung
Beugen des Knies nähert den Fuß dem Oberschenkel an.

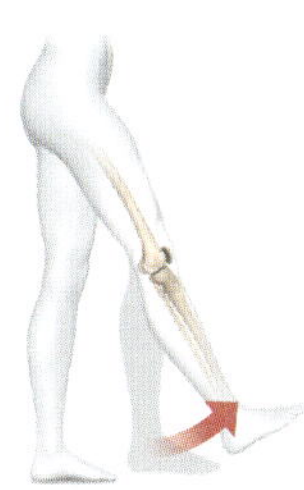

Streckung
Strecken des Knies bringt den Fuß nach vorne.

MUSKELREKRUTIERUNG IN VERSCHIEDENEN DISZIPLINEN

Unter Muskelrekrutierung versteht man die Aktivierung bestimmter Muskelfasern durch das Nervensystem zur Erzeugung von Kraft oder Bewegung. Sie bestimmt, welche Muskeln und wie viele Muskelfasern bei einer Aktivität tätig werden. Reihenfolge und Ausmaß der Muskelrekrutierung hängen je nach Radsportdisziplin von der Körperhaltung, der Intensität, der Dauer und dem Gelände ab.

DIE DISZIPLINEN

STRASSENRADSPORT

Beim Straßenradsport passt sich der Körper an wechselnde Gelände, Geschwindigkeiten und Renndynamiken an. Lange Anstiege im Sitzen beanspruchen vor allem die Gesäß- und Oberschenkelmuskeln. Nehmen Steigung oder Tempo zu, erzeugen Radfahrer häufig im Stehen mit Oberschenkelrückseiten, Waden und Oberkörper mehr Kraft.

Bei Sprints nutzen Radfahrer Trizepse, Schultern und den oberen Rücken für Zug am Lenker, während der Unterkörper Kraft erzeugt. Bei einem 4- bis 6-stündigen Rennen erbringen die langsam zuckenden Muskelfasern (Typ I, siehe S. 54–55) den größten Teil der Leistung, die schnell zuckenden Fasern kommen bei Beschleunigungen zum Einsatz.

ZEITFAHREN

Zeitfahren erfordert gleichmäßige, hochintensive Leistung in optimierter aerodynamischer Position, die spezifische Muskeln aktiviert. Gesäßmuskeln und Quadrizepse übertragen als wichtigste Muskeln Kraft auf die Pedale, Oberschenkelrückseiten und Hüftbeuger sind, anders als in der Rennradhaltung auf der Straße, oft weniger aktiv. Ein stabiler Core ist wichtig für die aerodynamische Position. Bei Ermüdung aktiviert er Rückenstrecker und tiefe Bauchmuskeln.

Der Oberkörper in aerodynamischer Position unterstützt die

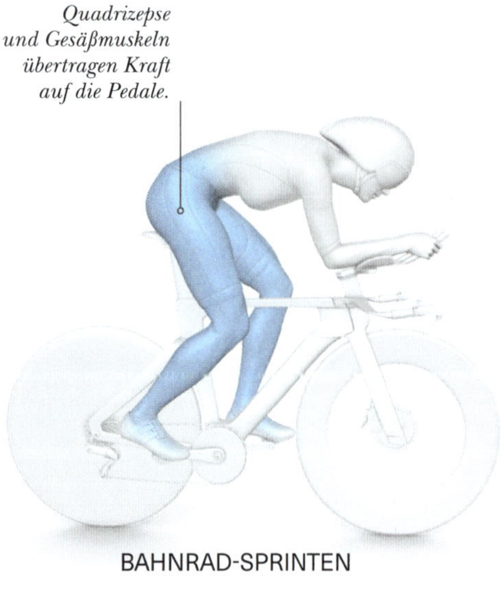

BAHNRAD-SPRINTEN

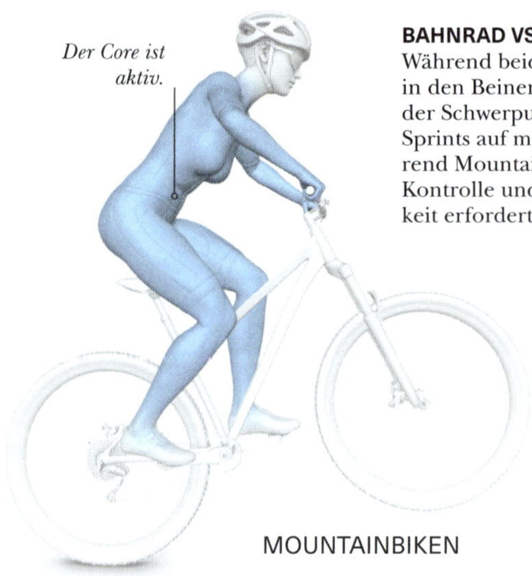

MOUNTAINBIKEN

BAHNRAD VS MOUNTAINBIKEN
Während beide Disziplinen Kraft in den Beinen voraussetzen, liegt der Schwerpunkt bei Bahnrad-Sprints auf maximaler Kraft, während Mountainbiken Ausdauer, Kontrolle und Anpassungsfähigkeit erfordert.

Körperhaltung und das Handling des Rads durch Aktivierung von Schultern, oberem Rücken und Armen, um das Fahrrad zu stabilisieren und den Kräften aus dem Unterkörper beim Lenken entgegenzuwirken.

BAHNRADFAHREN

Auf der Bahn, insbesondere bei Sprints, liegt der Fokus auf maximaler Kraft und Geschwindigkeit. Ob beim stehenden Start im Zeitfahren über 1000 Meter oder beim Hochgeschwindigkeits-Sprint: Bahnradfahren rekrutiert nahezu alle schnell zuckenden Muskelfasern vom Typ IIx (Kraftmuskelfasern). Quadrizepse und Gesäßmuskeln liefern beim Abwärtstreten den Pedalen beträchtliches Drehmoment; Oberschenkelrückseiten und Wadenmuskeln helfen bei der Aufwärtsbewegung, eine hohe Umdrehungsgeschwindigkeit von über 150 U/min beizubehalten. Für maximales Drehmoment und hohe Spitzenleistungen nutzen Bahnsprinter ihren Oberkörper intensiv mit isometrischen Kontraktionen (Muskelaktivierung bei unveränderter Muskellänge ohne Gelenkbewegung) in Armen, Schultern, Rücken- und Coremuskulatur, die auf den Lenker wirken, den Oberkörper stabilisieren und explosive Bewegungen von oben nach unten koordinieren.

Bei Ausdauer-Bahnrennen wird eine Kombination der bei Sprints, Straßenrennen und Zeitfahren genutzten Muskeln rekrutiert.

MOUNTAINBIKEN

Mountainbiken erfordert technisches Geschick für unebenes Gelände. Kurze, intensive Anstrengungen werden u.a. für kurze, steile Anstiege und Beschleunigungen benötigt. Mountainbiken aktiviert alle wichtigen Muskelgruppen, was Koordination und gute Propriozeption (Körpereigene Wahrnehmung von Position, Gleichgewicht und Bewegungen) erfordert. Der Core ist sehr aktiv, da Mountainbiker häufig ihr Gewicht verlagern und Stöße absorbieren müssen. Der Oberkörper – Trizepse, Schultern und Unterarme – arbeitet isometrisch, um die Kontrolle zu behalten und Stöße abzufedern.

CYCLOCROSS

Das vielseitige Cyclocross vereint Radfahren, Sprinten, Springen und Laufen in einem Rennen. Es stellt durch wechselnde Terrains wie Gras, Schlamm und Sand höhere Anforderungen als das Mountainbiken und erfordert kurze, intensive Anstrengungen, häufiges Ab- und Aufsteigen und Tragen des Rads über kurze Abschnitte. Dies setzt ein ausgeprägtes Muskelrekrutierungsmuster voraus, insbesondere von Hüftbeugern, Gesäßmuskeln und vorderen Schienbeinmuskeln für das Laufen. Auch der Core und der Oberkörper spielen beim Heben und Tragen des Fahrrads sowie zum Stabilisieren bei wiederholten Beschleunigungen und technischen Abschnitten eine wichtige Rolle. Zwar werden vorwiegend schnell zuckende Muskelfasern beansprucht, doch erfordert das 45 bis 60 Minuten lange hochintensive Rennen eine starke aerobe Basis.

Muskelaktivierung bei verschiedenen Radsport-Disziplinen

DISZIPLIN	WICHTIGSTE MUSKELN	OBERKÖRPER-AKTIVIERUNG	MUSKELFASERN IM EINSATZ	SPEZIELLE ANFORDERUNGEN
Straßenrennen	Quadrizepse, Gesäß-, Wadenmuskeln	Mittel (Sprint)	Typ I + IIa	Variabilität, plötzliche Anstiege
Zeitfahren	Wadenmuskeln, Quadrizepse, Core	Gering	Typ I + IIa	Belastung durch aerodynamische Position
Bahnradfahren	Quadrizepse, Gesäß, Beinrückseiten, Waden	Hoch (Starts/Sprints)	Typ IIx	Spitzenleistung, hohe U/min
Mountainbiken	Alle unteren und oberen Core-Muskeln	Hoch	Gemischt	Technisches Handling
Cyclocross	Quadrizepse, Gesäßmuskeln, Hüftbeuger	Hoch	Typ IIa + IIx	Laufen, Rad heben und tragen
Gravelbiken	Wadenmuskeln, Quadrizepse, Core	Mittel	Typ I + IIa	Vibrationen, lange Dauer

KINEMATIK IM RADSPORT

Die Kinematik beschreibt die Bewegung von Körperabschnitten und Gelenken, ohne die verursachenden Kräfte zu berücksichtigen. Ziel ist es, Leistung und Biomechanik zu verbessern und das Verletzungsrisiko zu verringern. Im Straßen-, Zeitfahr- und Bahnradsport analysiert die Kinematik Gelenkwinkel, Tritteffizienz und Körperhaltung, um bessere Ergebnisse zu erzielen und den Bewegungsapparat gesund zu erhalten.

PEDALTRITT UND GELENKKINEMATIK

Beim Radfahren bewegen sich Hüft-, Knie- und Sprunggelenke in einer geschlossenen kinetischen Kette. Ein Tretzyklus besteht aus zwei Hauptphasen: der Kraftphase (0–180 Grad) mit Hüft- und Kniestreckung sowie Sprunggelenkbeugung, die mechanische Kraft erzeugt, und der Erholungsphase (180–360 Grad), in der das Bein für den nächsten Zyklus positioniert wird.

Der Bewegungsumfang der Gelenke hängt von der Position der Radfahrerin, der Kurbellänge und der Sattelhöhe ab. Optimale Gelenkwinkel verbessern die mechanische Effizienz und senken das Verletzungsrisiko. Ein zu niedriger Sattel kann durch übermäßige Kniebeugung Schmerzen verursachen, ein weit hinten positionierter Sattel verringert durch schwache Hüftbeugung die Krafterzeugung der Gesäßmuskeln.

Innovationen

Fortschritte bei tragbaren Sensoren und beim maschinellen Lernen (siehe S. 92–93) erleichtern die Erfassung und Analyse von Kinematikdaten in realen Szenarien. In Kombination mit einem Leistungsmesser und physiologischen Werten lassen sich Profile erstellen und Trainingsstrategien ableiten.

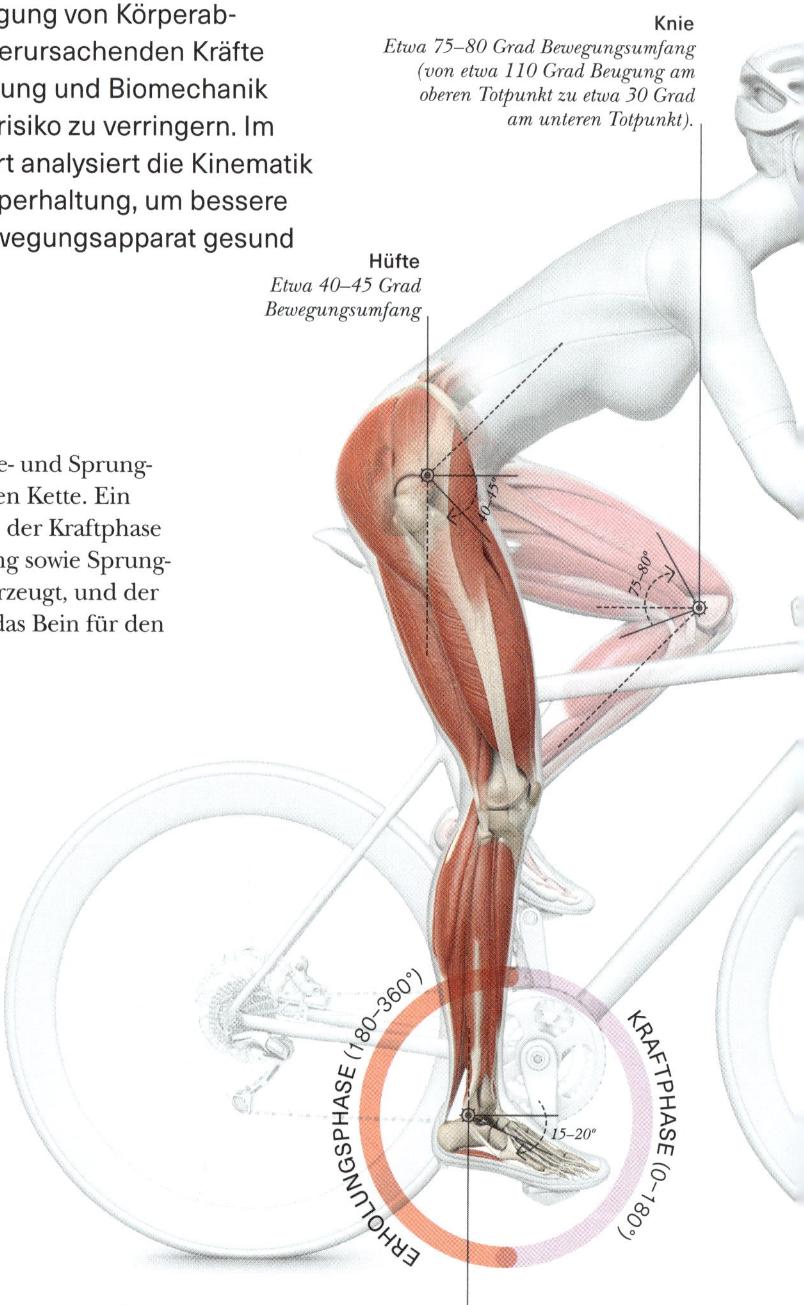

PEDALPHASEN
Man unterscheidet im Tretzyklus zwei Hauptphasen: aufwärts (Erholungsphase) und abwärts (Kraftphase).

KOORDINATION UND TECHNIK

Effizientes Treten erfordert eine reibungslose Koordination zwischen den unteren Gliedmaßen, Vermeidung unnötiger Bewegungen und Maximierung der Kraftübertragung.

Die Koordination der Gliedmaßen kann mittels Kurbeldrehmoment-Profilen (der Kraft, die beim Treten auf die Pedale übertragen wird) oder Motion-Capture-Systemen analysiert werden, die eine schiefe Haltung oder Ineffizienzen aufzeigen. Zwei wichtige Variablen sind:

- **Kniebewegung:** Das Knie sollte sich beim Treten kaum zur Seite bewegen, um Valgusstress zu vermeiden (siehe S. 32–33) und das Gelenk korrekt zu halten.
- **Beckenstabilität:** Ein instabiles Becken deutet auf schwache Core-Aktivierung oder schlechte Sattelanpassung hin. Das verschwendet Energie und belastet den Lendenwirbelbereich.

Radprofis zeigen in der Regel geringe Variabilität bei der Seitwärtsbewegung des Knies und bei Beckenbewegungen. Diese Stabilität ist das Ergebnis neuromuskulärer Kontrolle, gezielter Analyse und einer optimalen Radanpassung.

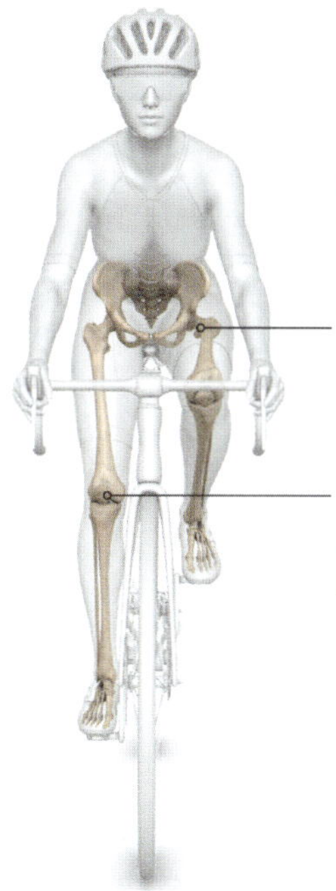

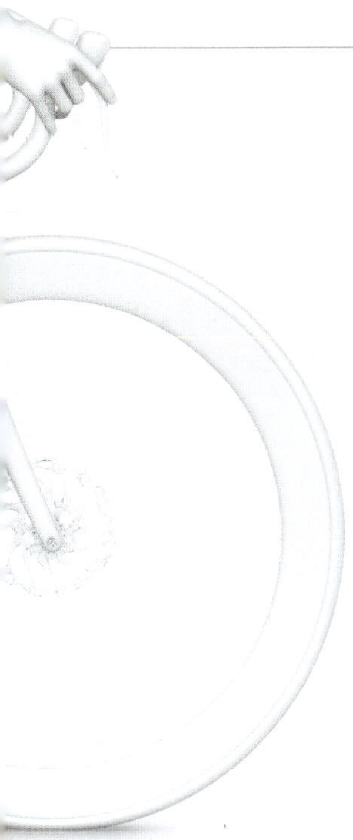

LEISTUNG UND PRÄVENTION

Effiziente Bewegungen senken den Stoffwechselaufwand und verbessern die mechanische Leistung.

Radfahrer mit gleichmäßigeren Tretrhythmen weisen oft eine höhere Gesamteffizienz und weniger neuromuskuläre Ermüdung auf. Im Training wird zunehmend kinematisches Echtzeit-Feedback eingesetzt, um Technikänderungen einzuführen oder die Rehabilitation nach Verletzungen zu fördern. Kinematische Analysen können Verletzungen auch vorbeugen. Überlastungsbeschwerden wie das Iliotibiale Band-Syndrom und das Patellaspitzensyndrom oder Schmerzen im Lendenwirbelbereich entstehen oft durch Gelenkfehlstellungen oder hohe Bewegungsvariabilität. Frühzeitig erkannt, lassen sich diese Risiken durch Fahrradanpassung, gezielte Mobilitäts- und Kraftübungen oder Optimierung der Trittfrequenz verringern.

RADANPASSUNG UND POSITION

Die Konfiguration beeinflusst die Kinematik erheblich.

Sattelhöhe, horizontale Sattelposition, Kurbellänge und Ausrichtung der Schuhplatten beeinflussen Gelenkwinkel und Muskelrekrutierungsmuster.

Je weiter vorn sich der Sattel befindet, desto einfacher die Hüftbeugung, die Quadrizepse werden aber stärker belastet. Je weiter hinten der Sattel, desto mehr werden Gesäß und Oberschenkelrückseiten belastet. Aerodynamische Positionen wie beim Zeitfahren schließen die Hüfte, was Komfort und Leistungsabgabe beeinträchtigen kann. Bewegungserfassung und Videoanalyse bei der Fahrradanpassung erleichtern die Feinabstimmung.

AERODYNAMISCHE HALTUNG

Die Positionierung beeinflusst die Leistung beim Straßen- und Zeitfahrradfahren, insbesondere bei höherem Tempo. Weil der Radfahrer 80 bis 90 Prozent des gesamten Luftwiderstands verursacht, ist seine Körperhaltung so wichtig. Um sie aerodynamisch zu optimieren, muss ein Gleichgewicht zwischen Reduktion der Frontfläche mit geringerem Luftwiderstand und biomechanischer Effizienz, Gelenkbelastung und längerfristiger Leistungsabgabe gefunden werden.

Die *größte* **GEGENKRAFT** zur Bewegung *in der Ebene* ist der **Luftwiderstand**.

KINEMATISCHE ANFORDERUNGEN

Die aerodynamische Optimierung besteht in der Regel aus einer veränderten Körperhaltung mit dem Ziel, die Frontfläche und den Luftwiderstand der Körperteile zu verringern.

Positionsänderungen beeinflussen Winkel und Bewegungsumfang der Gelenke, vor allem der Hüfte. In einer aggressiven Zeitfahrposition kann der Hüftwinkel am oberen Totpunkt bei 40 Grad liegen, verglichen mit 55 bis 60 Grad in der Rennradhaltung auf der Straße. Der stark gebeugte Körper ist zwar stromlinienförmiger, aber die Gesäßmuskulatur und die proximale hintere Oberschenkelmuskulatur können funktionell eingeschränkt sein, insbesondere bei weniger flexiblen oder schlecht angepassten Radfahrern.

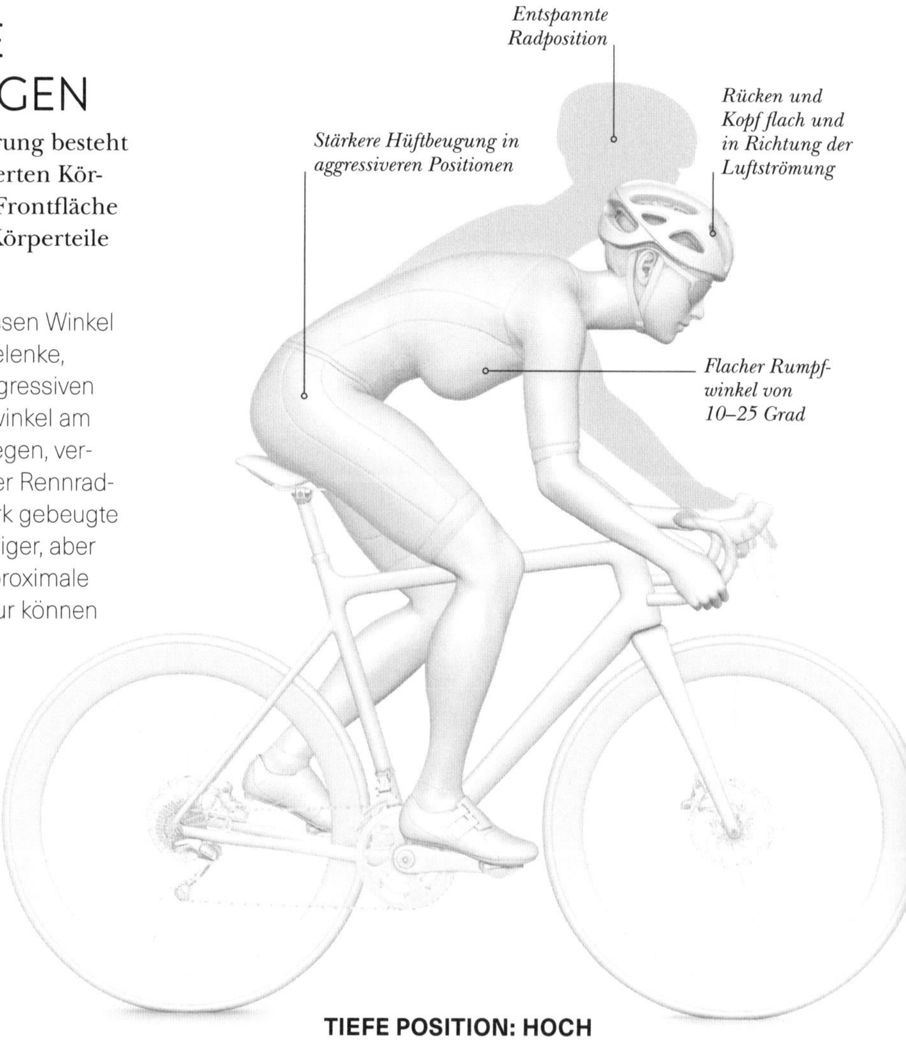

ENTSPANNT UND GESENKT
Die Verringerung des Luftwiderstands durch veränderte Körperhaltung ist ein wesentlicher Aspekt im Radsportwettkampf.

TIEFE POSITION: HOCH

BIOMECHANISCHE KOMPROMISSE

Eine verkleinerte Frontfläche verbessert die Aerodynamik, kann aber die biomechanische Effizienz beeinträchtigen.

Ein kleinerer Hüftwinkel kann die Spitzenleistung verringern, da er den Beitrag der großen hinteren Muskelkette einschränkt und Hüftbeuger und Quadrizeps stärker beansprucht. Es gilt, eine Position mit effektiver Kraftübertragung auf den Pedaltritt bei minimaler Gelenkbelastung zu finden. In der optimalen Haltung beeinträchtigt der aerodynamische Gewinn die neuromuskuläre Funktion und die Energieeffizienz nicht übermäßig.

STARK GEBEUGTE ODER ROTIERTE HALTUNGEN KÖNNEN:

- **Das Zwerchfell** einengen und damit die Atmung einschränken.
- **Lenden- und Halswirbelsäule** überlasten.
- **Gelenkbelastungsmuster** von Knien und Sprunggelenken negativ beeinflussen.

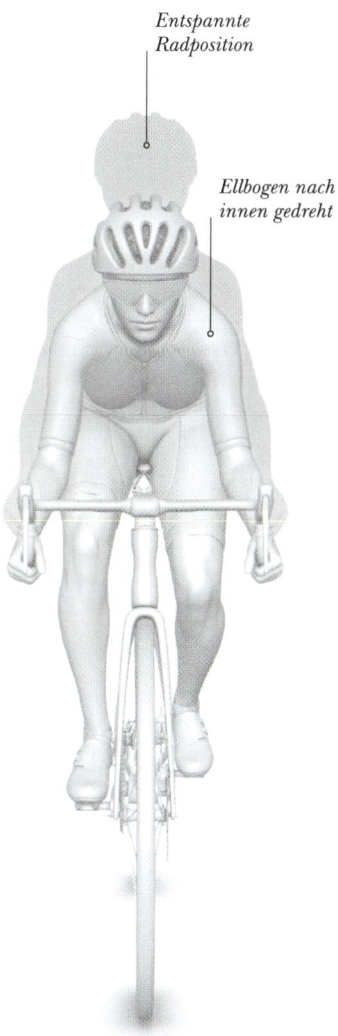

TIEFE POSITION: HOCH

KOORDINATION UND STABILE HALTUNG

Aus Sicht der Kinematik erfordert eine stabile aerodynamische Position Koordination und Kontrolle mehrerer Segmente:

- **Eine stabile Beckenneigung** verhindert Energieverlust und Beeinträchtigung der Kraftübertragung.
- **Stabile Schultern und Schulterblätter** halten die Ellbogen eng am Körper, um den oberen Trapezmuskel und die Halswirbelsäule zu entlasten.
- **Der Nacken** sollte eine sichere Sicht nach vorne ermöglichen, ohne dass Überstrecken zu Spannungskopfschmerzen oder Belastungen der Halswirbelsäule führt.

Radfahrerinnen, die ihre Position stabil beibehalten können, mit minimalen Kopfbewegungen, gleichmäßigem Ellbogenabstand und konstanten Hüft- und Kniewinkeln, erzielen eher aerodynamische und biomechanische Effizienz.

TRAINING UND BEIBEHALTUNG DER POSITION

Die aerodynamische Position ist trainierbar. Radfahrer können sich mit gezieltem Beweglichkeits- und Corekrafttraining an aggressivere Körperhaltungen anpassen. Eine Fahrradanpassung ist mittels Motion Capture in Echtzeit möglich.

Aerodynamische Positionen müssen lange Zeit beibehalten werden können, insbesondere bei Zeitfahren oder Ausreißversuchen. Radfahrer mit guter Rumpfstabilität, flexibler hinterer Oberschenkelmuskulatur und kräftigen Schultermuskeln können extreme Positionen aushalten und Gelenkkinematik mit effizienter Kraftübertragung aufrechterhalten. Langzeittraining sowie aerobes und hochintensives Training in der aerodynamischen Position verankern die Haltung neurologisch und physiologisch.

TRETMECHANIK

Effizientes Treten ist entscheidend für die Leistung beim Radfahren. Es wirkt sich auf die Leistungsabgabe, die Effizienz, die Ermüdungsresistenz und die Verletzungungsprävention aus. Durch genaues Verständnis der Tretmechanik können Radfahrer, Coaches und Sportwissenschaftler Technik, Konfiguration der Ausrüstung und Trainingsstrategien optimieren und bessere Ergebnisse erzielen.

»Studien zeigen, dass versierte Radfahrer gleichmäßigere Aktivierungsmuster mit besserem Phasentiming der Muskelgruppen aufweisen.«

PHASEN DES PEDALTRITTS

Man unterteilt den Trittzyklus häufig in zwei Hauptphasen: die Kraftphase, in der das Pedal von oben nach unten bewegt wird, und die Erholungsphase, in der es wieder nach oben bewegt wird. Unterteilt man den Zyklus weiter in Quadranten, lassen sich die Muskelaktivierung und die Drehmomenteigenschaften besser beschreiben.

- **Kraftphase (0–180 Grad Kurbelwinkel):** Diese erstreckt sich vom oberen Totpunkt (OT) bis zum unteren Totpunkt (UT). Der Großteil der positiven Arbeit wird durch Hüft- und Kniestreckung sowie durch Plantarflexion des Sprunggelenks geleistet.
- **Erholungsphase (180–360 Grad Kurbelwinkel):** Diese verläuft vom unteren Totpunkt (UT) zum oberen (OT), wo das Bein in die Ausgangsposition zurückkehrt. Sie umfasst die Beugung von Hüfte und Knie sowie die Dorsalflexion des Sprunggelenks.

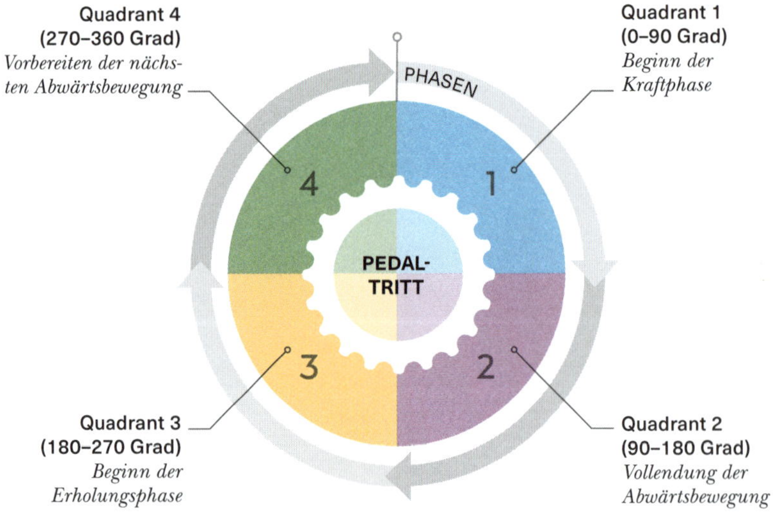

KRAFTANWENDUNG UND DREHMOMENT

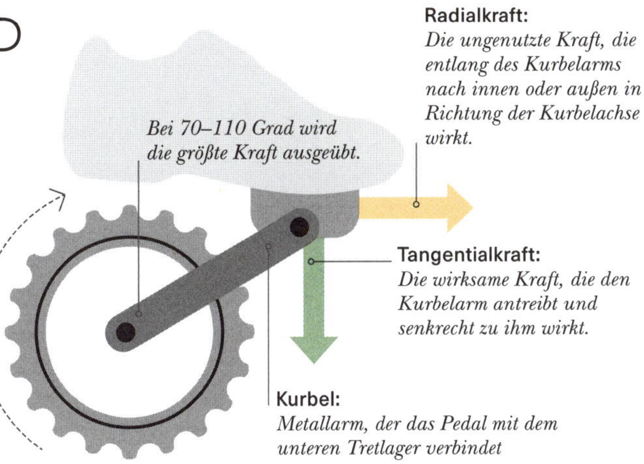

Wie effektiv die Tretmechanik ist, lässt sich anhand der auf das Pedal ausgeübten Kraftvektoren quantifizieren. Die beiden wichtigsten Komponenten der Kraft sind die Tangential- und die Radialkraft. Radsportler wollen die Tangentialkraft maximieren und die Radialkraft minimieren, insbesondere beim Training mit Leistungsmesser oder beim Studium der Tritttechnik.

Der Wirkungsgrad bemisst den Anteil der tangential wirkenden Kraft. Profisportler erzielen in der Regel einen höheren Wirkungsgrad als Amateure, insbesondere unter konstanten Bedingungen, da ihnen ein fließender Übergang zwischen Kraft- und Erholungsphasen gelingt. Weniger geübte Radfahrer erzeugen aufgrund mangelnder Koordination oder Ermüdung häufig größere Radialkräfte und ein negatives Drehmoment in der Aufwärtsphase.

Die größte Kraft entsteht in der Regel bei 70 bis 110 Grad in der Abwärtsphase. Leistungsstarke Radfahrerinnen minimieren in der Aufwärtsphase den Widerstand gegen die Pedalbewegung entweder durch aktives Ziehen am Pedal oder durch Anheben des Beins, um das Pedal indirekt zu entlasten.

KRÄFTE AM WERK
Durch Training können Sie die Tangentialkraft erhöhen und die Radialkraft, die verloren geht, reduzieren.

MUSKELREKRUTIERUNG

Die Tretmechanik basiert auf der gut koordinierten Aktivierung mehrerer Muskelgruppen:

- **Quadrant 1:** Gesäßmuskeln und Hüftbeuger initiieren die Abwärtsbewegung, der Quadrizeps wird frühzeitig aktiviert.
- **Quadrant 2:** Quadrizeps und Gesäßmuskeln erzeugen Maximalkraft durch Knie- und Hüftstreckung, unterstützt durch Wade.
- **Quadrant 3:** Wade und Oberschenkelrückseite leiten den Übergang, Dorsalflexion hebt das Pedal allmählich an.
- **Quadrant 4:** Hüftbeuger, Oberschenkelrückseite und Dorsalflexion vollenden die Aufwärtsbewegung.

Elektromyographien (EMG) zeigen, dass versierte Radfahrer gleichmäßigere Aktivierungsmuster mit besserem Phasentiming der Muskelgruppen aufweisen. Bei unerfahrenen Sportlern oder unter Ermüdung treten häufig überlappende oder schlecht getimte Muskelaktivierungen auf, was die mechanische Effizienz beeinträchtigt.

PEDALKRAFT
Beim Pedalieren wird die Kraft hauptsächlich durch die Kooperation von Quadrizepsen, hinterer Oberschenkelmuskulatur und Gesäßmuskeln erzeugt. Die Kraft drückt die Pedale nach unten und durch die Rotation.

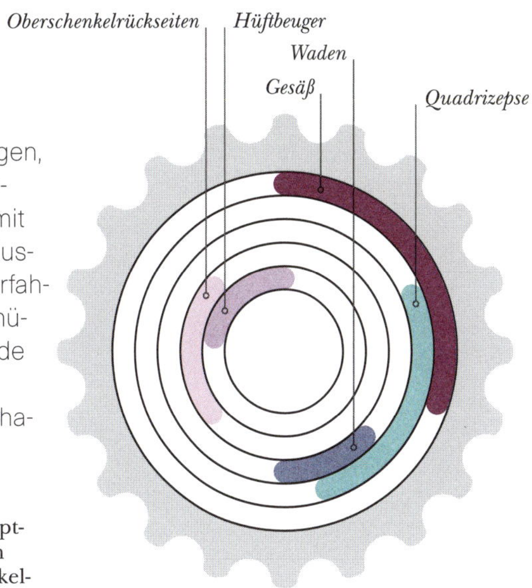

MUSKELAKTIVIERUNG IM LAUF DES TRETZYKLUS

KADENZ VERSTEHEN

Kadenz bezeichnet im Radsport die Trittfrequenz: die Anzahl der Pedalumdrehungen pro Minute (U/min). Sie ist wichtig für Leistung und Effizienz. Eine hohe Kadenz kann die Muskelermüdung verringern, eine niedrige erfordert mehr Muskelkraft. Die Kadenz hängt von der Fitness, dem Ziel des Radsportlers sowie dem Gelände ab.

60–110 U/MIN ist ein *typischer Kadenzbereich*

HOHE & NIEDRIGE KADENZEN

Die Anzahl der Pedalumdrehungen pro Minute (U/min) beeinflusst direkt die Tretmechanik, da sie das Tempo der Muskelkontraktion und das Belastungsmuster der Gelenke verändert. Höhere Kadenzen:

- **Reduzieren das Spitzendrehmoment,** das die auf die Pedale wirkende Kraft über den Pedaltritt verteilt.
- **Verlagern die Muskelanforderungen** auf die auf Ausdauer spezialisierten Muskeln.
- **Verringern** die Gelenkbelastung.

Niedrigere Kadenzen:

- **Erhöhen die Drehmomentanforderungen** (Kraft beim Treten).
- **Rekrutieren** schnell zuckende Muskelfasern, entwickeln Kraft.
- **Erhöhen** die neuromuskuläre Belastung.

Die optimale Kadenz ist individuell verschieden und hängt ab von Fitnesslevel, Zusammensetzung der Muskelfasern und Disziplin (z. B. Zeitfahren, Klettern oder Sprinten).

Kadenzbereiche und Kontext

Radfahrer fahren in der Regel mit einer Kadenz von 60 bis 110 U/min, je nach Disziplin, Gelände und ihren physiologischen Eigenschaften. Die allgemeine Klassifizierung lautet:

▼ **Niedrige Kadenz:** unter 80 U/min

● **Bevorzugte Kadenz:** 80–100 U/min (im Straßenradsport)

▲ **Hohe Kadenz:** über 100 U/min (Bahnradfahren, Sprints, Zeitfahren)

Beim Bahnradfahren und Sprinten können bei Maximalleistung 150 U/min überschritten werden, beim Klettern kann die Kadenz an steilen Steigungen aufgrund von Beschränkung durch die Gänge und die Erfordernis eines höheren Drehmoments unter 70 U/min sinken.

PEDALTRITT & ERMÜDUNG

Ermüdung kann die Tritttechnik beeinträchtigen, indem sie den Wirkungsgrad verringert und die Muskelkoordination stört. Häufige Ermüdungsanzeichen sind größere radiale (seitliche) Kraft auf die Pedale statt geradem Druck nach unten, ein ungleichmäßiges Drehmoment (Kraft) beim Pedalieren und verzögerte oder verlängerte Muskelaktivierungsmuster. All dies verringert die Tritteffizienz und erhöht das Verletzungsrisiko. Überwacht man diese Faktoren mit einem Leistungsmesser an den Pedalen oder biomechanischen Analysen, erhält man wertvolles Feedback für das Pacing, das Erholungsmanagement und zur Verfeinerung der Technik.

»Die Kadenz ist das lautlose Metronom im Radsport – stimmt sie, folgt alles ihrem Rhythmus.«

EFFIZIENZ UND ÖKONOMIE

Die mechanische Effizienz beziffert das Verhältnis von Arbeitsleistung (der Kraft, die Sie auf dem Fahrrad erzeugen) und der Gesamtstoffwechselenergie, die Ihr Körper dafür aufwendet. Die Trittteffizienz verbessert sich mit:

- **Höherem Index der effektiven Kraft.** Dieser gibt an, wie hoch der Anteil der Tangentialkraft an der vom Radfahrer auf die Pedale ausgeübten Kraft ist, die die Kurbel dreht.
- **Gleichmäßigem und reibungslosem** Drehmoment.
- **Weniger Ko-Aktivierung** von Antagonisten (Gegenspieler-Muskeln wie z. B. Oberschenkelrückseite und Quadrizeps).

Radfahrerinnen mit effizienter Tritttechnik weisen bei einer gegebenen Belastung einen geringeren Sauerstoffverbrauch, bessere Ermüdungsresistenz und verbesserte Ausdauerleistung auf. Trainingsstrategien, die den Schwerpunkt auf neuromuskuläre Koordination, Einbeinübungen und Intervalle mit hoher Kadenz legen, können die Trittökonomie verbessern.

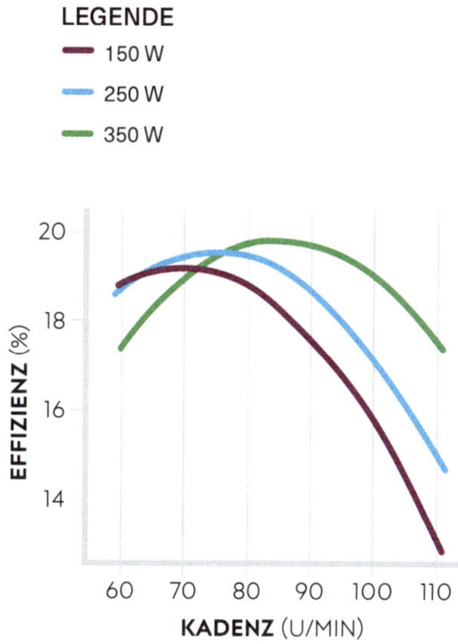

BRUTTOEFFIZIENZ UND ARBEITSLEISTUNG
Bei niedriger Leistungsabgabe sind niedrigere Kadenzen effizienter. Mit steigender Leistungsabgabe verbessern höhere Kadenzen die Effizienz.

WIRKUNG DER KURBELLÄNGE

Die Kurbellänge – der Abstand von der Mitte des Tretlagers zur Mitte der Pedalachse – beeinflusst sowohl den Kreisbogen des Pedals als auch den mechanischen Hebel des Radfahrers. Studien zufolge bleiben die Bruttoeffizienz und die Leistungsabgabe bei Kurbellängen von 145 bis 190 mm stabil, wenn Radfahrer ihre Kadenz selbst wählen. Sie regulieren ihre Kadenz bei längeren Kurbeln nach unten, bei kürzeren Kurbeln nach oben, um ihre Leistungsabgabe zu optimieren und die physiologischen Kosten zu minimieren. Das Zusammenspiel von Kurbellänge und Kadenz zeigt, wie wichtig die individuelle Anpassung der Ausrüstung ist.

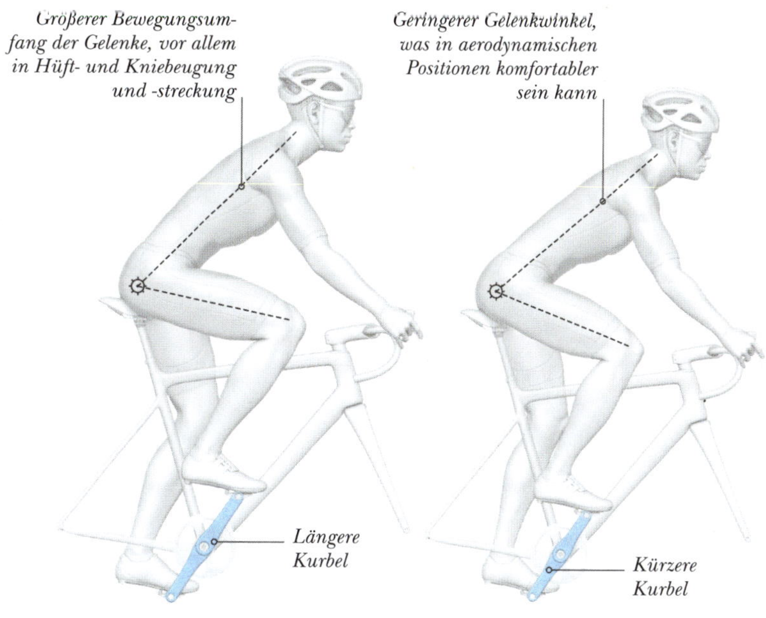

LANGE KURBEL
Längere Kurbeln führen zu niedrigeren Kadenzen mit höherem Kraftaufwand je Tretzyklus.

KURZE KURBEL
Kürzere Kurbeln führen zu höheren Kadenzen mit niedrigerem Kraftaufwand je Tretzyklus.

KADENZ UND BIOMECHANIK

Die Kadenz beeinflusst das Drehmoment (die Kraft) der Kurbel. Niedrige Kadenzen erfordern ein höheres Drehmoment (mehr Kraft) pro Tretzyklus und beanspruchen Quadrizepse und Gesäßmuskeln stärker. Höhere Kadenzen reduzieren das Drehmoment (weniger Kraft pro Pedalumdrehung), erfordern jedoch schnellere Muskelkontraktionen und neuromuskuläre Aktivierung.

MUSKELN UND KADENZ

Das Tempo beim Radfahren beeinflusst, welche Muskeln der Körper aktiviert und wie sie arbeiten.

Niedrige Kadenzen aktivieren aufgrund höherer Kraftanforderungen schnell zuckende Muskelfasern vom Typ II. Höhere Kadenzen aktivieren langsam zuckende Fasern vom Typ I, die stärker auf den oxidativen Stoffwechsel angewiesen sind (siehe S. 54–55). Während der Stoffwechsel bei niedrigen Kadenzen effizienter ist, ermüdet die hohe Kraftanforderung die Muskeln schneller. Hohe Kadenzen senken die Muskelbelastung, erhöhen aber die kardiovaskuläre und neuromuskuläre Ermüdung. Erfahrene Radfahrer koordinieren ihre Muskeln bei hohen Kadenzen oft besser, Anfänger ko-aktivieren oft mehrere Muskeln, was ineffizient ist.

HOHE KADENZ =

Weniger Muskelkraft pro Tritt

Höhere kardiovaskuläre Belastung

NIEDRIGE KADENZ =

Höhere Muskelkraft pro Tritt

Geringere kardiovaskuläre Belastung

»Der Kompromiss zwischen Kraft pro Tritt und Kadenz ist das Gleichgewicht von kardiovaskulärer und muskulärer Belastung.«

GELENKAUSRICHTUNG

In der Biomechanik des Pedalierens bezeichnen Valgus- und Varusstellungen Abweichungen der Beinachse von der neutralen Ausrichtung, wobei die Position der Knie auch durch das Zusammenspiel von Hüfte, Sprunggelenk und Fuß beeinflusst wird.

Valgus- und Varusstellungen beeinflussen die Kraftübertragung von den Hüften über die Knie auf die Pedale und können sowohl die Trittεffizienz beeinträchtigen als auch das Verletzungsrisiko erhöhen.

Sowohl statische (im Ruhezustand) als auch dynamische (während des Radfahrens) Achsabweichungen können die Belastung der Knie-, Hüft- und Sprunggelenke steigern und Überlastungsverletzungen begünstigen.

Radfahrern, bei denen eine leichte seitliche Kniebewegung angeboren ist, bereitet dies in der Regel keine Probleme. Erst wenn exzessive oder asymmetrische Bewegungen auftreten, kann dies ein biomechanisches Problem darstellen, das korrigiert werden sollte.

Anatomische Ursachen für Valgus und Varus

Mehrere Faktoren bestimmen, ob beim Pedaltritt eine Valgus- oder Varusstellung auftritt.

URSACHE	EINFLUSS AUF GELENKSTELLUNG
Innen-/Außenrotation der Hüfte	Schlechte Hüftkontrolle kann zur Folge haben, dass das Knie nach innen geknickt wird (Valgus).
Einwärts-/Auswärtsdrehung des Femurs	Die Rotation des Femurs (Oberschenkelknochens) beeinflusst die Ausrichtung des Knies.
Pronation/Supination des Fußes	Überpronation kann Valgus begünstigen, Supination kann Varus begünstigen.
Quadrizeps-Winkel (Q-Winkel)	Ein zu großer Q-Winkel bedeutet ein höheres Risiko für eine Valgusstellung.
Position der Schuhplatte	Ob die Schuhplatte mittig oder seitlich sitzt, wirkt sich unmittelbar auf die Ausrichtung des Knies aus.
Geringe Stabilität der Core- und Gesäßmuskeln	Hüftabsenkung und Innenrotation durch schwache mittlere Gesäßmuskeln begünstigen Valgus.

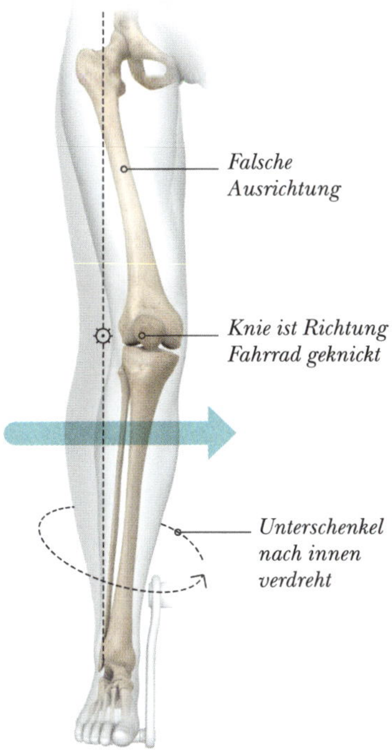

KNIE EINWÄRTS GEKNICKT
Das Knie knickt nach innen Richtung Fahrrad (Valgus).

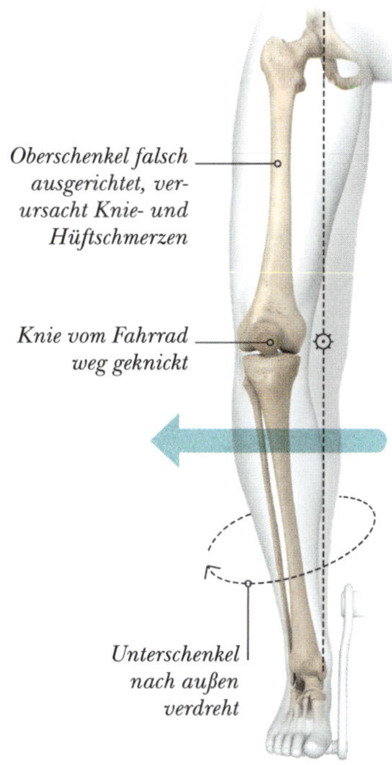

AUSWÄRTS GEKNICKT
Das Knie knickt relativ zum Fuß von der Mittellinie und vom Fahrrad weg (Varus).

Kadenz und Leistungsstrategie

Die optimale Trittfrequenz variiert je nach Disziplin.

Klettern erfolgt häufig mit niedrigeren Kadenzen (60–80 U/min) aufgrund der Übersetzungsverhältnisse und der Steigungen. Sie sollten jedoch der Kraftausdauer entsprechen. Moderne Gangschaltungen sollten Übersetzungen für Steigungen bis 10 % bieten.

Zeitfahren erfolgt in der Regel bei moderaten bis hohen Kadenzen (85–100 U/min), um Ermüdung zu reduzieren und gleichmäßige Leistungsabgabe zu gewährleisten.

Sprinten, Bahnradfahren und BMX-Rennsport erfolgt bei sehr hohen Kadenzen (110–140+ U/min), um Tempo und Schwung optimal zu nutzen. Sie erfordern spezifisches neuromuskuläres Training. Je nach Muskelfaserzusammensetzung stehen die in diesen Disziplinen erreichten Spitzenleistungen in direktem Zusammenhang mit der Spitzenkadenz, häufig über 140 U/min.

Mountainbiken hat aufgrund des variablen Geländes und der technischen Anforderungen häufig den größten Kadenzbereich: von unter 50 U/min bei kurzen, steilen, unebenen Anstiegen bis über 110 U/min bei flacheren Abfahrten.

Training unterschiedlicher Kadenzen verbessert die neuromuskuläre Anpassungsfähigkeit und beugt Verletzungen durch Überlastung vor.

1 VON 3
Radsportlern leidet *irgendwann an Knieschmerzen.*

BIOMETRISCHE ANALYSE

Die biomechanische Analyse untersucht systematisch die Körperbewegungen des Fahrers und seine Interaktion mit dem Fahrrad. Anstatt allein externe Messwerte wie Leistung oder Geschwindigkeit zu untersuchen, möchte die biomechanische Analyse die Krafterzeugung und die Effektivität von Bewegungsmustern unter verschiedenen Bedingungen verstehen.

WOZU BIOMECHANIK MESSEN?

Biometrische Daten ermöglichen Radfahrern, ihre Pedalkraft und -effizienz zu verbessern und Bewegungsasymmetrien zu erkennen. Zudem lassen sie ermüdungsbedingte Veränderungen der Tritttechnik erkennen, erleichtern die Fahrradanpassung und ermöglichen nach Verletzungen evidenzbasierte Rehabilitationsmaßnahmen.

Es gibt eine Reihe von Instrumenten zur biometrischen Analyse im Radsport, darunter 3D-Motion-Capture-Systeme zur präzisen Beurteilung der Gelenkkinematik und zur Analyse der Segmentkoordination. Hochgeschwindigkeits-Videoanalysen dienen zur Feldanalyse von Kniebewegungen, Beckenstabilität und Körperhaltung. Instrumentierte Pedale oder Kurbeln liefern kinetische Daten zu Drehmoment, Kraftvektoren und Gleichgewicht. Tragbare IMUs (Inertiale Messeinheiten) zeichnen die Bewegung von Körpersegmenten auf. Zur Bewertung der neuromuskulären Aktivität werden EMG-Sensoren eingesetzt.

Für Freizeitsportler eignen sich Feldinstrumente wie Leistungsmesser mit Kraftanalyse an den Pedalen, die eine kinetische Überwachung bei regulären Trainings und Wettkämpfen ermöglichen.

Wichtige Variablen bei der biometrischen Analyse im Radsport

1. KINEMATISCHE VARIABLEN (BEWEGUNGSMUSTER)
Gleichmäßige, symmetrische Bewegungsmuster mit minimaler seitlicher Abweichung kennzeichnen eine effiziente Kinematik.

Gelenkwinkel: Hüft-, Knie- und Sprunggelenkwinkel im Kurbelzyklus

Knieanalyse: Medial-laterale Bewegung des Knies relativ zur Pedalkurbel

Beckenneigung und Stabilität: Übermäßiges Schaukeln kann auf unzureichende Rumpfstabilität oder schlechte Sattelanpassung hindeuten.

Rumpfwinkel: aerodynamische Position/Schmerzen im unteren Rücken

Fußwinkel und Sprunggelenkbewegung (Dorsalflexion/Plantarflexion)

2. KINEMATISCHE VARIABLEN (KRAFTERZEUGUNG)
Fortschrittliche Leistungsmesser und Kurbelmesssysteme liefern Echtzeitdaten zu Kraftvektoren und ermöglichen eine kinetische Überwachung in realen Szenarien.

Drehmomentprofile: Messung des Kurbeldrehmoments im Tretzyklus

Wirkungsgrad: Anteil der angewendeten Kraft, der direkt zur Kurbelrotation beiträgt

Pedalbalance (Symmetrie links/rechts): Ungleichmäßige Krafterzeugung kann Ermüdung, Verletzung oder schlechte Anpassung bedeuten.

Radiale vs. tangentiale Kraftkomponenten: Höhere Tangentialkraft verbessert die Effizienz.

3. MUSKELAKTIVIERUNGSMUSTER (NEUROMUSKULÄRE AKTIVITÄT)
Oberflächen-Elektromyographie (EMG) analysiert Timing, Intensität und Koordination der benutzten Muskeln.

Timing: Erfasst, wann sich ein Muskel beim Pedaltritt an- und abschaltet, und gibt Einblicke in Koordination und Abfolge der Muskelaktivierung.

Aktivierungsdauer: Wie lange ein Muskel im Pedalzyklus aktiv ist, macht Kompensationsstrategien oder ineffiziente Bewegungsmuster sichtbar.

Müdigkeitsindikatoren: Vergrößerte Signalamplitude im Zeitverlauf, verzögerte Aktivierung und Verschiebungen im Frequenzspektrum spiegeln Veränderungen der neuromuskulären Effizienz bei einsetzender Ermüdung.

INTERPRETATION DER INFORMATION

Erfolgreiche biomechanische Überwachung umfasst auch die aussagekräftige Interpretation der erfassten Daten.

Eine umfassende Darstellung der Kondition einer Radfahrerin sollte biomechanische Daten wie die unten aufgeführten mit Leistungs-, Herzfrequenz- und anderen Werten wie dem subjektiven Belastungsempfinden (RPE) kombinieren.

Aufrechtere Position
Sattel weiter hinten

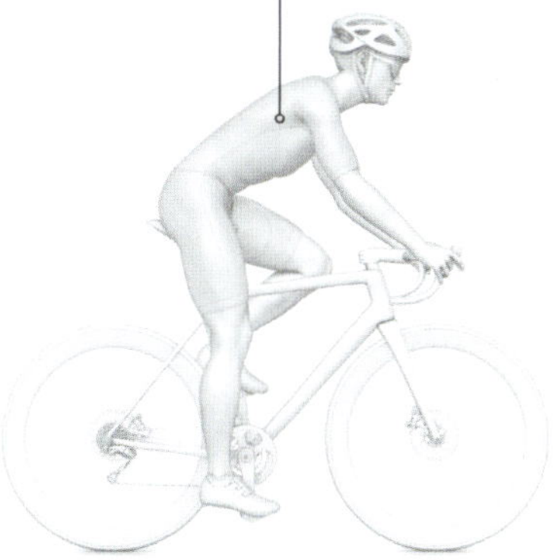

STRASSENFAHRRAD

Erhöhte Drehmoment-Übertragung
Sattel weiter vorne erhöht die Kraftübertragung

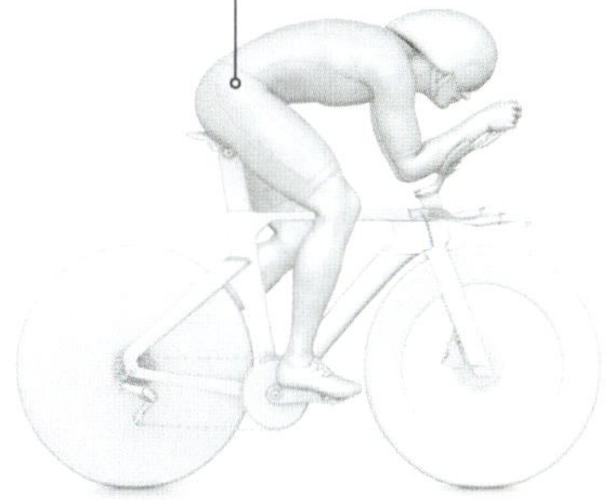

ZEITFAHRRAD

ANTHROPOMETRISCHE WERTE	EINSTELLUNG STRASSENFAHRRAD	EINSTELLUNG ZEITFAHRRAD
Größe	174 cm	174 cm
Länge der Beininnenseiten	83 cm	83 cm
Armlänge	59 cm	59 cm
Schulterbreite	38 cm	38 cm
Bewegungsumfang Halswirbelsäule	78 Grad	78 Grad
Hintere Oberschenkelmuskulatur	85 Grad gestrecktes Beinheben	85 Grad gestrecktes Beinheben

BIKEFITTING-PARAMETER	EINSTELLUNG STRASSENFAHRRAD	EINSTELLUNG ZEITFAHRRAD
Sattelhöhe (unteres Tretlager bis oben)	76,2 cm	75,5 cm
Sattelversatz	6,0 cm	1,5 cm
Sattelneigung	-2 Grad	-3,5 Grad
Kurbellänge	172,5 mm	165 mm
Lenkerabstand	12 cm	13,2 cm zu den Griffen
Lenkerbreite/Griffweite	40 cm	21 cm
Vorbau/Reach	110 mm/39 cm	Individuell/47 cm
Neigung Lenkeraufsatz	–	10 Grad nach oben

GELENKWINKEL	EINSTELLUNG STRASSENFAHRRAD	EINSTELLUNG ZEITFAHRRAD
Kniewinkel am unteren Totpunkt (UT)	145 Grad	146 Grad
Hüftwinkel am oberen Totpunkt (OT)	50 Grad	39 Grad
Sprunggelenkwinkel am unteren Totpunkt (UT)	100 Grad	102 Grad
Rumpfwinkel	Rund 40 Grad	Rund 10 Grad
Beckenneigung (vorne)	10 Grad	15 Grad
Schulterwinkel	100 Grad	95 Grad
Ellbogenbeugung	Rund 20 Grad (Hände an den Bremsen)	Rund 92 Grad (Hände an Aero-Lenker)

FAHRRADANPASSUNG

Bei der Fahrradanpassung wird die Radmechanik an die Anatomie des Fahrers angepasst, um Komfort, Effizienz und Leistung zu optimieren und Verletzungen zu vermeiden. Das ist unerlässlich, um das Potenzial der Radfahrerin voll auszuschöpfen – sowohl in Bezug auf die Leistung als auch auf aerodynamische Positionen und schmerzfreies Fahren.

Als Grundlage für Erfolg im Radsport stellt die Fahrradanpassung eine nahtlose Verbindung zwischen Fahrer und Rad her, sodass die Kraft bei minimaler körperlicher Belastung effizient übertragen wird. Eine fachmännische Anpassung berücksichtigt die Individualität des Radfahrers und bringt Biomechanik, Physiologie und technische Anforderungen in Einklang, sodass Radfahrer länger, schneller und mit mehr Freude fahren können.

DER RADSPORTLER

Effektives Bikefitting berücksichtigt zunächst die Disziplin (z. B. Straßenradfahren oder Mountainbiken) sowie Erfahrung, Verletzungen und Ziele des Sportlers. Ferner spielen Fitness, Körperbau, Beweglichkeit, Core-Stabilität, frühere Verletzungen, Beinlängendifferenzen und die Fußstruktur eine Rolle. Die Anpassung sollte statt einer »idealen« Position Effizienz, Komfort und Langzeitbelastbarkeit anstreben.

KÖRPERLICHE ANALYSE

Bewertet werden Beweglichkeit und Core-Kraft. Die Analyse ermittelt eine erreichbare Körperhaltung und Ursachen für Schmerzen. Eine begrenzte Dorsalflexion der Sprunggelenke kann z. B. Knie- oder Hüftbeschwerden erklären.

EVALUIERUNG

Die Position des Fahrers und seine Bewegungen auf dem Rad werden dynamisch analysiert:

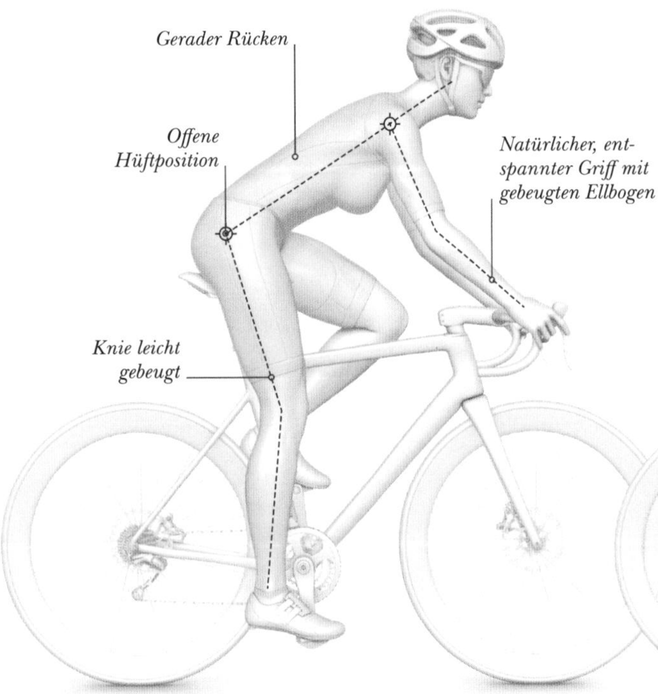

ENTSPANNTE POSITION

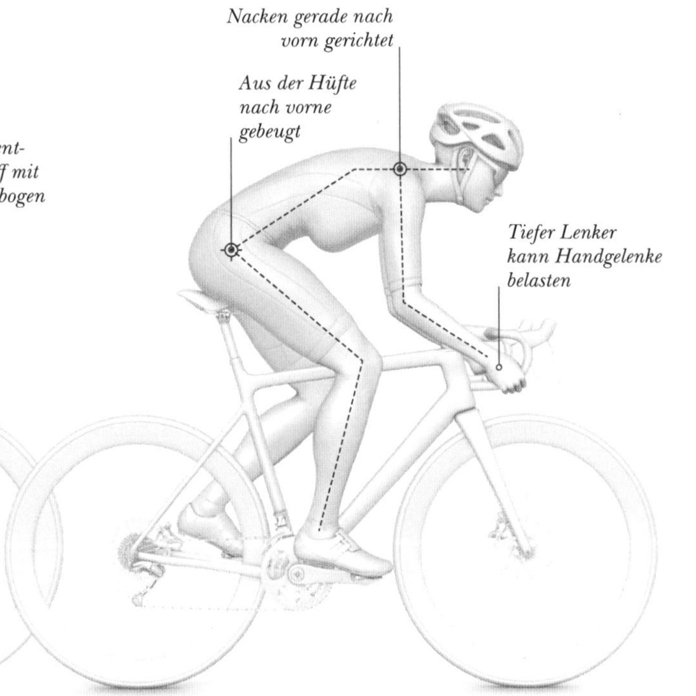

TIEFE POSITION: HOCH

Bikefitting kann die Tritteffizienz um bis zu **20 %** steigern.

Die Gelenkwinkel an wichtigen Punkten des Pedalzyklus und die Kniebewegungen werden erfasst, Beckenstabilität und Oberkörperhaltung bewertet. Videoanalyse und 3D-Motion-Capture können das unterstützen, ausschlaggebend sind aber die Beobachtungen der Fachleute und das Feedback des Fahrers. An den wichtigsten Kontaktpunkten des Fahrrads werden Anpassungen vorgenommen. Das betrifft Sattelhöhe und -position, Lenkerabstand und -höhe, Vorbaulänge und -winkel sowie die Schuhplatten. Auch die Kurbellänge kann eine Rolle spielen, vor allem bei eingeschränkter Hüftbeweglichkeit oder spezifischen Leistungsanforderungen. Jede Anpassung wird im Hinblick auf ihre Auswirkungen auf Komfort, Tretrhythmus und Kraftübertragung sorgfältig analysiert.

Die Rückmeldung des Fahrers ist das Wichtigste. Ziel ist nicht, den Radfahrer innerhalb theoretischer Gelenkwinkelbereiche zu positionieren, sondern eine natürliche, ausgeglichene und nachhaltige Position zu finden. Diese wird bei unterschiedlichen Intensitäten und Kadenzen getestet, um sicherzustellen, dass sie auch unter realen Bedingungen effektiv ist.

LEISTUNG UND GESUNDHEIT

Die Fahrradanpassung ist ein dynamischer Prozess. Sie sollte sich mit der Fitness, der Beweglichkeit und den Zielen der Radfahrerin weiterentwickeln. Eine für den Saisonbeginn geeignete Position muss eventuell für Rennbedingungen optimiert werden. Ebenso können frühere Verletzungen oder anhaltende Beschwerden kontinuierliche Anpassungen erfordern.

Auch Kraft- und Konditionstraining, Rehabilitation und die Entwicklung technischer Fähigkeiten gehören zur Anpassung. So lassen sich z. B. wiederkehrende Schmerzen im unteren Rücken durch gezielte Core-Stärkung angehen.

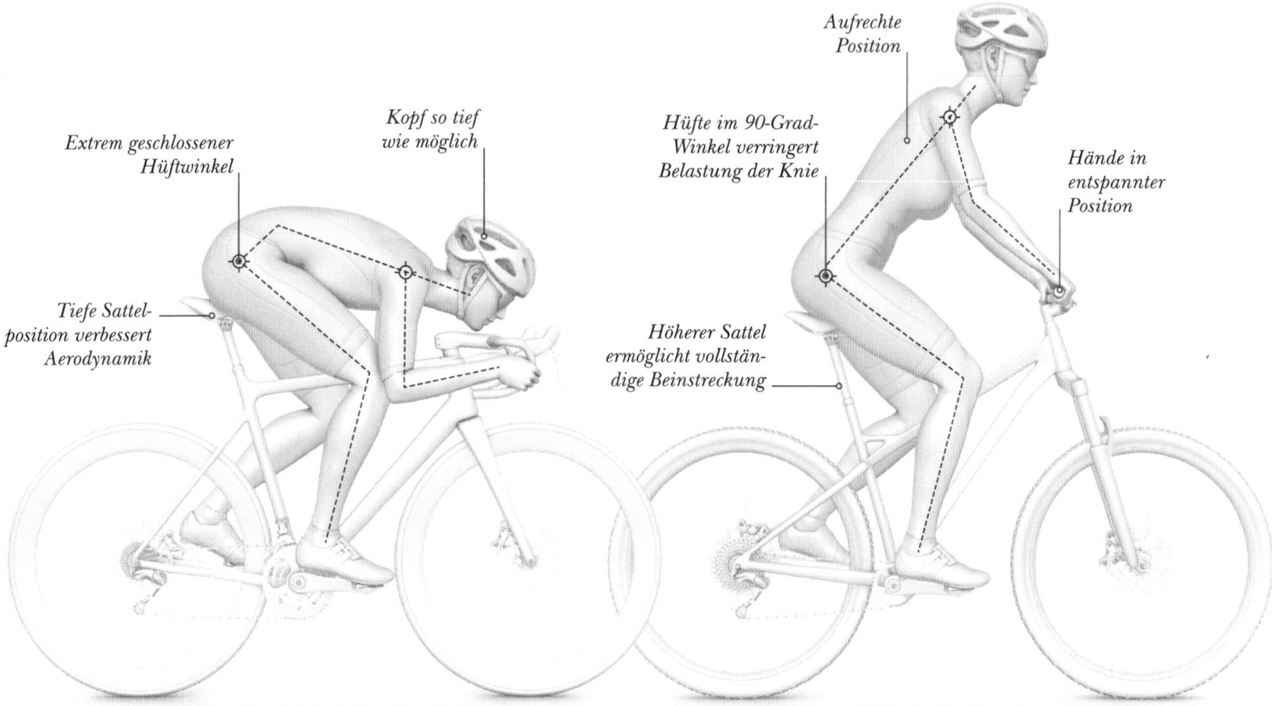

EXTREME ABFAHRTSPOSITION **MOUNTAINBIKE**

GUTES FITTING

Das Hauptziel der Fahrradanpassung ist die Optimierung der drei wichtigsten Kontaktpunkte Sattel, Lenker und Pedale, damit der Radfahrer bei möglichst geringem Verletzungsrisiko effizient Kraft erzeugt.

Jede Anpassung hat Risiken und erfordert möglicherweise Kompromisse. Wer das versteht, findet effektive und nachhaltige Lösungen.

LENKERABSTAND UND -HÖHE

Abstand und Höhe des Lenkers wirken sich auf die Oberkörperhaltung, den Rumpfwinkel und die Gewichtsverteilung zwischen Sattel und Händen aus. Ist der Abstand zu groß und der Lenker zu tief, werden Halswirbelsäule, Schultern und Handgelenke übermäßig belastet, was Taubheit, Schmerzen oder chronisch verspannten Nacken- und Schulterbereich zur Folge haben kann. Dagegen kann ein zu geringer Abstand zu einer verkrampften Haltung, gepresstem Brustkorb und beeinträchtigter Atmung führen.

Bei der Anpassung von Lenkerabstand und -höhe muss man zwischen Aerodynamik, Komfort und Atemfunktion abwägen. Zeitfahrer und Triathleten bevorzugen oft aggressive, aerodynamische tiefe Positionen. Diese erfordern aber eine angemessen bewegliche Hüfte, eine stabile Lendenwirbelsäule und flexible Schultern, damit eine flache Atmung und Ermüdung die Leistung nicht beeinträchtigen.

SATTELVERSATZ

Die horizontale Sattelposition beeinflusst die Hüftaktivierung, den Anteil von Gesäßmuskel- und Quadrizepsaktivierung sowie die Gewichtsverteilung auf dem Fahrrad. Ein weiter vorne montierter Sattel verlagert den Radfahrer nach vorne, öffnet den Hüftwinkel und aktiviert die Quadrizepse, überlastet jedoch potenziell das Knie. Weiter hinten aktiviert der Sattel die Gesäßmuskulatur stärker und verbessert den Hebel beim Bergauffahren. In aggressiven aerodynamischen Positionen ist die Hüfte jedoch zu stark geschlossen.

Angestrebt wird ein Kompromiss zwischen Leistung, ausgewogener Muskelaktivierung und Gelenkbelastung. Oft wägt man Gesäßmuskulatur- und Quadrizeps-Dominanz gegeneinander ab, während Beckenstabilität und korrekte Knieführung gewährleistet sein müssen.

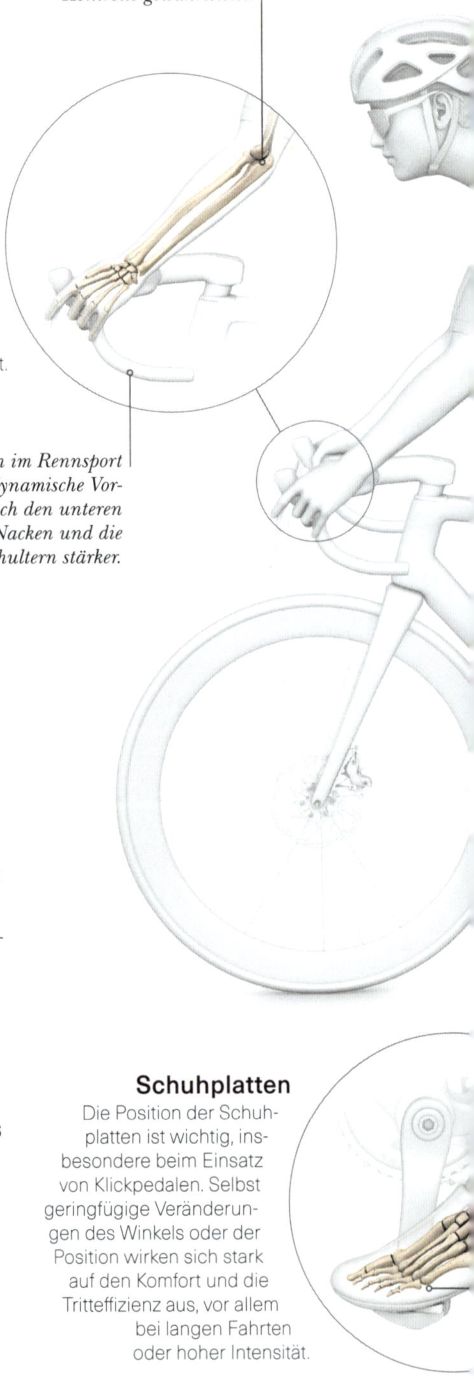

Der richtige Abstand ermöglicht einen natürlichen, entspannten Griff mit leicht angewinkelten Ellbogen, der Stabilität und Kontrolle gewährleistet.

Lenker
Höhe und Abstand des Lenkers beeinflussen die Körperhaltung und den Fahrkomfort. Amateurradsportler bevorzugen häufig eine aufrechtere Haltung, bei der Komfort über Aerodynamik steht und die längeres Fahren erleichtert.

Tiefe Lenker bieten im Rennsport entscheidende aerodynamische Vorteile, belasten jedoch den unteren Rücken, den Nacken und die Schultern stärker.

Schuhplatten
Die Position der Schuhplatten ist wichtig, insbesondere beim Einsatz von Klickpedalen. Selbst geringfügige Veränderungen des Winkels oder der Position wirken sich stark auf den Komfort und die Tritteffizienz aus, vor allem bei langen Fahrten oder hoher Intensität.

Sattel

Die Sattelhöhe zählt zu den kritischsten Aspekten des Bikefittings: Sie wirkt sich direkt auf die Tretmechanik, die Leistungsabgabe und den Komfort aus. Ein zu niedriger Sattel beeinträchtigt die Kraftübertragung und kann zu Kniebeschwerden führen. Ein korrekt angepasster Sattel ermöglicht hingegen gleichmäßiges Treten und vermeidet Überlastung des Unterkörpers.

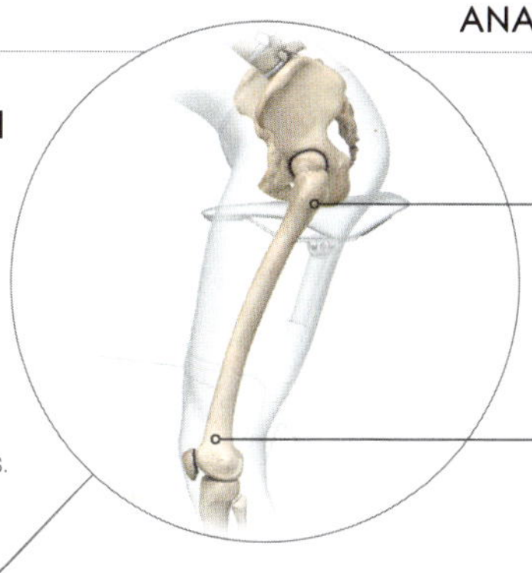

Ein hoher Sattel kann Hüfte und Knie überdehnen und überlasten.

Die horizontale Sattelposition wirkt sich auf die Gewichtsverteilung und die Kniestellung relativ zu den Pedalen aus.

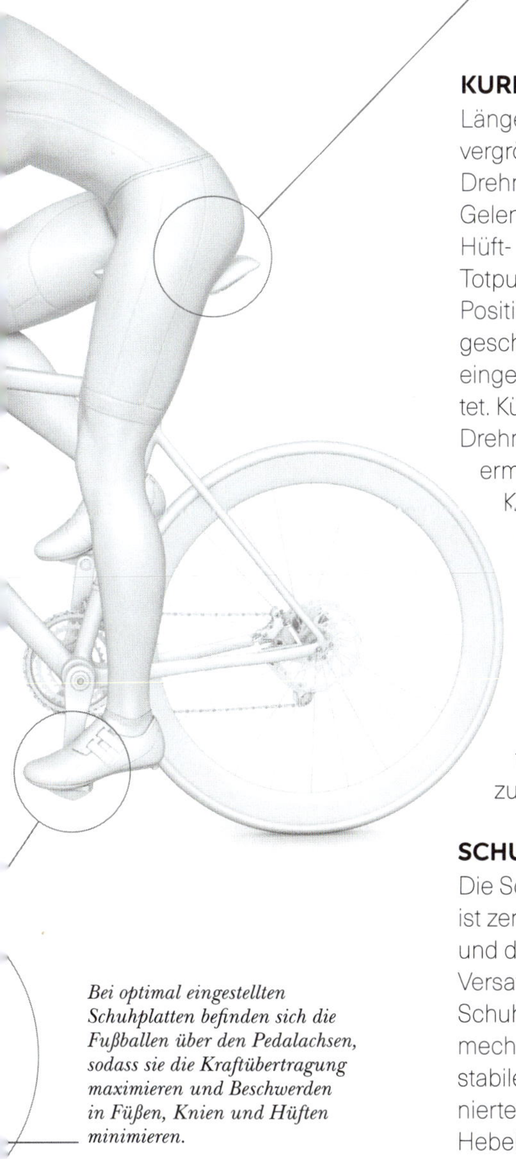

Bei optimal eingestellten Schuhplatten befinden sich die Fußballen über den Pedalachsen, sodass sie die Kraftübertragung maximieren und Beschwerden in Füßen, Knien und Hüften minimieren.

KURBELLÄNGE

Längere Kurbeln (siehe S. 31) vergrößern den Hebel und das Drehmoment und zugleich die Gelenkbewegungen, vor allem die Hüft- und Kniebeugung am oberen Totpunkt. In aerodynamischen Positionen wird die Hüfte stark geschlossen, die Zwerchfellatmung eingeschränkt und die Hüfte belastet. Kürzere Kurbeln verringern das Drehmoment pro Umdrehung, ermöglichen aber eine höhere Kadenz, kleinere Gelenkbewegungen, größere Hüftfreiheit und bessere Atmung in aggressiven Positionen. Ein Kompromiss lotet die Hebelwirkung zur Drehmomententwicklung und die Gelenkbeweglichkeit aus, um eine flüssige Kadenz und Komfort zu gewährleisten.

SCHUHPLATTEN

Die Schnittstelle von Fuß und Pedal ist zentral für die Kraftübertragung und die Knieausrichtung. Der Versatz und die Beweglichkeit der Schuhplatten müssen die Gelenkmechanik unterstützen und für stabile Knie sorgen. Vorne positionierte Schuhplatten vergrößern den Hebel, jedoch auch die Wadenbelastung, weiter hinten verringert sich die Wadenbelastung bei größerer Stabilität, besonders fürs Zeitfahren. Das seitliche Versetzen der Schuhplatten und der Q-Faktor (Abstand der Außenkanten der Kurbelarme) beeinflussen die Kniestellung und können zu asymmetrischem Pedalieren sowie medialen oder lateralen Knieschmerzen führen.

Häufige Probleme

Beim Bikefitting treten immer wieder ähnliche Probleme auf, für die es Lösungen und Kompromisse gibt.

- **Knieschmerzen** stehen oft in Zusammenhang mit Sattelhöhe und -versatz oder Ausrichtung der Schuhplatten. Es gilt, eine Sattelposition zu finden, die Kraftübertragung und Gelenkbelastung ausgleicht.
- **Schmerzen im unteren Rücken** stehen häufig in Zusammenhang mit Sattelhöhe, Hüftsteifheit oder übermäßigem Reach. Abhilfe schaffen Rumpfkräftigung, mehr Flexibilität der Lendenwirbelsäule und Anpassungen der Sitzposition.
- **Sattelschmerzen** oder Taubheit können durch falsche Sattelneigung, geringe Beckenunterstützung oder übermäßigen Druck auf Weichteile entstehen. Neben einem Wechsel des Satteltyps oder einer stärker gepolsterten Radhose können auch Positionsanpassungen nötig sein.
- **Taube Hände und Handgelenkschmerzen** resultieren häufig aus der Sattel-Lenker-Abstimmung und erfordern Anpassung von Reach, Lenkertyp oder -höhe.

HÄUFIGE VERLETZUNGEN

Radfahren gilt zwar als Ausdauersportart mit geringer Belastung, aufgrund von repetitiven Bewegungen, Anforderungen an die Körperhaltung und hohen Trainingsvolumina birgt es jedoch spezifische Verletzungsrisiken. Infolge ineffizienter Bewegungsmechanik, einer ungünstigen Sitzposition oder Trainingsfehlern treten nicht selten Überlastungsschäden auf, die sich über lange Zeiträume entwickeln.

Während akute Verletzungen meist schnell überstanden sind, beeinträchtigen chronische Probleme wie Kniebeschwerden bei langen Fahrten oder Rückenschmerzen oft Trainingskontinuität und Leistung. Um solche Verletzungen zu verstehen und ihnen vorzubeugen, müssen Biomechanik, Position auf dem Rad und Gewebebelastung, aber auch individuelle Faktoren wie Beweglichkeit, Kraft und Körperbau berücksichtigt werden. Zur Prävention gehört auch, Resilienz aufzubauen, um ganzjährig kontinuierlich trainieren und Leistung erbringen zu können.

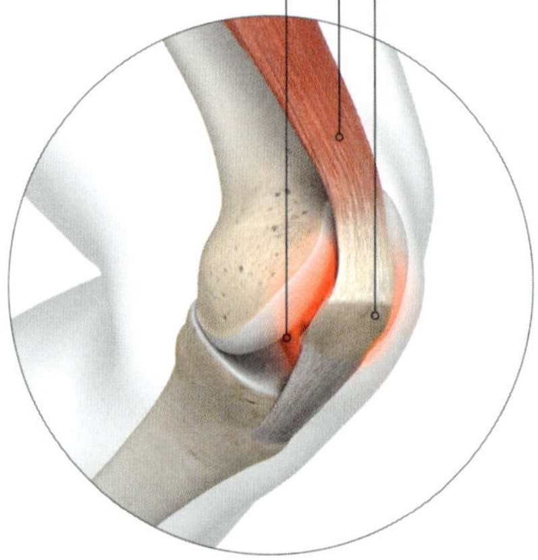

ANTERIOR-MEDIALE ANSICHT

KNIESCHMERZEN

Vorderer Knieschmerz, häufig verbunden mit dem patellofemoralen Schmerzsyndrom, zählt zu den häufigsten Überlastungsverletzungen.

Die Beschwerden resultieren meist aus der repetitiven Belastung des Patellofemoralgelenks, die die Kniescheibe aus ihrer Bahn zieht oder durch Kompression das umliegende Gewebe reizt. Ein zu tief oder zu weit vorne positionierter Sattel, eine falsche Schuhplattenposition oder mangelnde Kontrolle durch die Hüftmuskulatur können zu Fehlstellungen des Knies führen und den Stress auf die Gelenke erhöhen.

Durch korrektes Bikefitting und gezieltes Krafttraining wird das Zusammenspiel von Hüfte, Knie und Sprunggelenk verbessert. Sattelhöhe und -position sollten eine effiziente Kniestreckung ohne Überstrecken ermöglichen, die Schuhplatten auf das natürliche Rotationsprofil von Fuß und Bein abgestimmt sein. Die mittleren und großen Gesäßmuskel zu kräftigen ist wichtig, da sie den Oberschenkel seitlich kontrollieren, die unteren Extremitäten korrekt ausrichten und Valgus verringern (siehe S. 33).

ILIOTIBIALES BAND-SYNDROM UND SEITLICHE KNIESCHMERZEN

Das Iliotibiale Bandsyndrom (ITBS) ist eine Verletzung durch Reibung oder Kompression des iliotibialen Bandes. ITBS tritt bei Radfahrern häufig auf, zumeist aufgrund geringer Hüftstabilität, zu hohem Sattel oder falsch positionierten Schuhplatten, die die Knie zur Seite führen. Zur Prävention verbessert man die Hüftkraft und -kontrolle in den Abduktoren und Außenrotatoren und minimiert die seitliche Knieneigung durch optimierte Fahrradanpassung

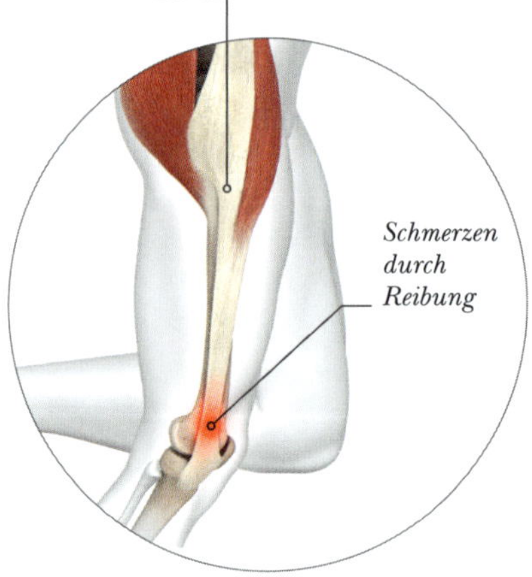

LATERALE ANSICHT

SCHMERZEN IM UNTEREN RÜCKEN

Die Hauptursachen für Rückenschmerzen bei Radfahrern liegen in langen statischen Haltungen mit gebeugter Lendenwirbelsäule sowie einer unzureichend trainierten Core-Muskulatur.

Die aerodynamische Position setzt die Muskeln im Rückenbereich nachhaltig unter Anspannung. Dies betrifft die Gesäßmuskeln, die hintere Oberschenkelmuskulatur, die Waden und die Rückenmuskeln. Radfahrer mit verspannten Hüftbeugern, schwachen Gesäßmuskeln oder mangelhafter Kontrolle der Lendenwirbelsäule sind besonders anfällig, da der untere Rücken diese Stabilitätsdefizite ausgleichen muss.

Ein ganzheitlicher Ansatz mit Bikefitting und Konditionstraining kann Rückenschmerzen vorbeugen. Reach und Höhe des Lenkers sollten eine neutrale Wirbelsäulenhaltung ermöglichen, ohne dass der Fahrer sich übermäßig auf passive Gelenkstrukturen stützt. Beweglichkeitstraining für Hüfte und Brustwirbelsäule sowie die Stärkung der Core-Muskulatur helfen, die Position über längere Zeit ohne ermüdende Kompensationen beizubehalten.

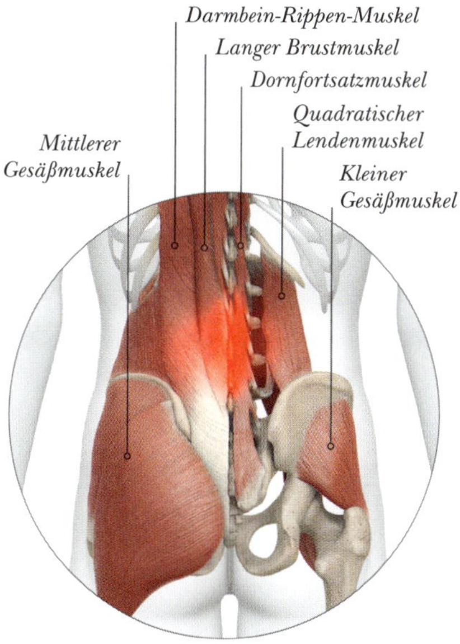

RÜCKANSICHT

NACKEN UND SCHULTERN

Bleiben Positionen mit gestreckter Halswirbelsäule und Schultern, die einen hohen Anteil des Körpergewichts tragen, über längere Zeit bestehen, kann das Nacken- und Schulterbeschwerden verursachen.

Besonders häufig betroffen sind Zeitfahrer, die über lange Zeiträume eine aggressive aerodynamische Haltung beibehalten. Die Überlastung des oberen Trapezmuskels und der Nackenstrecker in Verbindung mit einer unzureichenden Stabilität des Schulterblatts führt zu Ermüdung und Beschwerden.

Eine effektive Prävention erfordert Haltungsanpassungen und eine Stärkung der Stützmuskulatur. Der Lenker sollte sich weder zu tief noch zu weit entfernt befinden, um die Belastung des Oberkörpers zu verringern, während gezieltes Kräftigen der Schulterblattstabilisatoren, insbesondere des unteren Trapezmuskels und des vorderen Sägezahnmuskels, die Ausdauer verbessert.

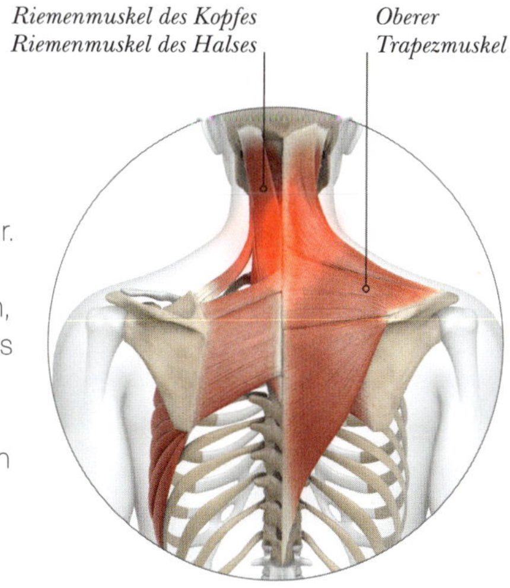

RÜCKANSICHT

»Die Zeit in aggressiven Positionen sollte schrittweise gesteigert werden, damit der Körper sich an die Belastung anpassen kann kann.«

TAUBE HÄNDE UND RADFAHRERLÄHMUNG

Die Kompression des Ulnarisnervs am Handgelenk, als Radfahrerlähmung bekannt, führt häufig zu Taubheitsgefühl, Kribbeln oder Schwäche in den Fingern, insbesondere bei Ringfinger und kleinem Finger.

Ursache ist in der Regel anhaltender Druck auf die Hände, verursacht durch eine ungleichmäßige Gewichtsverteilung zwischen Sattel und Lenker, eine ungünstige Lenkerausrichtung oder eine gleichbleibende Handposition während langer Fahrten.

Reach und Lenkerhöhe sollten eine Köperhaltung ermöglichen, bei der der Core einen Großteil des Körpergewichts trägt. Einfach, aber wirksam sind gepolsterte Handschuhe, hochwertiges Lenkerband und regelmäßiges Wechseln der Handposition. Auch Schulterblattkontrolle und Core-Ausdauer spielen indirekt eine Rolle, da der Fahrer weniger Bedürfnis verspürt, sich auf dem Lenker abzustützen.

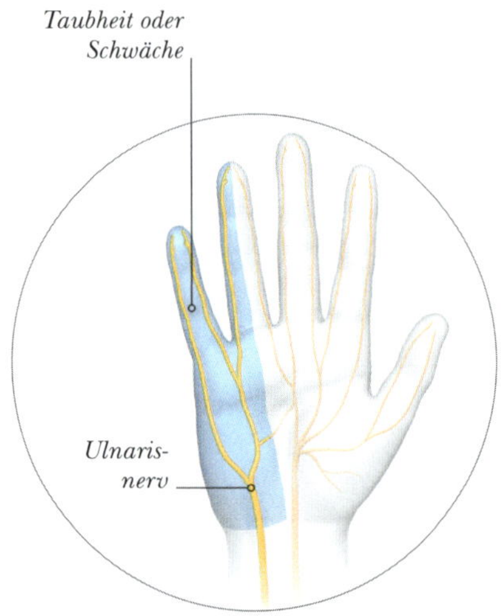

NERVENKOMPRESSION

GESÄSSSCHMERZEN UND TAUBHEIT IM DAMMBEREICH

Diese Beschwerden können insbesondere für Radsportler, die viele Stunden im Sattel verbringen, ein erhebliches Problem darstellen.

Sie entstehen durch übermäßigen Druck auf Weichteilbereiche, einen ungeeigneten Sattel, eine suboptimale Position und falsche Hygiene. Ein zu schmaler oder zu breiter Sattel in Kombination mit geringer Beckenstabilität kann zu Scheuerstellen, Hautverletzungen und Nervenkompression führen.

Zur Vorbeugung wählt man einen Sattel, dessen Form und Breite die Beckenanatomie des Radfahrers berücksichtigen, neigt den Sattel korrekt (in der Regel leicht nach unten) und ermöglicht leichte Bewegungen auf dem Sattel, sodass der Radfahrer nicht starr sitzen muss. Regelmäßiges Aufstehen bei längerem Fahren verringert den Druck. Auf geeignete Kleidung, Gesäßsalbe und gute Hygiene ist zu achten.

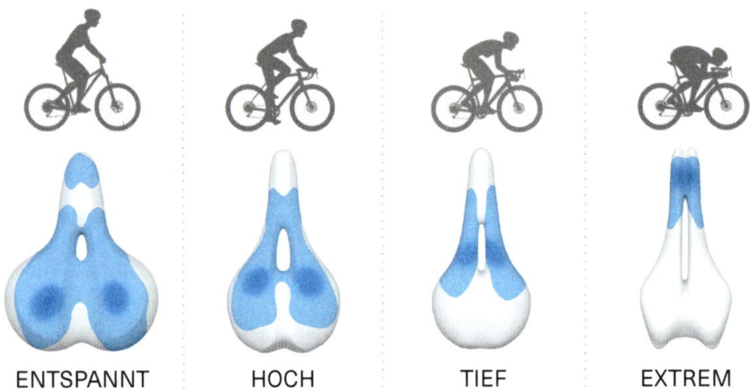

WEICHTEILBEREICHE
Die Durchblutung der Weichteilbereiche kann je nach Sitzposition eingeschränkt sein. Das kann bei längerem Fahren Taubheit und Wundscheuern zur Folge haben.

ENTZÜNDETE ACHILLESSEHNE UND FUSSPROBLEME

Eine Achillessehnenentzündung ist meist die Folge mangelnder Sprunggelenkkontrolle, verspannter Waden oder biomechanischer Ineffizienz durch einen hohen Sattel oder zu weit vorn positionierte Schuhplatten.

Eine Überdehnung der Sprunggelenke erhöht den Zug auf die Achillessehne, vor allem bei hohen Drehmomenten wie beim Klettern. Dem lässt sich durch Ausrüstungsfitting und Muskelkonditionierung entgegenwirken. Gute Flexibilität der Waden, exzentrische Kraft und eine an die Fußmechanik der Radfahrerin angepasste Positionierung der Schuhplatten senken die Belastung. Taubheitsgefühle im Fuß oder Hotspots unter dem Vorfuß resultieren häufig aus einer lokalen Nervenkompression durch schlechte Passform des Schuhs, Fehlposition der Schuhplatte oder mangelnde Fußunterstützung. Die Schuhe sollten der Fußbreite entsprechen und das Fußgewölbe stützen. Die Schuhplatten sollten Druck reduzieren.

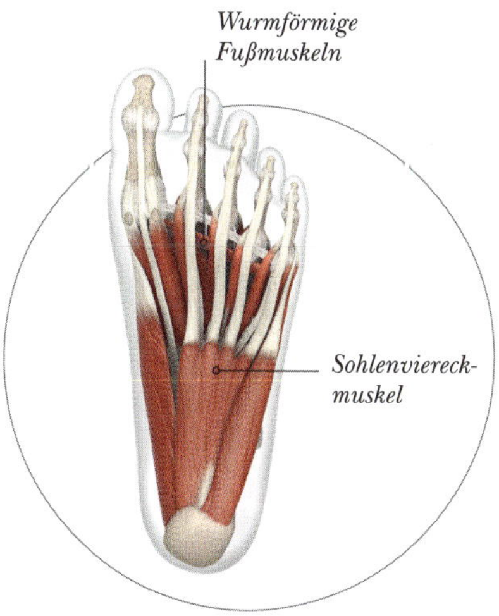

ANSICHT VON UNTEN

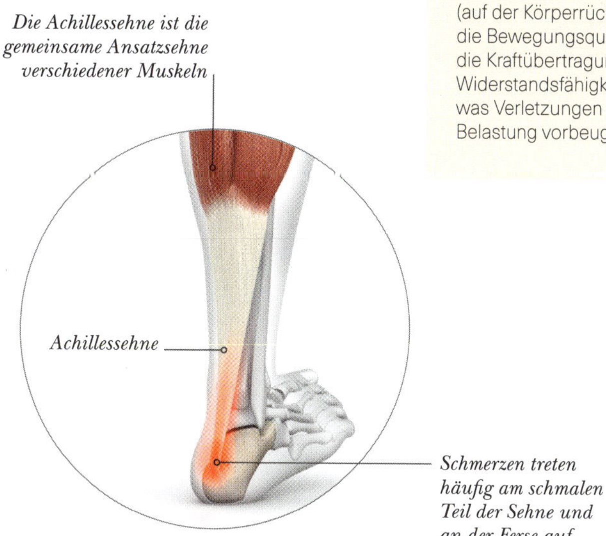

POSTERIOR-LATERALE ANSICHT

Gezieltes Training

Biomechanik und Bikefitting sind wichtig für ein geringes Verletzungsrisiko. Eine der Hauptursachen für Überlastungsverletzungen sind indessen falsche Trainingsbelastungen. Schnelles Steigern von Trainingsvolumen, -intensität oder -frequenz überfordert oft die Anpassungsfähigkeit des Körpers und schädigt das Gewebe. Zur Verletzungsprävention gehören strukturiertes Training mit schrittweise gesteigerter Belastung, angemessene Erholung und die Kontrolle objektiver Messwerte wie Leistungsabgabe oder Herzfrequenz sowie subjektiver Indikatoren wie empfundene Anstrengung, Schlafqualität und Muskelkater.

Ebenso wichtig sind Kraft und Kondition. Gezieltes Training von Bereichen, die das Radfahren selbst zu wenig aktiviert, insbesondere der Gesäß-, Rumpf- und Schultermuskeln und der hinteren Muskelkette (auf der Körperrückseite), verbessert die Bewegungsqualität, steigert die Kraftübertragung und stärkt die Widerstandsfähigkeit des Gewebes, was Verletzungen durch repetitive Belastung vorbeugt.

» Schnelles Steigern von Trainingsvolumen, -intensität oder -frequenz kann das Gewebe schädigen. «

PHYSIOLOGIE IM **RADSPORT**

Im Radsport müssen Energieangebot und Energiebedarf über unterschiedliche Belastungsintensitäten und -dauern hinweg im Gleichgewicht gehalten werden. Eine ganze Reihe physiologischer Eigenschaften sind erforderlich, um den vielfältigen Anforderungen zu entsprechen. Ob beim Klettern, beim Aufschließen zu einer Ausreißergruppe oder beim Sprinten – die Leistung spiegelt wider, wie gut die physiologischen Systeme trainiert, angepasst und aufeinander abgestimmt sind.

PHYSIOLOGISCHE ANFORDERUNGEN

Radfahren ist ein Ausdauersport, der den Körper extrem fordert. Um gute Leistungen zu erzielen, müssen verschiedene Körpersysteme je nach Geschwindigkeit, Geländetyp und Distanz optimal zusammenarbeiten, was diesen Sport so anspruchsvoll wie komplex macht. Radsportler profitieren von guter aerober Fitness, anaerober Leistungsfähigkeit, Muskelkraft und -ausdauer sowie effizienten Bewegungsabläufen.

LEISTUNGSVARIABLEN

Zum Verständnis der physischen Komponenten sollte man die Variablen VO_2max, anaerobe Kapazität und Bewegungsökonomie kennen. Diese drei Faktoren sind ausschlaggebend für die Ausdauerleistung im Radsport und bilden die Grundlage für Trainingspläne, die auf maximale, nachhaltige Krafterzeugung und Renneffizienz abzielen.

VO_2MAX

Die VO_2max ist die maximale Sauerstoffmenge (in Millilitern), die ein Mensch pro Kilogramm Körpergewicht (kg) pro Minute (min) bei maximaler Leistung verbrauchen kann. Sie ist ein zentraler Indikator für die kardiovaskuläre Fitness und die aerobe Ausdauer. Radsportler müssen über lange Zeit bei einem hohen Prozentsatz ihrer maximalen Sauerstoffaufnahme Leistung erbringen können, ohne dass die Laktatansammlung in den Muskeln deren Funktion beeinträchtigt (siehe S. 57).

Im Hochleistungsradsport liegt die VO_2max von Männern bei 75–85 ml/kg/min und die von Frauen bei 60–75 ml/kg/min. Durchschnittliche Werte liegen bei Männern bei 45 ml/kg/min und bei Frauen bei 38–41 ml/kg/min.

ANAEROBE KAPAZITÄT

Die anaerobe Kapazität bezeichnet die Energiemenge, die durch sauerstofffreien Stoffwechsel erzeugt wird, wenn der Energiebedarf die aerobe Versorgung übersteigt (siehe S. 48–49), etwa beim Beschleunigen oder Angreifen.

Studien zeigen, dass die Fähigkeit der Muskeln, Brennstoff zur Energieproduktion in Sauerstoff umzuwandeln, wesentlich für die langfristige Krafterzeugung beim Radfahren ist.

EFFIZIENZ

Effizienz bezeichnet, wie viel Energie eine Radfahrerin benötigt, um eine bestimmte Leistung zu erbringen oder eine bestimmte Geschwindigkeit zu halten. Sie gibt also an, wie wirkungsvoll der Körper metabolische Energie (Sauerstoff und Kalorien) in mechanische Leistung am Rad umsetzt.

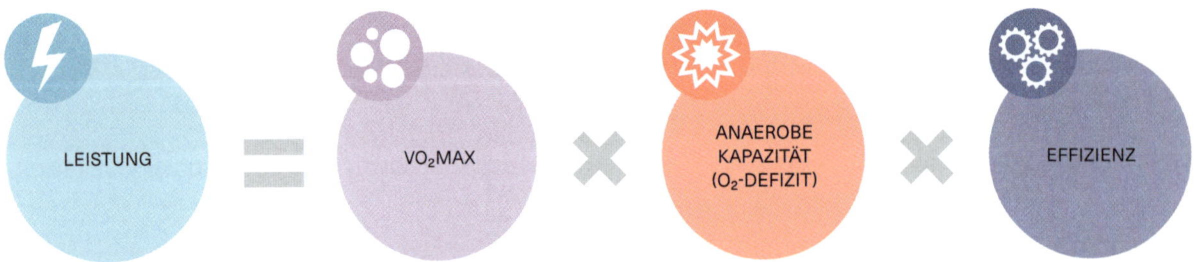

ÜBERGÄNGE, AUSDAUER UND ERHOLUNG

Aufgrund der verschiedenen Anforderungen im Rennen wechseln Radfahrer zwischen aeroben und anaeroben Systemen (siehe S. 48–49). Plötzliche Beschleunigungen, Angriffe, Anstiege, Sprints und Ausreißversuche sind hochintensive Anstrengungen, die die Lactatschwelle überschreiten und hauptsächlich auf dem glykolytischen Energiesystem basieren.

Ebenso wichtig wie die hochintensiven Anstrengungen ist Erholung. Sie basiert auf effizientem Laktatabbau sowie Auffüllung des Energiestoffs Phosphokreatin (PCr). Unzureichende Erholung kann zu raschem Leistungsabfall bei Rennen führen, die wiederholte Tempoverschärfungen beinhalten, wie z. B. bei Kriteriumsrennen oder in den Schlussphasen von Straßenrennen.

AUSDAUER AUFBAUEN

Ausdauer ist grundlegend für die Fähigkeit eines Radfahrers, seine Leistungsabgabe über längere Strecken aufrechtzuerhalten. Die repetitive Natur des Radfahrens erfordert physiologische Anpassungen wie erhöhte Mitochondriendichte, verbesserte Kapillarisierung der Muskelfasern und stärkere Fettoxidation (siehe S. 60–61). All das verzögert den Glykogenabbau und ermöglicht hohe Tritteffizienz über zahlreiche Tretzyklen. Zentral ist auch die neuromuskuläre Koordination: Profisportler optimieren das Drehmoment (die Kraft, die die Pedale dreht) über den Tretzyklus, minimieren so den Energieverlust und steigern die Effizienz.

THERMOREGULIERUNG UND HYDRATION

Die Körperwärme und den Flüssigkeitshaushalt (siehe S. 74–75) zu regulieren ist zentral. Längere Hitzeeinwirkung ohne ausreichende Kühlung oder Flüssigkeitszufuhr kann die Herz-Kreislauf-Funktion beeinträchtigen, Ermüdung beschleunigen und die Leistungsfähigkeit verringern. Ebenso wichtig ist psychische Ausdauer – die Fähigkeit, Unannehmlichkeiten zu trotzen, konzentriert zu bleiben und unter körperlicher Belastung strategische Entscheidungen zu treffen.

Energienutzung in verschiedenen Radsportdisziplinen

DISZIPLIN	PRIMÄRE ENERGIESYSTEME	WICHTIGSTE ANFORDERUNGEN
Straßenradsport	Aerob und anaerob	Ausdauer, wiederholte Anstrengungen, Erholung, Effizienz
Sprint	Phosphagen und glykolytisch	Explosivkraft, Spitzenkraft, Rekrutierung schnell zuckender Muskeln
Verfolgung	Aerob und anaerob	Anhaltend hohe Leistung, Aerodynamik, Pacing
Mountainbiken (MTB)	Aerob und anaerob	Variable Intensität, technisches Können, Kraftausdauer
Cyclocross	Aerob und anaerob	Kurze Kraftanstrengungen, Laktattoleranz, technisches Können
Zeitfahren	Aerob	Schwellenleistung, anhaltende Leistung, Aerodynamik
BMX	Aerob und anaerob	Sprintkraft, Explosivität, technisches Können
Gravel- und Ultra-Ausdauer	Aerob	Effiziente Energiebereitstellung, Stoffwechselflexibilität, Resilienz

» Jede Radsportdisziplin nutzt das anaerobe und das aerobe Systeme in unterschiedlichem Grad. «

ENERGIESYSTEME

Leistung basiert auf der Fähigkeit des menschlichen Körpers, Energie effizient zu produzieren und zu nutzen. Um den Anforderungen im Radsport gerecht zu werden – von kurzen, explosiven Sprints bis zu langen, gleichmäßigen Ausdauerfahrten – stützt er sich auf drei Energiesysteme, die zusammenarbeiten, um den Treibstoff für die Muskeln zu produzieren.

WIE ENERGIE ERZEUGT WIRD

Das Molekül Adenosintriphosphat (ATP) speichert, transportiert und setzt die Energie für Muskelkontraktionen frei. Der Körper hat drei Möglichkeiten bzw. Energiesysteme, um auf ATP zuzugreifen. Welches er nutzt, hängt von Dauer und Intensität der körperlichen Aktivität ab.

> Das *oxidative System* stellt am meisten **ATP bereit, wird aber** *am langsamsten aktiviert.*

Phosphagenes Energiesystem

Das phosphagene bzw. anaerobe alaktazide (ohne Laktatproduktion) Energiesystem löst den Abbau von Phosphokreatin aus, einem hochenergetischen Molekül, das in den Muskeln vorkommt, um sofortige Energie (ATP) für eine Dauer von etwa 10 Sekunden bereitzustellen. Dieses System wird bei kurzen, explosiven Aktivitäten wie Sprints genutzt.

Glykolytisches Energiesystem

Das glykolytische bzw. anaerobe Milchsäuresystem bewirkt den Abbau von Glukose aus Muskelglykogen oder zirkulierendem Blutzucker, um schnell ATP zu produzieren, ohne dass Sauerstoff benötigt wird. Dieses System kann bis zu 2 Minuten lang Energie produzieren. Es ist jedoch weniger effizient, und sein Nebenprodukt Milchsäure trägt zur Muskelermüdung bei (siehe S. 57).

Oxidatives Energiesystem

Das oxidative System, besser bekannt als aerobes System, bietet eine effizientere, jedoch langsamere Form der ATP-Produktion. Das System ist der wichtigste Stoffwechselweg für die Energiegewinnung aus Kohlenhydraten, Fett und (in geringerem Maße) Proteinen für längere Ausdaueraktivitäten. Der Großteil der Produktion erfolgt in den Mitochondrien der Zellen.

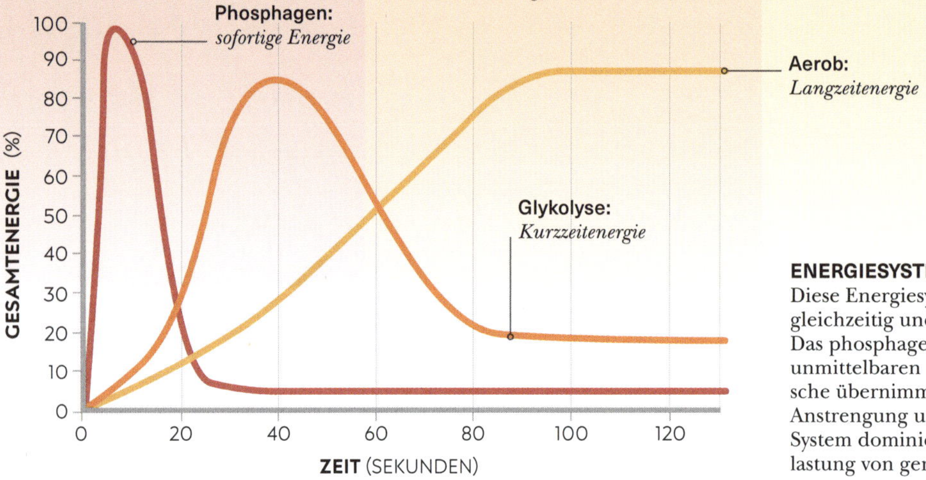

ENERGIESYSTEME
Diese Energiesysteme arbeiten gleichzeitig und greifen ineinander. Das phosphagene System deckt den unmittelbaren Bedarf, das glykolytische übernimmt bei etwas längerer Anstrengung und das oxidative System dominiert bei längerer Belastung von geringerer Intensität.

WELCHES SYSTEM?

Im Radsport, wo fast alle Wettkämpfe länger als eine Minute dauern, ist das aerobe System der wichtigste Energielieferant. Es ist sehr ermüdungsresistent und liefert bei geringer bis mittlerer Intensität anhaltend Energie. Allerdings gibt es aufgrund der Dynamiken im Radsport häufige und starke Intensitätsschwankungen. Dazu gehören auch Phasen des Rollenlassens (Freilauf) oder das Energie sparende Windschattenfahren (siehe S. 100–101), die Erholungsmöglichkeiten bei geringer oder sogar null Intensität bieten. Daher spielen im Vergleich zu anderen Ausdauersportarten wie Schwimmen oder Laufen für die Leistung im Radsport alle Energiesysteme eine wichtige Rolle. Sprinter im Straßenradsport besitzen oft ein hoch entwickeltes Phosphagensystem, das ihnen noch nach stundenlangen Rennen kraftvolle 10-Sekunden-Sprints ermöglicht, und Mountainbiker können dank ihrer glykolytischen Kapazität in Cross-Country-Rennen kurze, explosive Anstrengungen für technische Anstiege und das Überwinden von Hindernissen aufbringen.

MITOCHONDRIEN & SPORT

Mitochondrien sind kleine Organellen mit einer Membran, die in fast allen menschlichen Zellen vorkommen und oft als Zellkraftwerke bezeichnet werden. Ihre Hauptaufgabe ist die Produktion von Energie in Form von Adenosintriphosphat (ATP) über die sogenannte oxidative Phosphorylierung, die in der inneren Membran stattfindet. Dafür nutzen Mitochondrien Sauerstoff und Abbauprodukte von Kohlenhydraten, Fetten und Proteinen, die für die anhaltende aerobe Energieproduktion unerlässlich sind.

Mitochondrien entfernen, recyceln und verwerten auch Laktat. Sie sind somit wichtig für die zelluläre Redoxbalance, das Gleichgewicht von Oxidations- und Reduktionsreaktionen. Die Redox-Regulation ist zentral für den normalen Stoffwechsel, die Zellsignale und den Schutz vor oxidativen Schäden.

ATP- und Phosphokreatin-Shuttles verbinden die ATP-Produktion der Mitochondrien mit dem ATP-Verbrauch der Myofibrillen für die Muskelkontraktionen.

GLUKOSE

GLYKOLYSE
Die anaerobe Zellatmung findet im Zytoplasma der Muskelzellen statt und erzeugt 2 ATP-Moleküle pro Glukosemolekül durch Glykolyse.

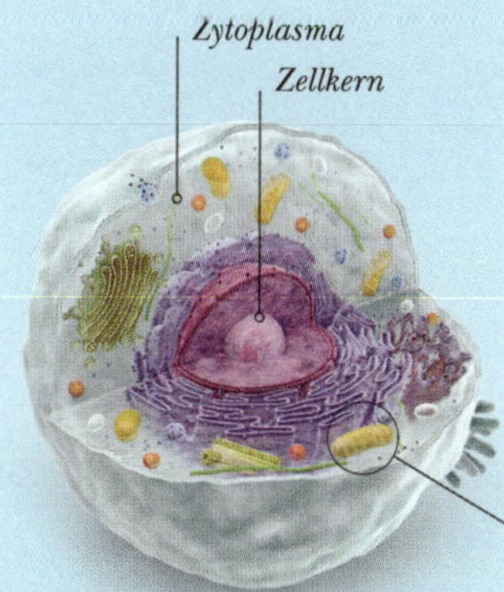

ZELLANATOMIE

2 ATP ANAEROBE ENERGIE

PYRUVAT

AEROBE ZELLATMUNG IN MITOCHONDRIEN
Unter aeroben Bedingungen wird Pyruvat in Acetyl-CoA umgewandelt, das in den Citratzyklus eintritt. Die entstehenden Moleküle NADH und $FADH_2$ treiben die oxidative Phosphorylierung an. Das führt zur Produktion von bis zu 30–32 ATP pro Glukosemolekül.

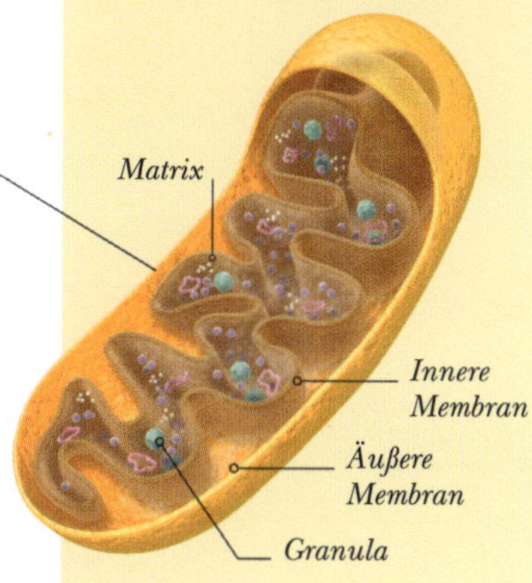

32 ATP AEROBE ENERGIE

MITOCHONDRIENSTRUKTUR
Mitochondrien nutzen Sauerstoff, um durch aerobe Zellatmung chemische Energie aus Kohlenhydraten, Fetten und Proteinen in ATP umzuwandeln.

ENERGIE-DAUER

Die Leistung im Radsport hängt von der Fähigkeit ab, über unterschiedlich lange Zeiträume Kraft zu erzeugen, vom 5-Sekunden-Sprint bis zum 5-Stunden-Rennen. Grundlage ist die Fähigkeit des Körpers, über die drei primären Energiesysteme ATP zu erzeugen.

DIE LEISTUNGS-KURVE VERSTEHEN

Die drei Energiesysteme arbeiten nicht isoliert voneinander, sondern zusammen, um die Muskelarbeit aufrechtzuerhalten. Ihr Zusammenspiel bildet die sogenannte Leistungskurve, ein grundlegendes Konzept in der Physiologie des Ausdauersports und Leistungsmodellierung. Die Leistungskurve stellt die maximale durchschnittliche Leistungsabgabe, die ein Radfahrer über verschiedene Zeiträume aufrechterhalten kann, grafisch dar.

KURZE DAUER:
0–30 SEKUNDEN

Bei Anstrengungen von bis zu etwa 30 Sekunden dominiert das Phosphagensystem (ATP-PCr) als Energiequelle. Radfahrer können extrem hohe Leistungen erbringen – Elite-Sprinter über 1200 W –, jedoch nur kurzfristig aufgrund der schnellen Erschöpfung der Phosphokreatinspeicher in den Muskeln. Dieses System ist wichtig für explosive Höchstleistungen wie:

- Sprints in Bahnrennen
- Beschleunigungen bei Straßenrennen
- 200 m Endspurt eines Rennens

Auf der Kurve entspricht dieses Segment dem höchsten Punkt auf der y-Achse und dem steilsten Rückgang.

MITTLERE DAUER:
30 SEKUNDEN–2 MINUTEN

Ist das Phosphokreatin aufgebraucht, wird die anaerobe Glykolyse zur Hauptenergiequelle. Glukose wird ohne Sauerstoff abgebaut, wobei ATP zusammen mit Laktat und Wasserstoffionen entsteht. Die Ansammlung von Wasserstoffionen senkt den pH-Wert der Muskeln, hemmt Enzyme und trägt zur Ermüdung bei.

- Kurze Leistungsspitzen
- Kurzes, steiles Klettern
- 1-minütige Anstrengungen in Kriterien

Dieser Abschnitt der Leistungskurve zeigt anhaltenden Leistungsabfall, spiegelt jedoch den weiterhin hohen anaeroben Beitrag wider.

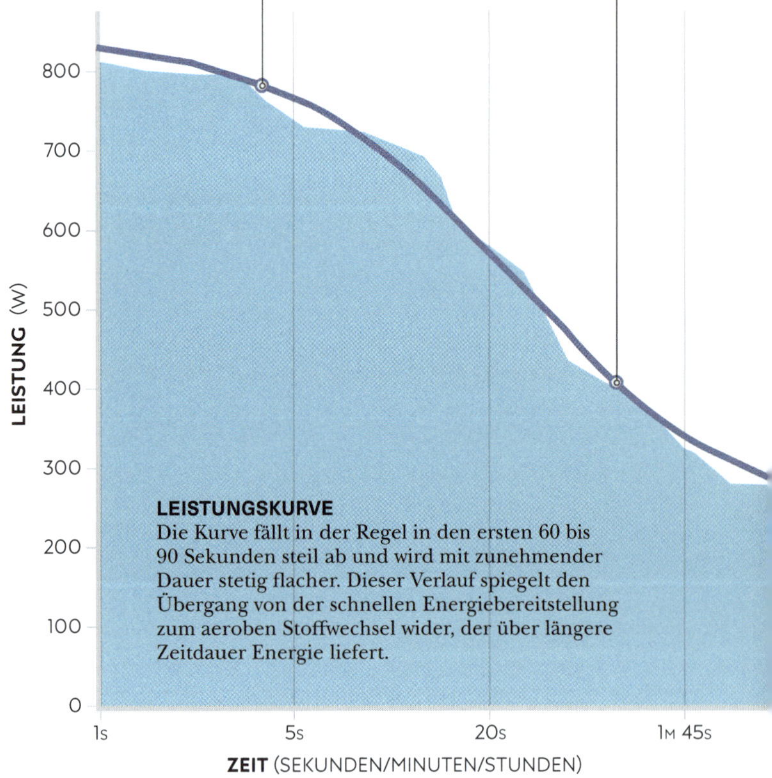

LANGE DAUER:
2 MINUTEN–60 MINUTEN+

Bei Anstrengungen von mehreren Minuten bis Stunden ist das oxidative System die Hauptenergiequelle. Kohlenhydrate und Fette werden in den Mitochondrien unter Verwendung von Sauerstoff metabolisiert, um ATP effizient, aber langsamer zu produzieren. Die Leistung hängt von VO_2max, der Laktatschwelle und der Muskeleffizienz ab. Typische Zeitspannen und körperliche Messwerte sind:

- 5-Minuten-Leistung: VO_2max-dominant
- 1-Stunden-Leistung: spiegelt aerobe Ausdauer und Ermüdungsresistenz

Diese Kurvenbereiche flachen zunehmend ab, was die Verlagerung hin zu einer längerfristigen, weniger intensiven aeroben Energieproduktion widerspiegelt.

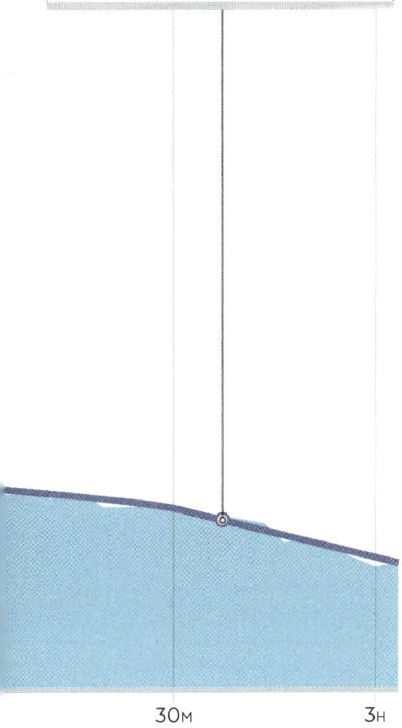

KRITISCHE LEISTUNG (CP) UND W'

Das Modell der kritischen Leistung (Critical Power, CP) bietet einen Rahmen zur Messung der Leistungsfähigkeit aller Energiesysteme.

Das Modell unterteilt die Leistungsabgabe in zwei Komponenten:

- **Kritische Leistung (CP):** Die Höchstleistung, die ein Radfahrer längerfristig (etwa 60 Minuten) ohne Anstieg der Ermüdungswerte erbringt. Sie beziffert die Grenze der aeroben Energieversorgung und ist mit der funktionalen Schwellenleistung (FTP, siehe S. 57) verbunden. Fahren bei oder unterhalb der CP beansprucht den aeroben Stoffwechsel.
- **W' (W Prime):** Häufig als anaerobe Kapazität bezeichnet. W steht für Arbeit *(work)*, W' ist die endliche Menge Arbeit, die über die CP hinaus geleistet werden kann. W' ist die Energiesumme des phosphagenen und des glykolytischen Systems. Sie wird bei hochintensiven Belastungen verbraucht und bei CP erneuert.

Ein Radfahrer, der aus dem Peloton angreift, nutzt W', um über CP hinaus zu beschleunigen. Misslingt der Angriff und er fährt weiter an der Schwelle, erholt sich W' langsam bis gar nicht. Bei hohem W' kann er wiederholt beschleunigen und bei hoher CP lange, harte Anstrengungen mit weniger Ermüdung leisten.

MASS DER ANAEROBEN KAPAZITÄT
W' misst die anaerobe Kapazität eines Radfahrers bei hohen Intensitäten über der Laktatschwelle (LT, siehe S. 57).

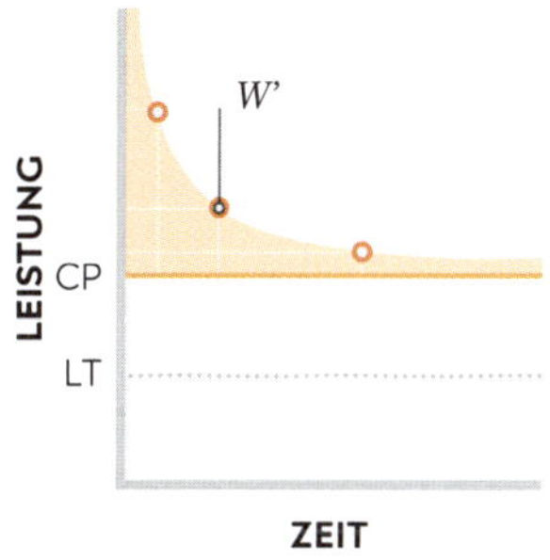

EINFLUSS AUF DAS TRAINING

Versteht man, wie sich Energiesysteme auf der Leistungskurve abbilden, ermöglicht das Radfahrern und Trainern gezielte Anpassungen:

- **Sprinttraining** entwickelt Kapazitäten im neuromuskulären und im Phospagensystem.
- **Anaerobe Intervalle** (z. B. 30 Sekunden–2 Minuten) steigern die glykolytische Leistung.
- **Schwellenintervalle** (z. B. 8–20 Minuten) erhöhen FTP und Laktatabbau (siehe S. 56).
- **Ausdauerfahren** fördert Biogenese der Mitochondrien, Fettoxidierung und Glykogensparen (siehe S. 60).

Veränderungen der Kurve über die Zeit zeigen Trainingseffekte an.

- Anstieg der Kurzzeitleistung zeigt verbesserte anaerobe Kapazität.
- Stärkeres Abflachen oder ein höheres Plateau bei Langzeitleistungen spiegelt verbesserte aerobe Kondition wider.

SCHNELLE ÜBERGÄNGE

Eine gut trainierte Radfahrerin hat eine breite, stabile Leistungskurve, die hohe Leistungen in verschiedenen Zeitbereichen erlaubt und effektives Rennfahren, schnelle Erholung nach Anstrengungen sowie das wiederholte Ausführen von Manövern ermöglicht.

DAS KARDIOPULMONALE SYSTEM

Radfahren stellt komplexe Anforderungen an das kardiopulmonale System, das die aktiven Muskeln mit Sauerstoff versorgt, Kohlendioxid und Stoffwechselprodukte abtransportiert sowie die Körpertemperatur reguliert.

Spitzensportler fördern bei **hoher** Ausdauerleistung über **200 ML** Blut pro Herzschlag.

Das Zentrum dieses Systems ist die Sauerstoffkaskade – der Prozess, durch den Sauerstoff aus der Luft zu den Mitochondrien der aktiven Muskelfasern transportiert wird. Die Sequenz beginnt mit der Lungenventilation, bei der Frequenz und Tiefe der Atmung als Reaktion auf körperliche Betätigung zunehmen.

SAUERSTOFFANSTIEG

Durch die Lungenventilation gelangt Sauerstoff in die Lunge. Dieser diffundiert über die Lungenalveolen in den Blutkreislauf und bindet sich an Hämoglobin. Das Herz-Kreislauf-System erhöht daraufhin das Herzzeitvolumen, um das sauerstoffreiche Blut zu den peripheren Geweben zu transportieren. Schließlich diffundiert der Sauerstoff in den Muskeln aus den Kapillaren in die Muskelzellen und wird in den Mitochondrien für den aeroben Stoffwechsel verwendet.

ATMUNG

Beim Radfahren nehmen Atemfrequenz und -tiefe (Atemzugvolumen) erheblich zu, mehr Sauerstoff gelangt in die Lunge. Während das in Ruhe ein- und ausgeatmete Luftvolumen bei 60–100 Litern pro Minute liegt, kann es bei Spitzensportlern 150–200 Liter pro Minute übersteigen. Aerodynamische Positionen oder hochintensive Anstrengung können die Atemfunktion beeinträchtigen, sodass bei gut trainierten Ausdauerathleten eine trainingsinduzierte arterielle Hypoxämie auftreten kann. Dabei sinkt die Sauerstoffsättigung im Blut wegen Diffusionsbeschränkungen oder einem Missverhältnis von Luft- und Blutmenge an den Alveolen.

KARDIOVASKULÄRE REAKTION

Mit steigender Trainingsintensität steigen Herzfrequenz und Schlagvolumen (die pro Herzschlag aus dem Herzen gepumpte Blutmenge), bei Spitzenradsportlern auf bis zu 35–40 Liter pro Minute. Dieser Wert stabilisiert sich vor Erreichen der maximalen Intensität. Weitere Steigerungen des Herzzeitvolumens geschehen hauptsächlich durch eine höhere Herzfrequenz. Trainierte Radfahrer weisen in der Regel ein hohes Schlagvolumen und eine niedrige Ruheherzfrequenz (Bradykardie) auf.

MEHR SAUERSTOFFAUFNAHME

Die Sauerstoffaufnahme der Muskeln nimmt mit der Trainingsintensität zu. Ausdauertraining verbessert die Sauerstoffaufnahme durch erhöhte Mitochondriendichte, Muskelkapillarisierung und einen höhren Myoglobingehalt in den Skelettmuskeln. Die Sauerstoffverwertung wird effizienter, die Ermüdung verzögert.

Die wechselnden Anforderungen im Rennen erfordern schnelle Anpassungen von Herz-Kreislauf-System und Lunge. Spitzenradfahrer gewöhnen sich mit der Zeit daran.

Cardio-Fitness bewerten

Zur Bewertung der kardiopulmonaren Fitness bei Radfahrern werden die maximale Sauerstoffaufnahme (VO_2max, siehe S. 46), ventilatorische Schwellen (siehe S. 56–57) sowie die Rate des Sauerstoffverbrauchs im Training gemessen. Die VO_2max gibt die Obergrenze des kardiovaskulären Systems an und ist eng mit der Leistung bei längeren Anstiegen und Zeitfahren verbunden. Veränderungen der Atmung unterhalb der maximalen Intensität wie die erste und zweite ventilatorische Schwelle liefern jedoch oft nützlichere Erkenntnisse über die Langzeitleistung. An diesen Punkten steigt die Atmung unverhältnismäßig zur Belastung an, meist als Reaktion auf Laktatansammlung und Säure-Basen-Störungen (siehe S. 56–57).

HERZ-KREISLAUF-SYSTEM
Arterien (rot) transportieren sauerstoffreiches Blut vom Herzen weg, Venen (blau) befördern sauerstoffarmes Blut zum Herzen hin. Im Lungenkreislauf (kleiner Kreislauf), der Herz und Lunge verbindet, ist es umgekehrt.

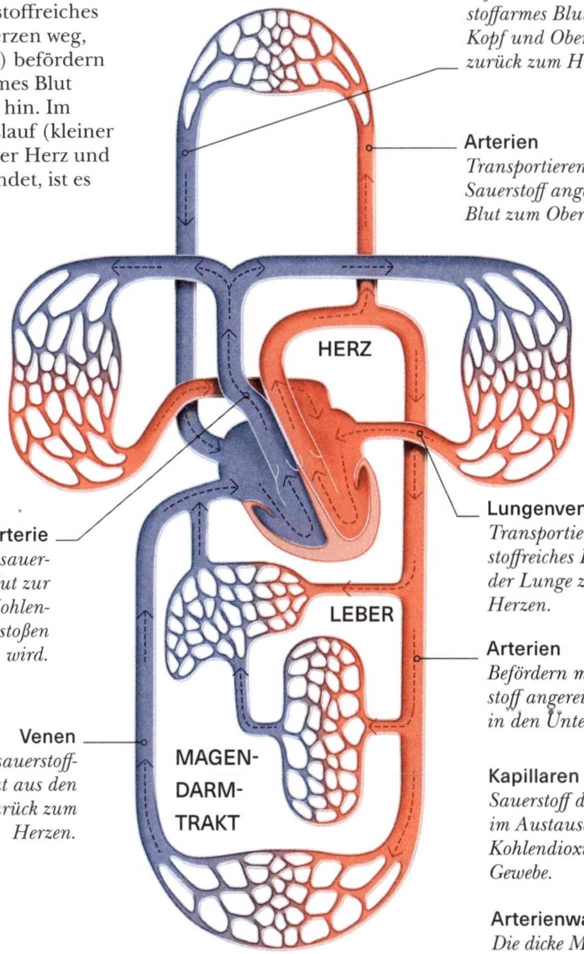

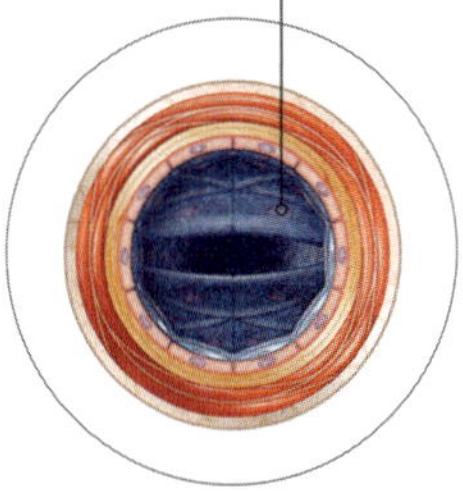

Venen
Venen transportieren sauerstoffarmes Blut von den Muskeln zum Herzen und zur Lunge, wo Kohlendioxid ausgeschieden wird.

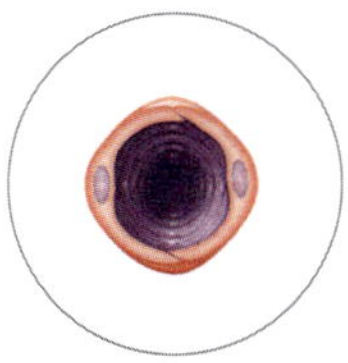

Kapillare
Netzwerke von Kapillaren verbinden Arterien und Venen mit Gewebezellen. Hier erfolgt der Austausch von Sauerstoff und Abfallprodukten.

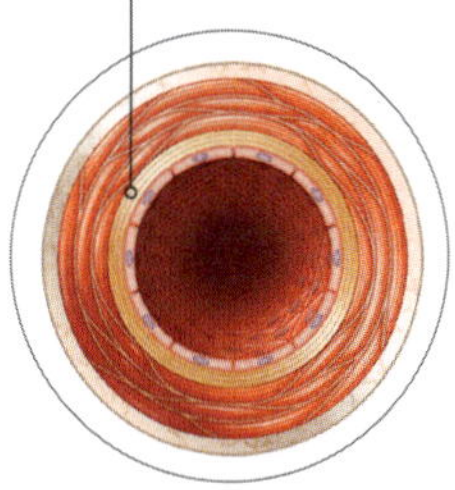

Arterie
Arterien transportieren sauerstoffreiches Blut vom Herzen und der Lunge zu den Muskeln.

Trainingsanpassungen

Durch Training kommt es zu Anpassungen im Körper, die die Effizienz der Energiesysteme steigern.

Aerobes Training

Verbessert die Effizienz der aeroben Zellatmung, was die aerobe Ausdauer und die VO_2max steigert. Die Anpassungen bewirken:

- **Laktatansammlung** erst bei höheren Trainingsintensitäten
- Schnelleren **Laktatabbau**
- Größeres **Schlagvolumen**
- Größeres **Blutvolumen**
- **Größeres Volumen der roten Blutkörperchen**, verbessert den Sauerstofftransport
- Gesteigerte **Kapillarisierung der Muskeln** (siehe S. 49)
- Erhöhte **Mitochondriendichte** (siehe S. 49), verbessert die aerobe Zellatmung
- **Erhöhte enzymatische Oxidation**, verbessert die Effizienz der Mitochondrien
- Verbesserte **Effizienz bestehender Kapillaren**
- Verbesserte **Blutverteilung**
- Vergrößerung der **langsam zuckenden Muskelfasern** (siehe S. 54)
- **Bessere Blutversorgung** der arbeitenden Muskeln

Anaerobes Training

Verbessert die Fähigkeit des Körpers, Blutlaktat zu tolerieren und abzubauen, und erhöht die Laktatschwelle (siehe S. 57). Die Anpassungen führen zu:

- Größerer **Muskelkraft**
- Verbesserter **mechanischer Effizienz**
- Größerer **Sauerstoffkapazität der Muskeln**
- Erhöhter **Pufferkapazität der Muskeln** (ermöglicht den Muskeln, die Säureansammlung bei hochintensivem Training zu verringern)
- Verbesserter **Kapazität zum Laktatabbau**

MUSKELFASERTYPEN

Die Leistung beim Radfahren hängt nicht nur von der kardiovaskulären Fitness und der Stoffwechseleffizienz ab, sondern auch von den Skelettmuskeln, die die Kraft erzeugen. Muskelfasertypen von unterschiedlicher Kontraktionsgeschwindigkeit, Kraftentfaltung, Ermüdungsresistenz und Stoffwechselart liegen der Muskelleistung zugrunde.

Man unterscheidet Muskelfasern der Typen I und II. Diese Einteilung ist eher als Kontinuum denn als klare Abgrenzung zu verstehen. Es gibt weitere Hybridfasern (wie Typ IIx), insbesondere bei Freizeitsportlern oder Sportlern in Übergangsphasen.

LANGSAM ZUCKENDE OXIDATIVE MUSKELFASERN

Typ-I-Fasern kontrahieren langsam, erzeugen Leistung mit begrenztem Kraftaufwand und sind sehr ermüdungsresistent. Sie besitzen eine hohe Mitochondrien- und Kapillardichte und weisen eine hohe Myoglobinkonzentration auf, wodurch sie Sauerstoff für die ATP-Produktion durch aeroben Stoffwechsel sehr gut nutzen können. Sie werden für Ausdaueraktivitäten eingesetzt und dominieren bei Aktivitäten von geringer bis mittlerer Intensität.

Beim Radfahren kommen Typ-I-Fasern bei langen Anstiegen, Fahrten von mäßiger Intensität und beim Ausdauertraining zum Einsatz. Ihre Fähigkeit, bei minimaler Ermüdung dauerhaft Kraft zu erzeugen, macht sie für Etappenfahrer, Zeitfahrer und Domestiken unverzichtbar, die über längere Zeit unterhalb ihrer Leistungsgrenze fahren. Darüber hinaus oxidieren diese Fasern effizienter Fette, was zur Glykogenspeicherung und höherer Stoffwechselbelastbarkeit während längerer Wettkämpfe beiträgt.

SCHNELL ZUCKENDE OXIDATIVE GLYKOLYTISCHE FASERN

Typ-IIa-Fasern sind eine Mischform von Ausdauer- und Kraftfasern. Sie kontrahieren schneller als Typ-I-Fasern, sind moderat ermüdungsresistent und nutzen den aeroben und den anaeroben Stoffwechsel. Ihre Mitochondrien- und Kapillardichte ist geringer als bei Typ-I-Fasern, sie besitzen aber ebenfalls große Glykogen- und Phosphokreatinspeicher für hohe Leistungsabgaben.

Diese Fasern sind wichtig, wenn Tempo und Ausdauer gefragt

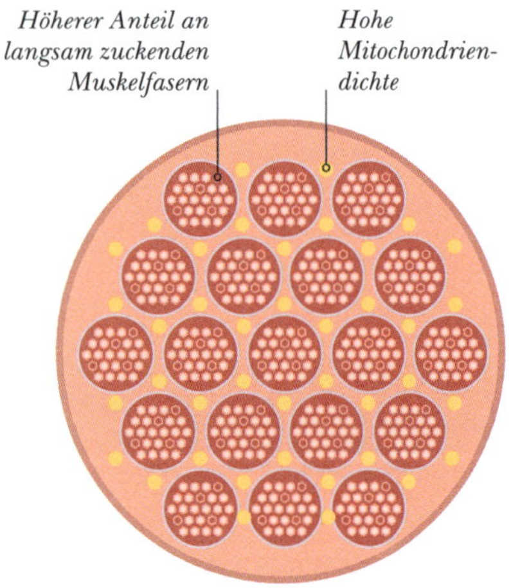

Muskel mit Typ-I-Merkmalen: langsam zuckend oxidativ
Geeignet für Ausdauer.

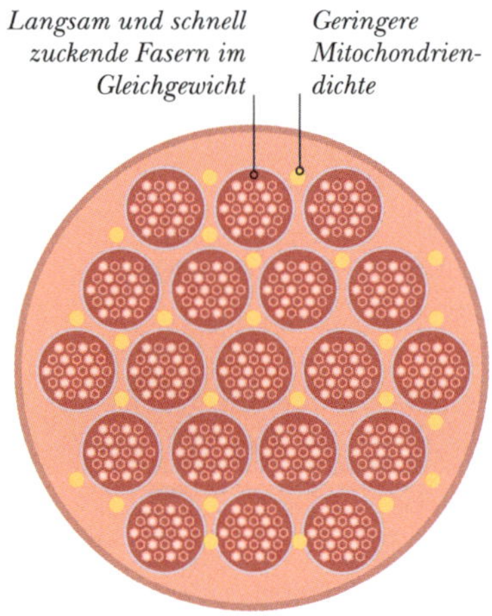

Muskel mit Typ-IIa-Merkmalen: schnell zuckend oxidativ glykolytisch
Geeignet für Mitteldistanzen.

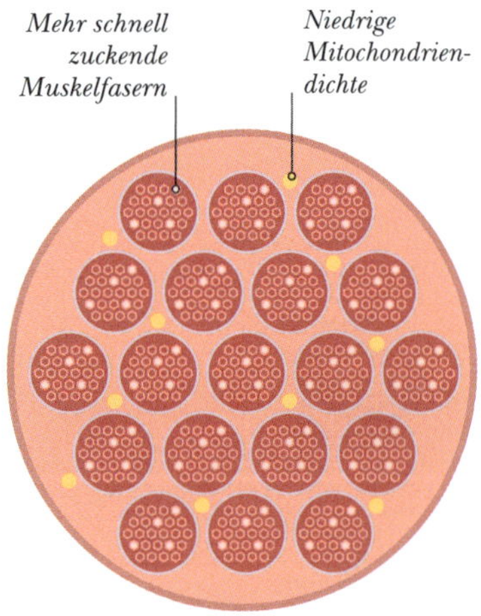

Muskeln mit Typ-IIx-Merkmalen: schnell zuckend glykolytisch
Geeignet für Sprints.

Langsam und schnell zuckende Muskelfasern

Die meisten Skelettmuskeln enthalten sowohl langsam zuckende (Typ I) als auch schnell zuckende (Typ II) Fasern, was ein breites Spektrum an Bewegungen mit unterschiedlicher Intensität und Dauer ermöglicht. Das Nervensystem rekrutiert automatisch die geeigneten Muskelfasertypen, entsprechend den Anforderungen.

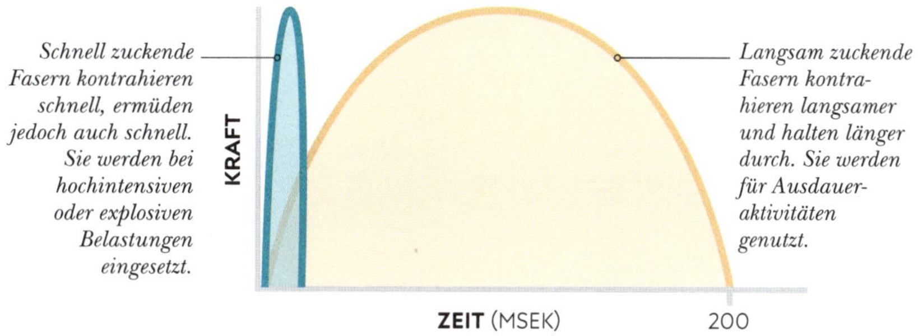

LANGSAM VS. SCHNELL ZUCKENDE MUSKELFASERN

sind, z. B. bei Anstrengungen über längere Zeit, Beschleunigungen aus Kurven heraus in Kriterien oder wiederholten Leistungsspitzen bei Ausreißversuchen. Durch Ausdauer- und Intervalltraining können Typ-IIa-Fasern aerobe Eigenschaften entwickeln und die Ermüdungsresistenz verbessern. Diese Fasern werden bei langem Zeitfahren oder beim Klettern beansprucht, wenn Typ-I-Fasern zu ermüden beginnen oder unter Belastung eine anhaltende Kraftproduktion erforderlich ist.

SCHNELL ZUCKEND GLYKOLYTISCH

Typ-IIx-Fasern sind am stärksten und kontrahieren am schnellsten, ermüden aber auch am schnellsten. Bei geringer Mitochondriendichte sind sie vor allem auf anaerobe Glykolyse und das ATP-PCr-System angewiesen und für explosive, kurze Leistungen ausgelegt. Sie erzeugen schnell Maximalkraft, z. B. bei Sprints oder Angriffen bei Anstiegen. Für Spitzenleistungen erforderliche Typ-IIx-Fasern sind beim Ausdauerfahren nur minimal aktiv. Bei Bahn- und Straßensprints ermöglichen sie explosive Antritte, Endspurts und kurze Maximalleistungen. Durch Ausdauertraining können sich Typ-IIx-Fasern in Typ-IIa-Fasern umwandeln, was zeigt, dass der Körper bei wiederholten submaximalen Belastungen die Ermüdungsresistenz der Maximalleistung vorzieht. Diese Fasern erfordern konsequentes Training mit hoher Intensität oder Widerstand, um ihre funktionelle Rolle aufrechtzuerhalten.

LEGENDE
- Mitochondrien
- Schnell zuckende Muskelfasern
- Langsam zuckende Muskelfasern

SCHNELL UND LANGSAM
Muskelbündel, Faszikel genannt, enthalten unterschiedliche Anteile an langsam und schnell zuckenden Fasern für verschiedenartige Aktivitäten.

TRAINING

Typ-IIa-Fasern können durch Training ihre Mitochondrienzahl, ihre oxidative Enzymaktivität und die Ermüdungsresistenz steigern. Training verbessert die Stoffwechseleffizienz der schnell zuckenden Muskelfasern und erhält die Fähigkeit zur Kraftentwicklung. Sprint-Intervalltraining, Verbessern des neuromuskulären Drehmoments und Krafttraining erhalten die Rekrutierungskapazität größerer Muskeln.

Schnell zuckende Muskelfasern sind ideal für ***kurze Leistungsspitzen.***

MUSKELFASERNUTZUNG

Moderates Training rekrutiert zuerst die Typ-I-Fasern, mit steigender Belastung Typ-II-Fasern. Hochintensives Intervalltraining, Sprints und Widerstandstraining stimulieren Fasern mit hoher Laktatschwelle, moderates Training verbessert die oxidative Kapazität der langsam und der schnell zuckenden Fasern. Ein Radfahrer, der 30 Minuten lang an seiner Schwelle fährt, aktiviert Typ-I- und IIa-Fasern, bei Beschleunigung auf dem letzten Kilometer werden Typ-IIx-Fasern benötigt.

VENTILATORISCHE SCHWELLEN

Die Leistung im Radsport hängt von der körperlichen Fähigkeit ab, aerob Energie zu produzieren und ermüdungsbedingte Nebenprodukte abzubauen. Zentral sind die ventilatorischen Schwellen, die Laktatwerte im Blut und die funktionale Schwellenleistung (FTP).

Bei den meisten Radsportlern liegt **die VT1** bei **50–70%** ihrer **VO_2max.**

PHYSIOLOGISCHE MARKER

Die ventilatorischen Schwellen sind wichtige Punkte, an denen sich die Atmung bei intensiver körperlicher Aktivität schneller beschleunigt, um den steigenden Sauerstoffbedarf zu decken und überschüssiges Kohlendioxid aus dem Stoffwechsel und der Säurepufferung zu entfernen.

Mit zunehmender Trainingsintensität benötigt der Körper mehr Sauerstoff zur Energiegewinnung und produziert mehr Kohlendioxid – sowohl durch den aeroben Stoffwechsel als auch durch die Pufferung von Säuren bei anaerober Aktivität. Ventilatorische Marker geben Auskunft über die Ausdauer, die Stoffwechseleffizienz und die Fähigkeit einer Radfahrerin, über einen längeren Zeitraum eine hohe Leistung aufrechtzuerhalten. Diese Marker zu verstehen, ist unerlässlich, um die Trainingsintensität zu steuern, die Leistung zu bewerten und Pacing-Strategien für Radrennen zu planen.

VT1 UND VT2

Die ventilatorischen Schwellen dienen als nicht-invasive Indikatoren für Stoffwechselvorgänge und werden sowohl in Labortests als auch in Felduntersuchungen verwendet. Das Erkennen von VT1 und VT2 ermöglicht die Definition von Trainingszonen und die gezielte Planung von Trainingseinheiten zur Erreichung spezifischer physiologischer Ziele, z. B. Verbesserung des Fettstoffwechsels oder Anheben der Laktatschwelle.

Ventilatorische Schwelle 1

VT1, auch als aerobe Schwelle bezeichnet, ist der Punkt, an dem die Ventilation (der mechanische Vorgang des Atmens) im Verhältnis zur Sauerstoffaufnahme überproportional zunimmt. Diese Schwelle fällt mit dem Beginn der Laktatansammlung im Blut (LT1) zusammen. Unterhalb dieser Schwelle wird die Energie hauptsächlich aerob bereitgestellt, vor allem durch Fettoxidation. VT1 ist für Ausdauerfahrten wichtig, da sie die Obergrenze für Ausdauerleistung von geringer Intensität markiert, die aerobe Anpassung ohne erhebliche Ermüdung ermöglicht.

Ventilatorische Schwelle 2

Häufig als anaerobe Schwelle bezeichnet, markiert VT2 eine höhere Intensität als VT1 und tritt ein, wenn die Ventilation im Verhältnis zur Kohlendioxidproduktion unverhältnismäßig stark ansteigt. Diese Schwelle entspricht in etwa der Laktatschwelle 2 (LT2, siehe rechts). Oberhalb davon steigen metabolische Azidose (stoffwechselbedingte Übersäuerung des Blutes) und Ermüdung deutlich, was die Dauer, über die die Belastung aufrechterhalten werden kann, begrenzt.

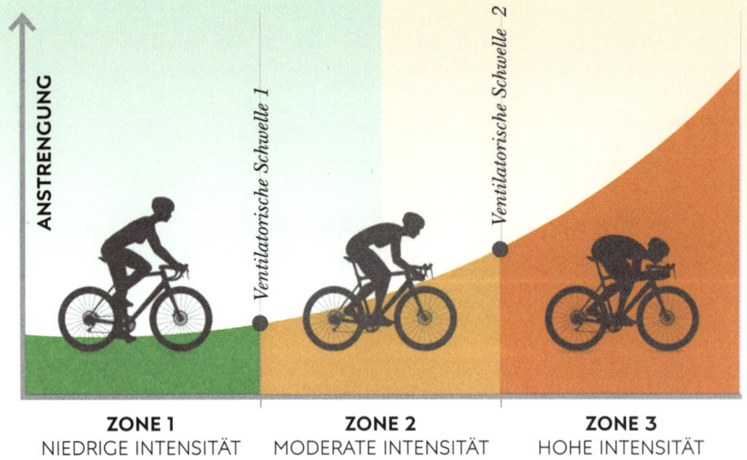

LAKTATSCHWELLE

Laktat wird auch in Ruhe kontinuierlich produziert, doch bei geringer Intensität gleichen sich Produktion und Abbau aus. Steigende Intensität aktiviert Typ-II-Muskelfasern und erhöht die Laktatproduktion.

Die Laktatschwelle (LT) markiert die höchste Intensität, bei der der Laktatwert im Blut stabil bleibt; oberhalb davon sammelt sich Laktat an. Ab LT1 reichert sich Laktat langsam im Blut an, kann aber noch abgebaut werden. Ab LT2 wird es schneller angereichert als abgebaut, was die Muskeln ermüdet und ihre Funktion beeinträchtigt. Gut trainierte Radsportler haben höhere Laktatschwellen – sie können mit einem höheren Prozentsatz ihrer VO_2max trainieren, bevor die Laktatansammlung die Intensität beeinträchtigt.

Effektiver Laktatabbau ist ein Indikator für aerobe Effizienz und kann durch hochintensives Intervalltraining und Tempotraining nahe der Schwelle verbessert werden.

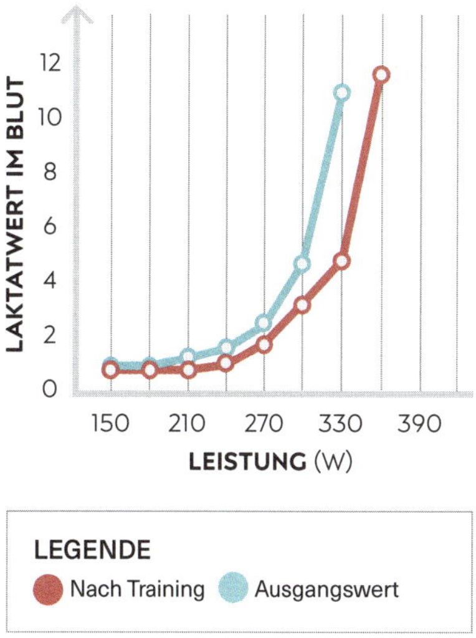

FUNKTIONALE SCHWELLENLEISTUNG (FTP)

Die FTP ist die höchste durchschnittliche Leistung, die ein Radfahrer eine Stunde lang aufrechterhalten kann, ohne stark zu ermüden. Sie ist keine direkte physiologische Messgröße, korreliert jedoch eng mit VT2 und LT2, insbesondere bei trainierten Sportlern.

Die funktionale Schwellenleistung (FTP, Functional Threshold Power) wird häufig aufgrund der Messung von 95 Prozent der durchschnittlichen Leistungsabgabe während eines 20-minütigen Tests geschätzt. Der resultierende Wert wird mit 0,95 multipliziert und gibt eine Vorstellung von der über eine Stunde aufrechterhaltbaren Leistung. Im Radsport ist Training auf Basis der funktionalen Schwellenleistung (FTP) wichtig, weil Intensitätszonen in der Regel als Prozentsätze der FTP definiert werden. Regelmäßiges Training nahe der Schwelle kann die FTP erhöhen, da es sowohl die aerobe Enzymaktivität als auch die Laktattoleranz steigert. Auf diesem Niveau trainieren Sie hart, aber nicht mit maximaler Intensität.

»Allmähliche Veränderungen der FTP sind Indikatoren einer verbesserten Stoffwechselfitness.«

MAXIMALES LAKTAT-STEADY-STATE (MLSS)

MLSS bezeichnet die höchste Trainingsintensität, bei der die Blutlaktatkonzentration stabil bleibt, zumeist über eine 30-minütige Steady-State-Belastung.

MLSS bezeichnet das Gleichgewicht zwischen Laktatproduktion und -abbau. Es ist eng mit LT2 und VT2 verbunden und dient als Standard zur Bestimmung der Ausdauerleistung eines Radfahrers. Im Gegensatz zur FTP wird das MLSS nicht über Leistungstest geschätzt, sondern durch mehrfache Laktatmessungen über Tage oder Wochen ermittelt, wodurch Radfahrer und Trainer genau feststellen können, wann sich Laktat ansammelt und der Wechsel zum anaeroben Stoffwechsel erfolgt.

DER HÖHENEFFEKT

Mit zunehmender Höhe sinkt der Luftdruck, wodurch auch der Sauerstoffpartialdruck in der Luft abnimmt. Folglich diffundiert weniger Sauerstoff ins Blut, und die arterielle Sauerstoffsättigung reduziert sich. Dies führt dazu, dass die arbeitenden Muskeln weniger Sauerstoff erhalten, was die Ausdauerleistung einschränkt. Gleichzeitig stellt diese hypoxische Belastung einen physiologischen Reiz dar, der Anpassungen begünstigt und die Leistungsfähigkeit sowohl in der Höhe als auch auf Meereshöhe verbessern kann.

AKUTE AUSWIRKUNGEN DER HÖHE

In Höhenlagen ab etwa 1500 Metern sinkt bei Radfahrern die VO_2max deutlich, mit einem Rückgang von etwa 6 bis 8 Prozent pro 1000 Höhenmeter.

Ursache ist vorrangig eine geringere Sauerstoffzufuhr, die die aerobe Energieproduktion verringert. Das wirkt sich negativ auf die Leistungsabgabe an der Laktatschwelle, die maximale aerobe Leistungsfähigkeit und hochintensive Anstrengungen aus. Zugleich steigt ab einer bestimmten submaximalen Belastung die Herzfrequenz, da das Herz-Kreislauf-System härter arbeitet, um die geringere Sauerstoffverfügbarkeit auszugleichen.

Auch die neuromuskuläre Leistung kann darunter leiden, vor allem bei hochintensiven repetitiven Anstrengungen. Obwohl die Sprints in erster Linie anaerob erfolgen, wird sie durch eine verminderte Erholung zwischen den Anstrengungen aufgrund der geringeren Sauerstoffzufuhr in den Muskeln indirekt beeinträchtigt.

In der Höhe können Radfahrer bei gleicher mechanischer Belastung größere Ermüdung und Anstrengung verspüren. Nicht zuletzt treten in den ersten Tagen der Höhenbelastung häufig Schlafstörungen und Appetitlosigkeit auf, was das Training und die Erholung zusätzlich beeinträchtigt.

AKKLIMATISIERUNG UND ANPASSUNG

Bei längerem Aufenthalt in großer Höhe (über 2000 m) passt sich der menschliche Körper an, um den Sauerstofftransport und -verbrauch zu steigern. Zu den am besten dokumentierten Reaktionen zählt eine erhöhte Produktion von Erythropoetin (EPO), das die Bildung roter Blutkörperchen anregt und die Hämoglobinmasse erhöht. Das ver-

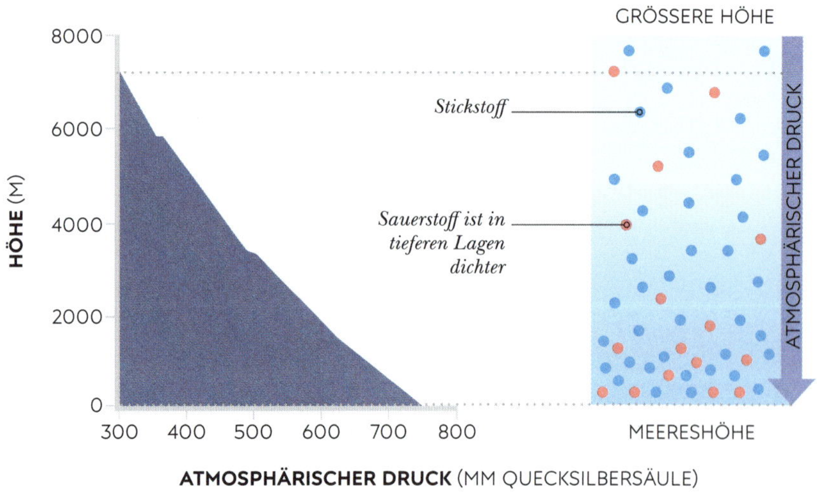

DIE AUSWIRKUNG DER HÖHE
Der Druck nimmt mit zunehmender Höhe ab. Infolgedessen bewegen sich die Sauerstoffmoleküle in größerem Abstand zueinander, was das Atmen erschwert.

bessert die Sauerstofftransportkapazität des Blutes und steigert die Leistungsfähigkeit auf Meereshöhe.

Weitere Anpassungen können eine erhöhte Kapillardichte, effizientere Mitochondrien und gelegentlich eine verbesserte Pufferkapazität umfassen. Dabei handelt es sich um die Fähigkeit der Muskeln, während intensiver körperlicher Aktivität mit Säure umzugehen, um Ermüdungserscheinungen zu verzögern und die Leistungsfähigkeit aufrechtzuerhalten. Diese Reaktionen variieren individuell, weil Faktoren wie genetische Veranlagung, Eisenverfügbarkeit, Trainingszustand sowie Dauer und Intensität der Höhenbelastung das Ausmaß dieser Anpassungen beeinflussen.

Verschiedene Strategien nutzen die Höhe zur Leistungssteigerung, jeweils mit Vor- und Nachteilen:

1. Oben leben, oben trainieren

Das traditionelle Modell des Höhentrainings besteht aus Aufenthalt und Training in moderaten Höhenlagen von 2000 bis 2500 m. Diese Methode fördert Veränderungen im Blut, auch wenn die geringere Sauerstoffverfügbarkeit die Trainingsintensität beeinträchtigen kann. Dieser Ansatz eignet sich für die Phase des Grundlagentrainings, erweist sich jedoch für hohe Intensität als weniger effektiv.

2. Oben leben, unten trainieren

Diese Methode ist als wirksam anerkannt und verbindet die Vorteile der hämatologischen Anpassungen beim Aufenthalt in großer Höhe mit qualitativ hochwertigem Training in niedrigen Lagen (oder auf simulierter Meereshöhe). Sie erfordert in der Regel mindestens 3 Wochen täglich 12–16 Stunden Aufenthalt in der Höhe und ist organisatorisch aufwendig, steigert jedoch nachweislich die Ausdauerleistung auf Meereshöhe.

3. Intermittierende Hypoxie-Exposition

Hierbei wird ein Sportler mehrere Minuten bis zu einigen Stunden Sauerstoffmangel ausgesetzt, in der Regel bei simulierten Höhenbedingungen in einem Zelt oder unter einer Maske. Dies regt die Bildung roter Blutkörperchen zwar weniger stark an, doch Intermittierende Hypoxie-Exposition (IHE) und Intermittierendes Hypoxie-Training (IHT) können die Atmungs- und Stoffwechselreaktionen verbessern, insbesondere bei Radsportlern, die nicht an einem längeren Höhentraining teilnehmen können.

4. Rennvorbereitung in Höhenlagen

Für Wettkämpfe in großer Höhe ist eine vorherige Akklimatisierung wichtig. Findet diese nicht statt, sinkt die Leistungsfähigkeit deutlich. Bei manchen Radsportlern verringert sich die Schwellenleistung um mehr als 10 Prozent. Es wird empfohlen, sich über einen Zeitraum von 10–14 Tagen schrittweise an die Höhe zu gewöhnen, um eine teilweise physiologische Anpassung zu ermöglichen.

Praktische Erwägungen

Beim Radfahrtraining in der Höhe gilt es zu berücksichtigen:

- **Individuelle Kontrollen:** Aufgrund individuell unterschiedlicher Anpassungen sollten Sportler hämatologische Kontrollen durchführen lassen und Trainingskennzahlen (wie Herzfrequenz und subjektives Belastungsempfinden) überwachen. Die Höhe kann das Immunsystem belasten, weshalb die Gesundheitskontrolle besonders wichtig ist.
- **Timing der Leistungszuwächse:** Der größte Nutzen eines Höhentrainingslagers tritt meist 2–3 Wochen nach Rückkehr auf Meereshöhe ein. Die Anzahl der roten Blutkörperchen ist noch erhöht, die Ermüdung aus dem Lager ist abgeklungen. Die Zeit ist optimal für Wettkämpfe.
- **Logistik und Erholung:** Höhentraining erfordert eine sorgfältige Planung von Ernährung, Flüssigkeitszufuhr, Schlaf und Regeneration. Die zusätzliche physiologische Belastung kann andernfalls die Ermüdung und das Verletzungsrisiko vergrößern.
- **Höhensimulation:** Hypoxiezelte o. Ä. ermöglichen flexibles Höhentraining, besonders bei zeitlichen oder finanziellen Begrenzungen. Das Training sollte nach bewährten Protokollen erfolgen. Mobile Höhensysteme werden auch auf Reisen oder in der Wettkampfsaison genutzt, um Anpassungen zu erhalten oder zwischen Trainingslagern gezielt leichten hypoxischen Stress zu erzeugen.

IN 2000 M HÖHE IST DER **SAUERSTOFF-PARTIALDRUCK** ETWA **25%** NIEDRIGER ALS AUF **MEERESHÖHE**.

NAHRUNG FÜR DIE ENERGIESYSTEME

Kohlenhydrate, Fette und Proteine liefern die Energie sowohl für das aerobe als auch für das anaerobe System. Kohlenhydrate sind bei Belastungen mittlerer bis hoher Intensität für beide Systeme die Hauptenergiequelle. Bei geringerer Intensität wird die Energie hingegen überwiegend aus Fetten gewonnen.

ERNÄHRUNG UND HYDRIERUNG

Makronährstoffe – Kohlenhydrate, Proteine und Fette – bilden die Grundlage der Ernährung für Radsportler. Jede dieser Nährstoffgruppen erfüllt jeweils spezifische physiologische Funktionen.

Kohlenhydrate liefern Glukose zur sofortigen Energiegewinnnung und zur Auffüllung der Glykogenspeicher in Muskeln und Leber. Proteine unterstützen die Reparatur und die Modellierung von Muskelgewebe und tragen zur Funktion von Immunsystem und Hormonen bei. Fette liefern nicht nur dichte, lang anhaltende Energie, sondern sind essenziell für die Hormonproduktion, die Aufnahme fettlöslicher Vitamine und die Zellstruktur.

Eine ausgewogene Versorgung mit Makronährstoffen ist wichtig für die Energiebereitstellung, die Regeneration und die Gesamtleistung im Radsport. Ballaststoffe gelten oft als vierter Makronährstoff. Obwohl unverdaulich, sind sie für den Magen-Darm-Trakt sehr wichtig. Sie unterstützen das Darmmikrobiom und damit die Verdauung, die Immunfunktion, den Stoffwechsel und über die Darm-Hirn-Achse unser psychisches Wohlbefinden.

Kohlenhydrate sollten den größten Anteil der Energiezufuhr ausmachen, vor allem über nährstoffreiche, möglichst unverarbeitete Lebensmittel wie Vollkornprodukte, Hülsenfrüchte, Gemüse und Obst. Sie liefern lang anhaltende Energie sowie Mikronährstoffe und sekundäre Pflanzenstoffe.

Proteine sollten 15–20 Prozent der täglichen Energiezufuhr betragen und hochwertig und vielfältig sein. Gute Lieferanten sind mageres Fleisch, Milchprodukte und Eier, als pflanzliche Optionen Hülsenfrüchte, Soja, Nüsse und Samen. Eine ausreichende Proteinzufuhr ist wichtig für die Muskelreparatur, die Trainingsanpassung und das Immunsystem.

Fette, insbesondere einfach und mehrfach ungesättigte Fettsäuren, werden für die Hormonproduktion, die Aufnahme fettlöslicher Vitamine (A, D, E und K) und die langfristige Energieversorgung benötigt. Gesund sind Olivenöl, fettreicher Fisch, Avocado, Nüsse und Samen. Gesättigte Fette sollten in Maßen konsumiert, Transfette vermieden werden.

Vollwertige, unverarbeitete Lebensmittel aller Makronährstoffgruppen sind energiereich, unterstützen Trainingsanpassungen und halten langfristig gesund.

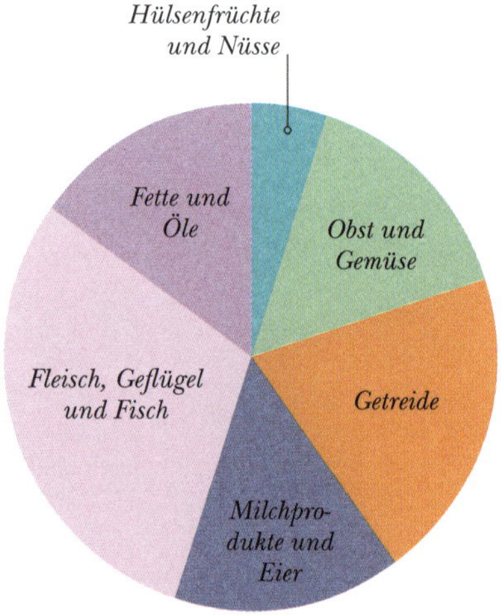

MISCHKOST

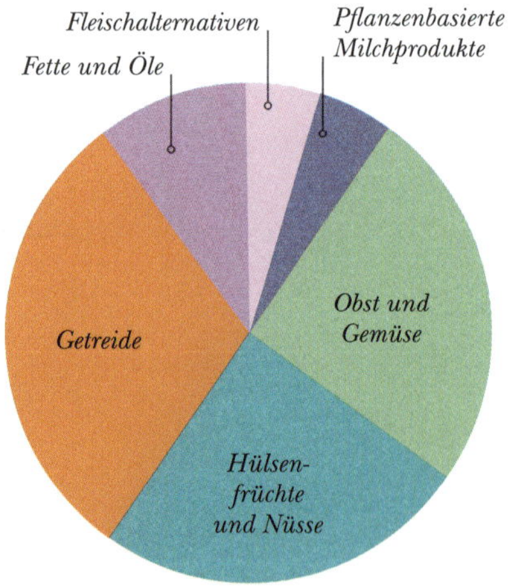

VEGETARISCHE KOST

ABWECHSLUNGSREICH ERNÄHREN
Nahrungsmittel ausgewogen zu kombinieren ist wichtig für die Gesundheit – ob man fleischlos isst oder nicht.

WICHTIGSTER ENERGIELIEFERANT

Kohlenhydrate sind die wichtigste Energiequelle für Leistungsfähigkeit in allen Radsport-Disziplinen. Das aerobe und das anaerobe Energiesystem sind für die Produktion von ATP, dem primären Energieträger im Körper, auf die kontinuierliche Zufuhr von Kohlenhydraten angewiesen, sei es in Form von in Muskeln und Leber gespeichertem Glykogen oder als im Blut zirkulierende Glukose.

Die Bedeutung der Kohlenhydrate als zentralem Energielieferanten erklärt, warum Unternehmen, die Ernährungsprodukte für Sportler entwickeln, stark in Forschung investieren, um Art und Menge der Kohlenhydrate so zu optimieren, dass die Energieerzeugung im Körper maximiert wird. Strategien wie Carbo-Loading, gezielte Energiezufuhr im Training und effiziente Erholungsprotokolle sind ausschlaggebend, wenn es darum geht, die Leistung zu steigern und im Wettkampf das Energieniveau zu halten.

Bei der Ernährung vor und nach einem Wettkampf steht die Auffüllung der Glykogenspeicher in Muskeln und Leber im Vordergrund, um die Leistungsfähigkeit für nachfolgende Trainings oder weitere Rennen zu gewährleisten.

Viele der jüngsten Leistungssteigerungen im Spitzenradsport sind auf Strategien zu Timing, Zusammensetzung und Dosierung der Kohlenhydratzufuhr zurückzuführen. Mehr Wissen über die optimale Versorgung von Sportlern mit Energie kann auch in Zukunft Leistungssteigerungen bringen.

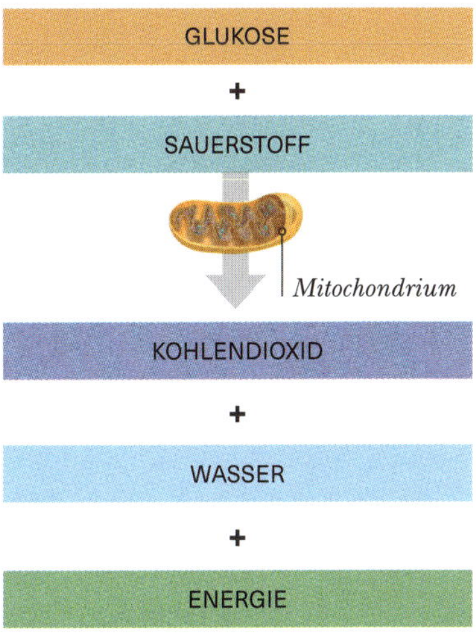

AEROBE ZELLATMUNG
Die aerobe Energiegewinnung liefert mehr ATP (30–32 Moleküle) pro Glukosemolekül. Sie erfolgt in den Mitochondrien der Zellen.

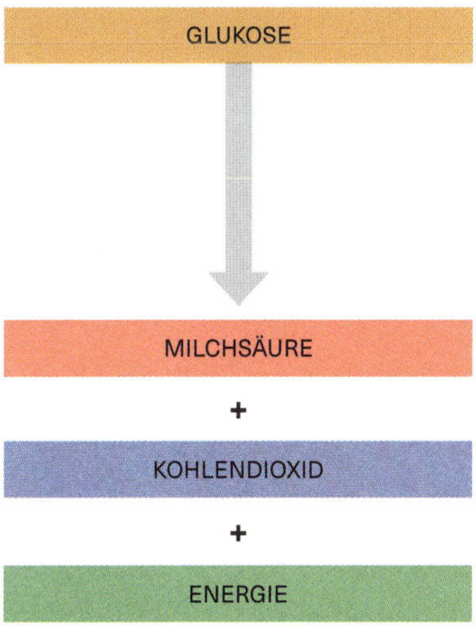

ANAEROBE ZELLATMUNG
Anaerob werden nur 2 ATP-Moleküle erzeugt, daneben Milchsäure, die Muskelermüdung bewirkt. Der Prozess findet im Zellplasma statt.

FETT IN SPEISEN

Fett liefert pro Gramm mehr Energie als Kohlenhydrate, verbraucht jedoch mehr Sauerstoff.

Fette dienen daher als primäre Energiequelle bei moderaten Belastungen, wenn die Sauerstoffversorgung der arbeitenden Muskeln kein limitierender Faktor ist. Bei höherer Intensität, wenn die Sauerstoffverfügbarkeit aufgrund der stärkeren Belastung des Herz-Kreislauf-Systems geringer ist, werden Kohlenhydrate zur Hauptenergiequelle, da sie vom Körper effizienter und mit weniger Sauerstoff verwertet werden.

DIE ROLLE VON PROTEIN

Protein wird nur selten als Energiequelle genutzt, da Kohlenhydrate und Fette unter Belastung effizienter Energie produzieren.

Protein kann zur Energieproduktion beitragen bei:

- **Langen Trainingseinheiten,** wenn die Energiespeicher erschöpft sind und die Kohlenhydratzufuhr nicht ausreicht.
- **Gezielter Energiebegrenzung,** z. B. während kohlenhydratarmer Diäten oder längeren Fastenperioden.

Situationsangepasste Ernährungsstrategien sind wichtig. Jede bewusste Einschränkung der Kohlenhydratzufuhr oder Nutzung alternativer Energielieferanten sollte unter fachkundiger Ernährungsberatung und mit klar definiertem Leistungsziel erfolgen.

TIMING DER ENERGIEBEREITSTELLUNG

Die optimale Energieversorgung setzt ein genaues Verständnis dafür voraus, wann und wie der Körper verschiedene Energiequellen (Kohlenhydrate, Fette und Proteine) nutzt und verarbeitet. Ihr jeweiliger Anteil hängt von der Trainingsintensität, der Dauer, dem Trainingszustand und der Ernährungsstrategie des Sportlers ab.

Durch Steuern von Zeitpunkt und Zusammensetzung der Energiezufuhr lassen sich Leistung, Erholung und Anpassung verbessern. Die Mahlzeiten vor der Belastung (Glykogenloading und Timing der Mahlzeiten), währenddessen (strategische Kohlenhydratzufuhr) und danach (Erholung durch Glykogenauffüllung und Muskelreparatur) müssen koordiniert werden.

Radsportler brauchen genug **Glykogen** für etwa **90-120** Minuten ***harte Belastung.***

ENERGIE FÜR MODERATE BIS HOCHINTENSIVE BELASTUNG

Kohlenhydrate sind der wichtigste Makronährstoff für moderates bis hochintensives Radfahren. Sie werden im Körper als Muskel- und Leberglykogen gespeichert und stehen über den Blutzucker und aufgenommene Nahrung zur Verfügung. Die Ausdauerleistung hängt von der Glykogenverfügbarkeit ab. Nimmt sie ab, treten Ermüdung und Leistungsabfall ein.

Radfahrer sollten vor einer Radsporteinheit ihre Glykogenspeicher vollständig auffüllen. Dazu dient eine kohlenhydratreiche Mahlzeit (2–3 g/kg Körpergewicht) 3–4 Stunden vor dem Training oder Wettkampf. Ein kohlenhydratreicher Snack (1 g/kg) etwa 1 Stunde vor Beginn stabilisiert den Blutzuckerspiegel und füllt die Leberglykogenspeicher auf. Dies ist besonders wichtig bei morgendlichen Einheiten, wenn zuvor keine größere Mahlzeit möglich war.

Die Kohlenhydratzufuhr während der Belastung hält den Blutzuckerspiegel stabil und verhindert vorzeitige Erschöpfung der Muskelglykogenspeicher. Zudem unterstützt sie das zentrale Nervensystem und verzögert die Ermüdung. Sie ist unverzichtbar für Trainingseinheiten, die mehr als 60–75 Minuten dauern. Bei Fahrten von bis zu 2,5 Stunden sollte man stündlich 30–60 g Kohlenhydrate zu sich nehmen, bei Wettkämpfen oder hochintensiven Belastungen von über 2,5–3 Stunden steigert man die Zufuhr auf 90 g pro Stunde oder mehr. Je nach Präferenz kann dies durch Sportgetränke, Gels, Kaubonbons oder Riegel erfolgen. Eine regelmäßige kleine Dosis (alle 15–20 Minuten) ist wirksamer als seltenere größere Mengen. Dies sollte man bereits im Training üben, um die Toleranz gegenüber transportablen Kohlenhydraten zu verbessern und den Verdauungstrakt daran zu gewöhnen.

Energie aufrechterhalten

Bei langen Ausdauerbelastungen wie einer Etappe der Tour de France nehmen die Sportler meist 90–120 g Kohlenhydrate pro Stunde auf, manche bis zu 150 g. Diese hohen Mengen unterstützen den konstant hohen Energieumsatz, verzögern die Ermüdung und fördern die Erholung zwischen den Etappen. Sie sind jedoch nur durch die Kombination verschiedener transportabler Kohlenhydrate möglich, die unterschiedliche Aufnahmewege im Darm nutzen. Radfahrer trainieren ihr Verdauungssystem gezielt darauf.

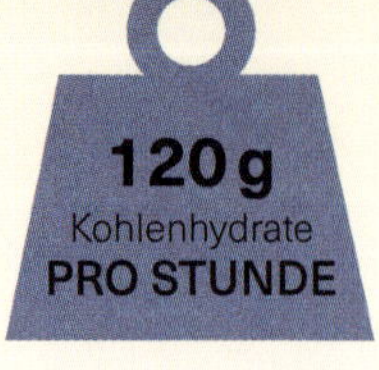

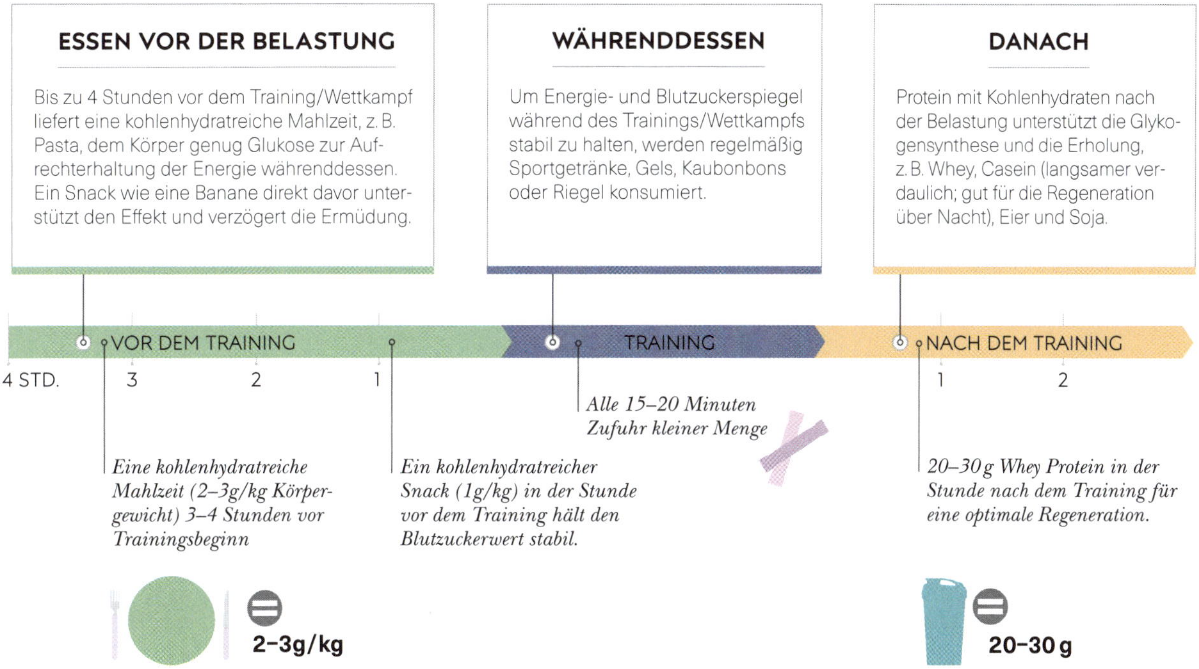

FETT ALS ENERGIELIEFERANT

Durch Fettverbrennung (Fettoxidation) baut der Körper Fettsäuren ab, um Energie zu erzeugen. Dies trägt bedeutend zur ATP-Produktion beim Radfahren mit niedriger bis mittlerer Intensität bei.

Selbst schlanke Athleten besitzen Fettspeicher, vor allem in Muskelgewebe und Körperfett, die Energie für viele Stunden submaximaler Belastung bereitstellen können. Eine effiziente Fettnutzung spart Glykogen und erhöht die Ausdauerleistung.

Fett wird in der Regel nicht während Belastung eingenommen, da es langsam verdaut wird und nur begrenzt sofort Energie liefert. Die Fettanpassung durch kohlenhydratarme, fettreiche Ernährung oder gezieltes Train-Low (Training bei niedrigem Glykogenspiegel) kann zwar die Mitochondrienanpassung fördern und die Fettverbrennungskapazität erhöhen, verringert aber zugleich die Hochleistung, da weniger Kohlenhydrate verfügbar sind, und sollte nicht langfristig praktiziert werden.

Mahlzeiten vor längeren moderaten Einheiten können etwas Fett enthalten, vor allem bei geringerem Kohlenhydratbedarf. Eine gemischte Mahlzeit 3–4 Stunden vor einer Ausdauereinheit kann Nussbutter, Eier oder Vollmilchprodukte und Kohlenhydrate aus Haferflocken oder Obst enthalten.

PROTEIN ZUR ERHOLUNG

Proteine sind keine primäre Energiequelle für körperliche Aktivität, stellen jedoch bei Ausdauerbelastung Energie bereit, wenn die Glykogenspeicher erschöpft sind.

Verzweigtkettige Aminosäuren (BCAAs) können gegen Ende harter Einheiten der Energiegewinnung dienen. Wichtiger ist jedoch die Rolle des Proteins für die Muskelreparatur, -erholung und -anpassung. Das Leucin von 20–30 g Molkenprotein, eingenommen binnen 60 Minuten nach dem Training, stimuliert Muskelreparatur und -wachstum maximal. Schwerere Radfahrer oder besonders lange Einheiten erfordern bis zu 40 g.

ERNÄHRUNGSSTRATEGIEN NACH DISZIPLIN

Die Ernährungsstrategie richtet sich nach Art, Dauer und Intensität des Wettbewerbs. Die Basisprinzipien wie Energieverfügbarkeit, Flüssigkeitszufuhr und Timing der Makronährstoffe sind dieselben. Darüber hinaus haben spezifische Disziplinen, wie Kriterien, Zeitfahren, Etappenrennen und Ultra-Ausdauerfahrten, jeweils eigene Anforderungen.

Ernährungsstrategien im Vorfeld von Radsportevents zu planen verhilft zur bestmöglichen Leistung.

KRITERIEN, CYCLOCROSS- UND MOUNTAINBIKE-RENNEN

Wiederholte Tempospitzen, taktische Angriffe und technisch anspruchsvolle Kurven gehören zum Profil dieser Wettbewerbe. Der hohe Glykogenverbrauch bei den relativ kurzen Rennen erfordert es, für hohe Kohlenhydratverfügbarkeit zu sorgen. Vorbereitend werden zum Start die Glykogenspeicher vollständig aufgefüllt. Während des Rennens schränkt der Rennverlauf die Kohlenhydratzufuhr oft ein. Bei Rennen unter 75 Minuten ist sie eventuell verzichtbar, auch wenn ein kleines kohlenhydrat- und elektrolythaltiges Getränk Flüssigkeits- und Blutzuckerspiegel stabil hält. Bei über einstündigen Rennen kann eine kleine Kohlenhydratzufuhr die Leistung steigern, insbesondere bei Hitze oder längeren Anstiegen. Nach dem Rennen fördern moderate Kohlenhydratportionen innerhalb der ersten 30 Minuten die Erholung, füllen die Glykogenspeicher auf und unterstützen die Muskelreparatur.

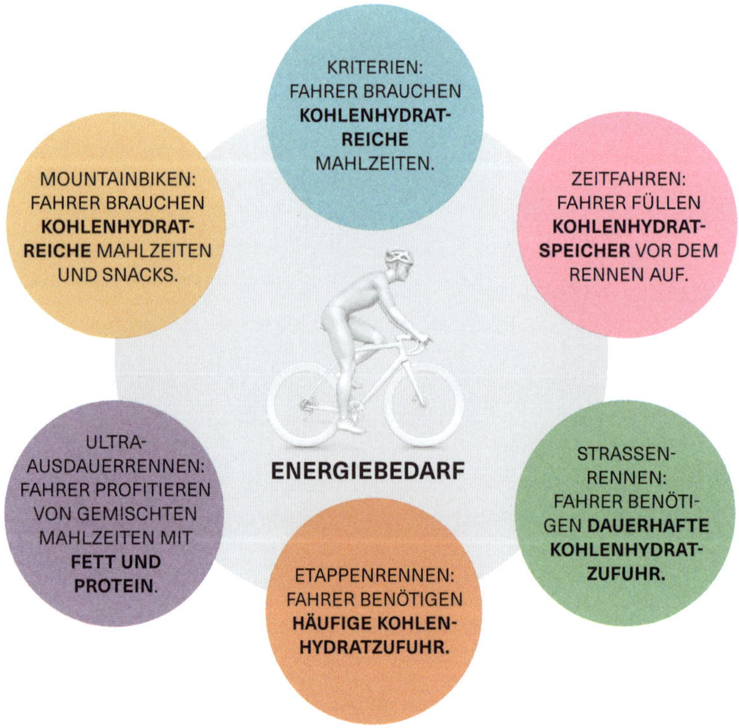

ZEITFAHREN

Beim Zeitfahren wird an oder knapp unter der aeroben Schwelle gefahren – mit gleichmäßigem Tempo und so wenigen Störungen wie möglich. Auffüllen der Kohlenhydratspeicher am Vortag und eine Mahlzeit 3–4 Stunden vor dem Start optimieren die Glykogenreserven. Ein Sportgetränk oder Snack 30–60 Minuten vor dem Start hält Blutzucker- und Flüssigkeitsspiegel hoch.

Kürzeres Zeitfahren (unter 30 Minuten) erfordert keine Energiezufuhr unter dem Rennen. Ab 45 Minuten stärkt ein kohlenhydratreicher Drink die Konzentration und verzögert die Ermüdung, insbesondere bei Hitze oder Nässe. Schnelle Nahrungszufuhr nach dem Rennen beschleunigt die Erholung, besonders wenn weitere Renn- oder Trainingseinheiten unmittelbar folgen.

Strategien der Energiezufuhr

DISZIPLIN	VOR DEM RENNEN	WÄHREND DEM RENNEN	ERHOLUNG DANACH
Kriterien, Cyclocross, Mountainbike (45–90 Min.)	Kohlenhydratreiche Mahlzeit (2–3 g/kg) 3–4 Stunden davor; Snack (1 g/kg) in der Stunde davor	In der Regel minimal; kohlenhydratreicher Drink (ca. 30–40 g) bei über 1 Stunde oder Hitze	20–30 g Protein und 1–1,2 g/kg Kohlenhydrate innerhalb von 60 Minuten
Zeitfahren (20–60 Min.)	Kohlenhydrat-Loading am Tag davor; Mahlzeit 3–4 Stunden davor; leichter Snack oder Drink vor dem Start	Nichts bei unter 30 Minuten; ca. 20–30 g Kohlenhydrate bei über 45 Minuten	Wie bei Kriterien; schnelle Erholung, wenn weitere Rennen folgen
Straßenrennen (2–5 Std.)	Kohlenhydratreiche Mahlzeit (3–4 g/kg) 3–4 Stunden davor; Snack/Gel 15–30 Minuten davor	60–90 g Kohlenhydrate pro Stunde durch Drinks, Gels, Riegel; bis 150 g pro Stunde für Profiradsportler	Schnelle CHO- + Proteinzufuhr; ggf. hydrieren und die nächste Etappe vorbereiten
Etappenrennen (mehrtägig)	Tägliche Zufuhr 8–12 g/kg Kohlenhydrate; kohlenhydratreiche Mahlzeiten und Snacks über den Tag	90–120 g Kohlenhydrate pro Stunde; regelmäßige Zufuhr alle 15–20 Minuten; Elektrolyte sind sehr wichtig	Recovery Shakes (Kohlenhydrate: Protein) binnen 60 Minuten; kohlenhydratreiche Mahlzeiten/Snacks
Ultra-Ausdauer (6+ Std.)	Gemischte Mahlzeiten; kohlenhydratreich mit etwas Fett/Protein je nach Intensität	60–120 g Kohlenhydrate pro Stunde durch feste Nahrung und Sportnahrung; Fett/Protein enthalten	Fokus auf kontinuierliche Zufuhr; Kohlenhydrate, Protein, Flüssigkeiten, Elektrolyte zur Erholung

STRASSENRENNEN

Straßenrennen stellen wegen ihrer Dauer und Unvorhersehbarkeit komplexe Anforderungen an die Energiezufuhr. Die Kohlenhydratverfügbarkeit ist zentral. Fahrerinnen sollten vor dem Rennen die Glykogenspeicher auffüllen und während des Rennens weiter Kohlenhydrate zuführen, um die Reserven zu erhalten und den Blutzucker stabil zu halten. Bei Rennen von mehr als 2 Stunden sollte man 60–90 g Kohlenhydrate pro Stunde aufnehmen, am besten in verschiedener Form (Glukose und Fruktose im Verhältnis 1 : 0,8) aus Getränken, Gels, Riegeln, Reiskuchen oder Energielutschtabletten.

Die Energie sollte proaktiv und gleichmäßig zugeführt werden, alle 15–20 Minuten; Flüssigkeits- und Natriumzufuhr (500–1000 mg pro Stunde) entsprechend Schweißrate und Klima. Bei Hitze sind Flüssigkeits- und Elektrolytzufuhr genauso wichtig wie die Kohlenhydratverfügbarkeit.

ETAPPENRENNEN

Etappenrennen wie die Tour de France erfordern eine Gesamtenergiestrategie für die tägliche Leistung und die allgemeine Erholung. Die Kohlenhydrate werden während der Etappen, direkt danach und am Abend zugeführt. Kohlenhydrat- und proteinhaltige Getränke sowie häufige kohlenhydratreiche Mahlzeiten und Snacks füllen die Glykogenspeicher vor der nächsten Etappe auf.

Die Ernährungsstrategie variiert im Laufe des Rennens, die Aufnahme wird an die Etappen angepasst (z. B. weniger bei leichteren Etappen, mehr bei Bergetappen). Schlaf, Flüssigkeitszufuhr und Magen-Darm-Gesundheit werden durch Nahrungsergänzung und Mahlzeitenplanung unterstützt.

ULTRA-AUSDAUERRENNEN

Die Energiebereitstellung für Ultra-Ausdauerrennen ist am aufwendigsten zu planen. Der Energiebedarf übersteigt die Glykogenspeicher bei Weitem, andere Energiequellen sind notwendig. Fett ist wichtig, besonders bei geringerer Intensität. Mahlzeiten mit Kohlenhydraten, etwas Fett und wenig Protein sind oft vorteilhaft. Neben Sportnahrung greifen viele auch zu fester Kost wie Sandwiches, Riegeln oder Reiskuchen. Die Ernährungsstrategien sollten im Training geübt und verfeinert werden.

PERIODISIERUNG DER ERNÄHRUNG

Im Hochleistungsradsport verändert sich die Ernährung während der Wettkampfsaison. Sie zu periodisieren bedeutet, sie speziellen Anforderungen anzupassen, die Wettkampfform zu optimieren sowie das Zielgewicht und die gewünschte Körperzusammensetzung zu erreichen, ohne Leistung oder Gesundheit zu beeinträchtigen.

Ausdauer-Radsportler verbrennen ***>120g*** ***Kohlenhydrate pro Stunde.***

KÖRPERZUSAMMENSETZUNG

Die periodisierte Ernährung zielt nicht nur auf den Energieverbrauch, als strategisches Werkzeug verbessert sie Trainingseffekte, unterstützt den Wettkampf und steuert Körpergewicht und -zusammensetzung über die Saison.

Je nach den Anforderungen ihrer jeweiligen Disziplin stehen Profiradsportler oft vor der Herausforderung, ihr Leistungsgewichtsverhältnis zu optimieren und zugleich genug Energie aufzunehmen, um effektiv trainieren und Rennen fahren zu können. Die Ernährung spielt dabei eine zentrale Rolle.

Wichtige Phasen wie die Vorsaison, Rennblöcke oder Tapering-Wochen können gezielt genutzt werden, um die Körperzusammensetzung zu optimieren oder ein angestrebtes Renngewicht zu erreichen. In diesen Zeiten kann die Energiezufuhr geringfügig begrenzt oder die Kohlenhydratzufuhr rund um Trainingseinheiten selektiv verringert werden, um ein Energiedefizit zu erzeugen. Das erfordert jedoch sorgfältige Kontrolle, um den Stoffwechsel, die Erholung oder die Trainingsanpassung nicht zu gefährden. Radsportler können an ausgewählten Tagen Strategien wie die niedrige Energieverfügbarkeit nutzen, bei der man die Kalorienzufuhr leicht unter den Verbrauch senkt, während ausreichend Protein zugeführt wird (mindestens 1,8–2,2 g/kg/Tag), um die fettfreie Körpermasse zu erhalten. Dies kann relativ zum Gesamtenergieverbrauch durch strategisches Timen erreicht werden, ohne dass die Trainingsqualität leidet, etwa bei Energiezufuhr nach dem Training oder an Trainingstagen mit geringer bis moderater Belastung.

Die Körperzusammensetzung verändert man idealerweise in druckärmeren Phasen. In Renn- oder Vorbereitungsphasen haben Leistung und Regeneration Vorrang.

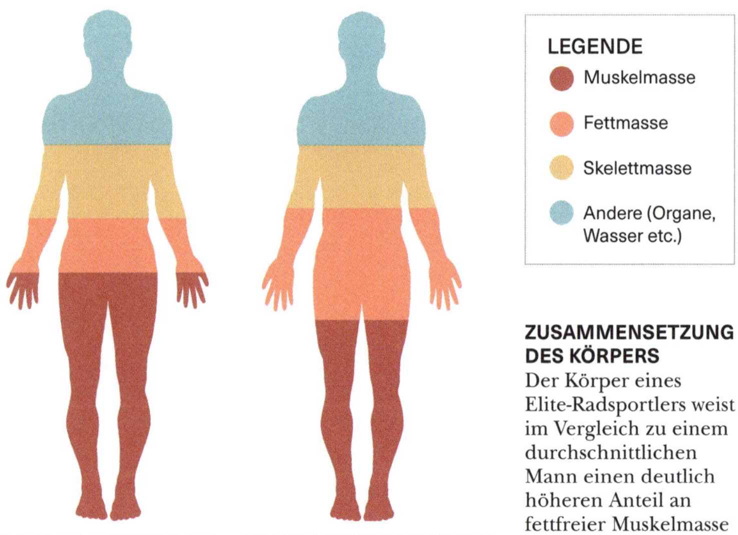

ELITE-RADSPORTLER (MANN)

DURCHSCHNITTLICHER ERWACHSENER MANN

ZUSAMMENSETZUNG DES KÖRPERS
Der Körper eines Elite-Radsportlers weist im Vergleich zu einem durchschnittlichen Mann einen deutlich höheren Anteil an fettfreier Muskelmasse und einen geringeren Körperfettanteil auf.

HOHE KOHLENHYDRAT-VERFÜGBARKEIT

Hohe Kohlenhydratverfügbarkeit hat in Hochleistungsphasen Priorität, etwa in Wettkampfphasen, bei hochintensivem Training und wichtigen Events. Die Energiezufuhr steigt gemäß oder über den Energieverbrauch, um die Muskelglykogenspeicher maximal aufzufüllen, anhaltend hohe Leistungsabgabe zu ermöglichen sowie die kognitive Funktion und motorische Fähigkeiten bei Ermüdung zu verbessern.

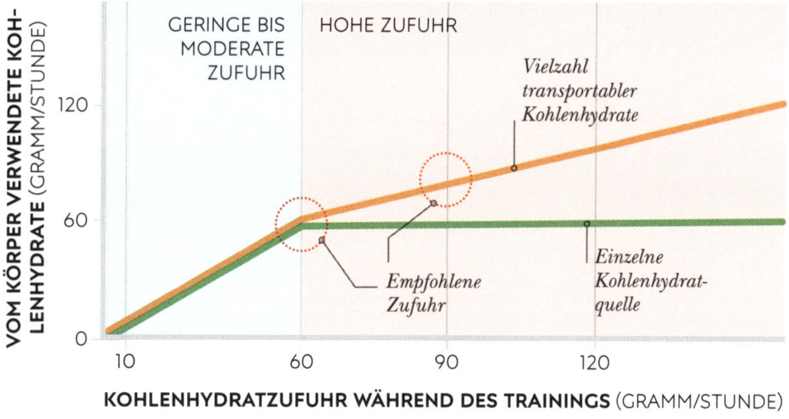

EMPFOHLENE ZUFUHRMENGEN
Erhöhte Kohlenhydrataufnahme erfolgt bei mehrfach transportierbaren Kohlenhydraten, wie sie in Sportgetränken, Gels und Riegeln enthalten sind.

ERNÄHRUNG UND TRAINING

Eine auf den Trainingsplan abgestimmte Ernährung ist effektiver. Während des aeroben Grundlagentrainings können Train-low-Strategien (reduzierte Kohlenhydratzufuhr bei einzelnen Trainingseinheiten) metabolische Anpassungen wie Fettverbrennung und Mitochondrienfunktion fördern. Mit zunehmender Trainingsintensität und -spezifizierung steigt die Kohlenhydratzufuhr für höhere Belastungen zur Wahrung der Trainingsqualität. In der Tapering-Phase (Reduktion der Trainingsintensität vor dem Wettkampf, um dem Körper Erholung zu ermöglichen) zielt die Ernährung darauf ab, den Darminhalt zu verringern und zugleich die Glykogenspeicher zu maximieren.

PLANUNG FÜR RENNEN

Die Art des Rennens und die Rolle im Team beeinflusst die periodisierte Ernährung. In den Wochen vor einem Rennen wird die Ernährung individualisiert. Die Tapering-Phase kann erhöhte Glykogenzufuhr, Flüssigkeitsmanagement und ballaststoffarme Ernährung umfassen, die das Gewicht im Darm reduziert. Weniger Ballaststoff- und Natriumzufuhr zwei Tage vor dem Wettkampf kann einen Unterschied machen, ohne die Energiespeicher zu beeinträchtigen.

Energiedefizit

Längere Phasen geringer Energieverfügbarkeit sind problematisch und können zu einem relativen Energiedefizit im Sport (RED-S) führen, das die Hormonfunktion, die Knochengesundheit, das Immunsystem und die Gesamtleistung beeinträchtigt.

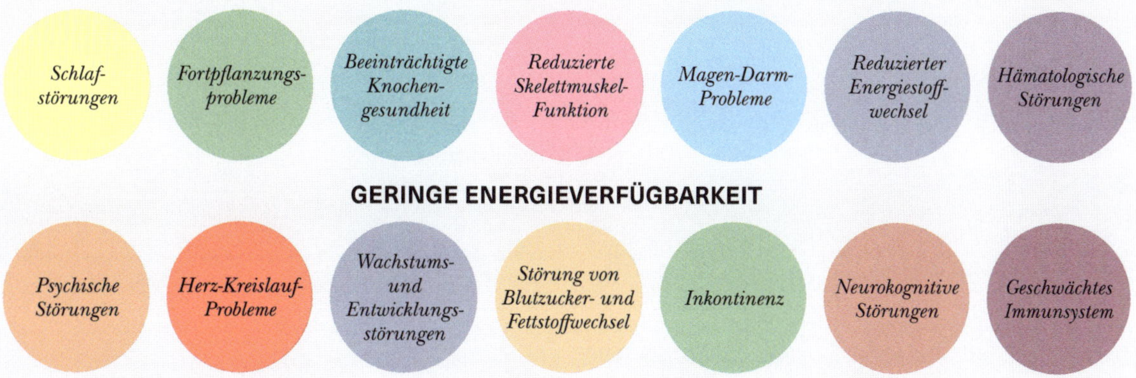
Schlaf-störungen
Fortpflanzungs-probleme
Beeinträchtigte Knochen-gesundheit
Reduzierte Skelettmuskel-Funktion
Magen-Darm-Probleme
Reduzierter Energiestoff-wechsel
Hämatologische Störungen
GERINGE ENERGIEVERFÜGBARKEIT
Psychische Störungen
Herz-Kreislauf-Probleme
Wachstums- und Entwicklungs-störungen
Störung von Blutzucker- und Fettstoffwechsel
Inkontinenz
Neurokognitive Störungen
Geschwächtes Immunsystem

NAHRUNGSERGÄNZUNG

Wirksame Ernährungsstrategien, darunter der Einsatz von Nahrungsergänzungsmitteln, können Trainingsanpassungen unterstützen, die Wettkampfleistung steigern und die Erholungszeit verkürzen. Zur Förderung einer verantwortungsvollen Anwendung im Hochleistungssport teilt das Australian Institute of Sport (AIS) Nahrungsergänzungsmittel in vier evidenzbasierte Gruppen (A–D) ein.

Gruppe A

Die Wirksamkeit dieser Mittel ist wissenschaftlich gut belegt. Sie gelten bei sachgemäßer Anwendung als sicher.

SPORTNAHRUNG

- **Kohlenhydratprodukte (Gels, Drinks, Riegel):** Wichtig für Training und Wettkampf mit moderaten bis hochintensiven Belastungen über mehr als 60 Minuten.
- **Proteinsupplemente (Whey, Casein)** Unterstützen die Muskelreparatur und -anpassung nach dem Training.
- **Elektrolytgetränke:** Unterstützen die Flüssigkeitsversorgung, insbesondere bei Hitze oder starkem Schwitzen.

MEDIZINISCHE SUPPLEMENTE

- **Eisen:** Wichtig für Ausdauer-Radradsportler, insbesondere Frauen, aufgrund des Risikos eines Eisenmangels. Eine Supplementierung sollte möglichst von einer Blutuntersuchung zum Eisenstatus begleitet werden.
- **Vitamin D:** Kann für Indoor-Radsportler oder bei mangelnder Sonnenlichtexposition relevant sein.

SUPPLEMENTE ZUR LEISTUNGSSTEIGERUNG

- **Koffein:** Steigert die Aufmerksamkeit und verringert die wahrgenommene Anstrengung. Typische Einnahme 3–6 mg/kg etwa 60 Minuten vor dem Training oder in kleineren Dosen (1–3 mg/kg) während des Wettkampfs.
- **Kreatin-Monohydrat:** Wird traditionell mit Kraftsportarten verbunden, kann aber auch die Sprintleistung und die Erholung bei Bahn- oder Kriteriumsradsportlern fördern.
- **Natriumbicarbonat:** Effektiv für hochintensive Belastungen (z. B. Zeitfahren, Bahnradrennen, BMX-Rennen, Kriterien). Gastrointestinale Nebenwirkungen können den Nutzen einschränken.
- **Beta-Alanin:** Puffert Laktazidose ab; am besten geeignet für anaerobe Belastungen oder Disziplinen mit kurzen, wiederholten Sprints wie BMX oder Bahn-Sprints.
- **Nitrat (Rote-Bete-Saft):** Kann Trainingseffizienz und Ausdauer verbessern, indem es den Blutfluss steigert und den Sauerstoffverbrauch senkt. Wirksam beim Zeitfahren und bei submaximalen Belastungen.

Gruppe B

Diese Gruppe umfasst Ergänzungsmittel, die positive Ergebnisse gezeigt haben, aber weiter geprüft werden müssen.

- **Sauerkirschsaft:** Zeigt Potenzial bei Entzündungshemmung und Verbesserung von Schlaf und Erholung nach Rennen.
- **Kollagen/Gelatine mit Vitamin C:** Wird auf seine Wirkung auf Sehnen und Gelenke geprüft und könnte bei der Prävention oder Behandlung von Überlastungsverletzungen helfen.
- **Prä- und/oder Probiotika:** Unterstützen möglicherweise das Immunsystem und verringern gastrointestinale Beschwerden während Trainingsphasen oder Reisen.

Diese Ergänzungsmittel sollten nur individuell und unter professioneller Anleitung ausprobiert werden, insbesondere wenn sie Zielen wie Erholung, Vorbeugung von Reiseerkrankungen oder Rehabilitation nach Verletzung dienen sollen.

Gruppe C

Bei diesen Ergänzungsmitteln liegen keine wissenschaftlichen Nachweise über einen Nutzen für Leistung oder Regeneration vor.

- In Radsport-Communitys oft diskutierte Beispiele sind **BCAAs, Glutamin** und **basisches Wasser** – keines davon bringt gesund ernährten Sportlern irgendwelche Vorteile.
- Die Verwendung dieser Produkte verschwendet potenziell Ressourcen und lenkt von evidenzbasierten Praktiken ab.

Gruppe D

Diese Substanzen sind verboten oder können verunreinigt sein. Ihre Nutzung birgt ein Risiko für positive Dopingtests.

- Beispiele sind **DMAA, Methylhexanamin** und **als »natürlich« vermarktete Prohormone oder Testosteronbooster.**
- Radsportler sollten Produkte der Gruppe D strikt vermeiden. Nahrungsergänzungsmittel sollten stets durch ein anerkanntes Labor auf ihre Sicherheit geprüft sein.

SICHERHEIT HAT VORRANG

Bei der Einnahme von Nahrungsergänzungsmitteln sind Sicherheit, Wirksamkeit und Regularien zu beachten. Dazu gehören:

- **Zweck und Ziele:** Warum möchten Sie ein Ergänzungsmittel einnehmen? Zur Verbesserung von Ausdauer, Kraft oder Tempo?
- **Individueller Bedarf:** Die Supplementierung sollte an Wettkampfanforderungen, Trainingsphase, physiologische Bedürfnisse und Gesundheitszustand des Radsportlers angepasst werden.
- **Testen im Training:** Besonders leistungssteigernde Substanzen wie Koffein oder Natriumbicarbonat sollten vor dem Wettkampf im Training auf Dosierung und Verträglichkeit getestet werden.
- **Ernährung hat Priorität:** Supplemente sollen eine ausgewogene Ernährung ergänzen, nicht ersetzen. Priorität haben vollwertige Lebensmittel und ein konsequenter Ernährungsrhythmus.

Koffeinzufuhr
60 MIN.
vor einem Rennen *steigert* die Aufmerksamkeit.

KREATIN

Kreatinmonohydrat ist ein im Sport gut etabliertes Nahrungsergänzungsmittel, dessen Wirksamkeit durch zahlreiche Studien belegt ist. Im professionellen Radsport wird es häufig eingesetzt.

Kreatin ist zentral für das phosphagene Energiesystem (siehe S. 48), dessen primäre Energiequelle Kreatinphosphat darstellt. Eine längerfristige Kreatinsupplementierung vergrößert die Kreatinspeicher der Muskulatur, was die Kapazität dieses Energiesystems, einzelne oder wiederholte kurze, hochintensive Belastungen wie in Bahnsprints oder im Straßenradsport zu unterstützen, steigert.

BLUTPUFFERUNG

Supplemente, die Übersäuerung abpuffern, verringern die Ansammlung von Wasserstoffionen (H+) im Blut und in der Muskulatur, die bei hochintensiver Belastung zu Ermüdung führen kann.

Diese Nahrungsergänzungsmittel erhöhen die Pufferkapazität des Körpers oder bauen überschüssige Säuren ab. **Natriumbicarbonat** verbessert die Pufferkapazität des Blutes durch Erhöhen seines pH-Werts. Dies ist für hochintensive Belastungen wichtig, bei denen sich Milchsäure im Blut anreichert und Energieproduktion, Muskelkontraktion und Gesamtleistung beeinträchtigt. Indem es die Fähigkeit des Blutes verbessert, Übersäuerung abzufangen, verbessert Natriumbicarbonat die Laktattoleranz. Es kann einige Stunden vor der Belastung eingenommen werden. Darreichungsform und Dosierung sollten Magen und Darm schonen.

Beta-Alanin hilft, Übersäuerung abzupuffern, und steigert die Leistungsfähigkeit bei hochintensiven Belastungen. Anders als Natriumbicarbonat wirkt es auf die Muskeln, deren Carnosinspiegel es erhöht. Carnosin puffert die beim anaeroben Stoffwechsel entstehenden Wasserstoffionen ab. Beta-Alanin muss über mehrere Wochen eingenommen werden, um Wirkung zu entfalten.

NATRIUMBICARBONAT	BETA-ALANIN	KOFFEIN	KREATIN	NITRAT
0,2–0,4 g/kg	65 mg/kg/Tag	3–6 mg/kg	20 g pro Tag in 4 Dosen ODER 3–5 g Einzeldosis	500–600 mg/Tag
90–120 MIN. VOR <10 MIN. HOCHINTENSIVEN BELASTUNGEN	4–24 WOCHEN	1 STUNDE VORHER	IM GRUNDLAGENTRAINING	1–7 TAGE VOR UND 1–5 TAGE NACH EINEM RENNEN

TYPISCHE FEHLER IN DER ERNÄHRUNG

Auch wenn die Bedeutung der Ernährung allgemein bekannt ist, begehen Radsportler – Amateure ebenso wie Profis – oft typische Fehler, die Trainingsqualität, Regeneration und Leistungsfähigkeit schmälern. Wer diese Fehler erkennt, kann seine Ernährung effektiv planen und einsetzen.

Fast **50%** der Radsportler leiden **bei Rennen an** *Magen-Darm-Beschwerden.*

Gesunde Ernährung verbessert die Leistungsfähigkeit im Radsport erheblich. Wissen, sorgfältige Planung und Konsequenz helfen, typische Fehler zu vermeiden.

Die Ernährung sollte genauso bewusst und individuell zusammengestellt sein wie die Trainingspläne. Coaches, Radsportler und das Helferteam können in enger Absprache sicherstellen, dass evidenzbasierte Ernährungsstrategien in die täglichen Routinen integriert werden. Häufige Probleme sind Über- oder Unterernährung, ungünstiges Timing und schlechte Planung der Energiezufuhr im Training oder Wettkampf. Das kann sich negativ auf Leistung, Entscheidungsfähigkeit und Ermüdung auswirken. Mit guter Vorbereitung lässt sich die vor, während und nach dem Event aufgenommene Nahrung optimal nutzen.

1. Energiedefizit

Ein häufiges Problem im Radsport ist ein chronisches Energiedefizit, insbesondere bei jungen Fahrern oder geringer Körpermasse. Längere Phasen niedriger Energieverfügbarkeit, ob beabsichtigt oder nicht, können zu relativem Energiemangel im Sport (RED-S, siehe S. 67) führen. Typische Symptome sind schlechte Regeneration und Trainingsanpassung, häufige Erkrankung, Hormonstörungen und verringerte Knochendichte. Kurzfristig verringert es die Trainingsqualität und die Entscheidungsfähigkeit in Rennen.

Lösung: Legen Sie eine Mindestenergiezufuhr fest, planen Sie regelmäßige Mahlzeiten und Snacks im Tagesverlauf und priorisieren Sie die Energiezufuhr vor und während Fahrten, die länger als 60 Minuten dauern.

2. Schlechtes Timing der Nahrungsaufnahme

Selbst wenn die Energiezufuhr insgesamt ausreicht, kann ungünstiges Timing das Training beeinträchtigen. Häufig wird das Frühstück vor einer intensiven Morgeneinheit weggelassen, die Nahrungszufuhr nach der Fahrt verzögert oder während langer Fahrten hinausgezögert, bis die Speicher geleert sind. Alles das kann die Glykogenauffüllung beeinträchtigen, die Trainingsanpassung abschwächen und den Muskelabbau fördern.

Lösung: An Tagen mit hoher Belastung mehr essen und ganz besonders auf die Kohlenhydratzufuhr zu den wichtigsten Einheiten achten: 2–3 Stunden vor der Fahrt eine kohlenhydratreiche Mahlzeit und Energie zur Erholung in den 60 Minuten danach.

3. Unzureichende Energiezufuhr bei der Fahrt

Viele Radfahrer unterschätzen ihren Energiebedarf während Fahrten und Rennen, insbesondere bei moderaten bis hochintensiven Belastungen ab 90 Minuten. Eine zu geringe Energiezufuhr erhöht das subjektive Belastungsempfinden, verringert die Leistung und beeinträchtigt die kognitive Funktion, was sich negativ auf das Pacing und die Entscheidungsfähigkeit auswirken kann.

Lösung: Trainieren Sie Ihren Verdauungstrakt darauf, je nach Dauer und Intensität mehr als 90 g Kohlenhydrate pro Stunde aufzunehmen. Wichtig sind gleichmäßige Energiezufuhr, frühzeitiger Beginn und Vermeiden langer Einnahmepausen dazwischen.

4. Kohlenhydrat-Phobie

Im Ausdauersport gibt es eine regelrechte Kohlenhydrat-Phobie mit Trends wie Low-Carb-High-Fat-(LCHF)-Diäten. Während periodisierte Kohlenhydrataufnahme die Stoffwechselflexibilität fördern kann, beeinträchtigt chronische Kohlenhydratrestriktion die hochintensive Leistung und die Erholung. Besonders nachteilig wirkt sich das in Rennsituationen aus, die glykolytische Kapazität erfordern.

Lösung: Informieren Sie sich über die Bedeutung von Kohlenhydraten für Leistung. Passen Sie die Zufuhr an die Anforderungen an, statt auf sie zu verzichten: schnell verdauliche Kohlenhydrate für Training und Rennen, komplexe zum Auffüllen der Speicher.

5. Flüssigkeits- und Elektrolytmangel

Falsche Flüssigkeitszufuhr kann zu Dehydrierung, Hyponatriämie (niedrige Natriumwerte im Blut) oder gestörter Thermoregulierung führen. Insbesondere bei Hitze oder langen Etappen fehlt vielen Radfahrern eine strukturierte Strategie zur Flüssigkeitsaufnahme.

Lösung: Bestimmen Sie die individuelle Schweißrate und den Elektrolytverlust, insbesondere bei Hitze. Ersetzen Sie entsprechend Flüssigkeit und Natrium. Bei Fahrten von über 90 Minuten sollten 400–800 ml Flüssigkeitsaufnahme pro Stunde mit zugefügten Elektrolyten das Ziel sein.

6. Inkonsequente Erholungspraktiken

Die Nahrungsaufnahme zur Erholung wird oft vernachlässigt, insbesondere nach leichteren Einheiten oder auf Reisen. Unzureichende Protein- und Kohlenhydrataufnahme nach dem Training verlangsamt die Muskelreparatur, die Auffüllung der Glykogenspeicher und die Anpassung.

Lösung: Verzehren Sie möglichst 20–40 g Protein und 1–1,2 g/kg Kohlenhydrate innerhalb von 60 Minuten nach wichtigen Trainingseinheiten oder Rennen. Bei mehrtägigen Events wie Etappenrennen oder Trainingslagern ist die Regenerationsernährung besonders wichtig und sollte zur festen Gewohnheit werden.

7. Übermäßige oder falsche Supplementierung

Viele Radfahrer greifen zu Nahrungsergänzungsmitteln, um vermeintliche Defizite zu beheben oder einen Vorteil zu erlangen, oft auf Kosten einer gesunden Ernährung. Falsches Timing, unüberprüfte Gesundheitsversprechen oder die Einnahme ungetesteter Produkte können Gesundheitsrisiken und Verstöße gegen Anti-Doping-Regeln mit sich bringen.

Lösung: Setzen Sie in erster Linie auf gesunde Ernährung und nehmen Sie evidenzbasierte Nahrungsergänzungsmittel (z. B. Koffein und Kreatin) nur ein, wenn es sinnvoll ist. Wählen Sie chargengeprüfte, zertifizierte Produkte und lassen Sie sich von einer qualifizierten Fachkraft für Sporternährung beraten.

8. Mangelnde Ernährungsplanung bei Rennen und auf Reisen

Mangelnde Verfügbarkeit von Lebensmitteln auf Reisen, unbekannte Umgebungen und unregelmäßige Mahlzeiten beeinträchtigen häufig die Ernährung bei Rennen. Ohne proaktiven Plan können Energiedefizite, Magen-Darm-Beschwerden oder Essensängste auftreten.

Lösung: Planen Sie Mahlzeiten und Snacks auf Reisen im Voraus. Prüfen Sie, welche Ernährungsoptionen Hotels oder Rennorte anbieten. Nehmen Sie Grundnahrungsmittel (wie Haferflocken, Proteinpulver und Regenerationsshakes) mit und klären Sie Ihre Bedürfnisse frühzeitig mit der Küche ab.

»Ohne Energiezufuhr vor dem Radfahren – insbesondere vor moderaten bis harten Einheiten – bekommt der Körper schnell Energieprobleme.«

THERMOREGULIERUNG

Als Thermoregulierung wird der Prozess bezeichnet, durch den der menschliche Körper seine Kerntemperatur trotz Schwankungen der äußeren Temperaturbedingungen und der eigenen Wärmeproduktion konstant hält. Hyperthermie (Überhitzung) begrenzt die Leistung bei Ausdauerbelastungen, unabhängig von Dauer und Intensität. Daher ist effiziente Thermoregulierung zentral für optimale Leistungsfähigkeit.

DER HYPOTHALAMUS

Während des Trainings wird ein Großteil der von den Skelettmuskeln erzeugten Energie in Wärme umgewandelt. Diese muss abgegeben werden, um die Körpertemperatur konstant zu halten.

Wenn die Wärmeproduktion den Wärmeverlust übertrifft, steigt die Körperkerntemperatur. Bei gut trainierten Sportlern kann sie unter hochintensiver Belastung bei Hitze 39,5–40,0 °C erreichen oder übersteigen, was die physiologische Belastung erhöht und zu zentraler und peripherer Ermüdung beiträgt.

Der Hypothalamus ist der zentrale Wärmeregulator im Gehirn. Er erhält Informationen von Thermorezeptoren in Haut, Muskeln, Rückenmark und Gehirn. Diese erkennen Veränderungen sowohl der Schalen- wie der Kerntemperatur. Bei thermischem Stress aktiviert der Hypothalamus Effektormechanismen, insbesondere Schweißproduktion und kutane Vasodilatation (Erweiterung der Hautgefäße), um die Wärmeabgabe zu steigern.

Wärmeabgabe während des Radfahrens

METHODE	BESCHREIBUNG	EFFEKTIVITÄT
Verdunstung	Die Umwandlung von Schweiß auf der Haut in Wasserdampf entzieht dem Körper Wärme.	Primärer Mechanismus beim Radfahren, insbesondere bei Wärme.
Konvektion	Übertragung von Wärme an Luft oder Wasser, das über die Haut strömt.	Verstärkt durch die Bewegung des Fahrers und den Wind; wichtig bei mittlerem bis hohem Tempo.
Strahlung	Abgabe von Infrarotwärme über die Haut an kältere Umgebungsflächen.	Mäßiger Beitrag zu Beginn der Aktivität und in kühlerer Umgebung; bei heißen Bedingungen minimal.
Leitung	Direkte Wärmeübertragung auf eine kältere Fläche in Kontakt mit dem Körper.	Beim Radfahren minimal, da Kontakt zu Oberflächen minimal.

Innere Temperaturveränderungen
Beim Radfahren steigt die Körperinnentemperatur durch die Aktivität. Bei kaltem Wetter kann die Körperkerntemperatur dennoch sinken, wenn Sie sich nicht ausreichend gegen die Kälte schützen. Die Körperkerntemperatur muss zwischen 37 °C und 37,8 °C gehalten werden.

Geeignete Kleidung
Kleidung in mehreren Schichten, die an- oder ausgezogen werden können, hilft, die Körpertemperatur zu regulieren.

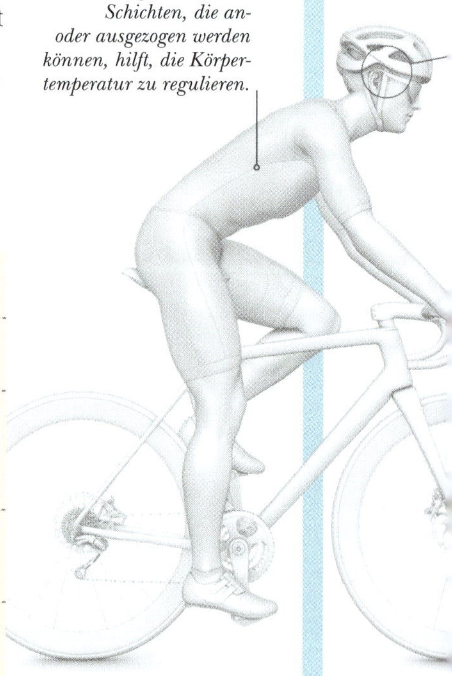

REAKTION DES GEHIRNS
Der Hypothalamus steuert die Reaktion des Körpers auf Temperatur. Training ermöglicht die Gewöhnung an extreme Temperaturen.

Wenn der **Hypothalamus** keine geeigneten Gegenmaßnahmen auslösen kann, steigt oder sinkt die Körperkerntemperatur über oder unter den gewünschten Bereich.

REZEPTOREN MELDEN VERÄNDERUNG.

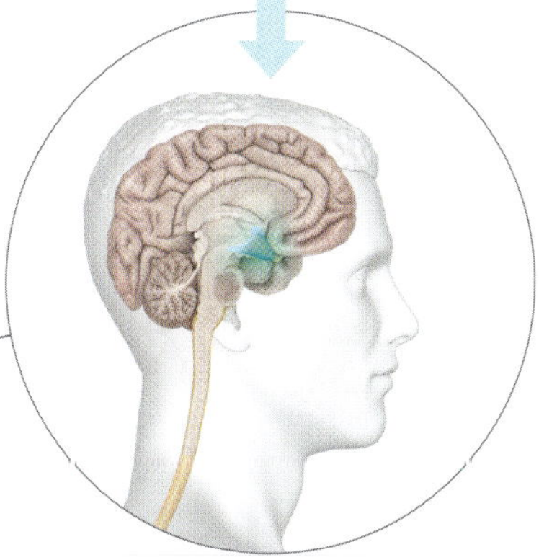

Hypothalamus
Die wichtige endokrine Drüse befindet sich im Gehirn und ist das Wärmeregulierungszentrum des Körpers. Sie löst die Reaktionen aus, die die Körperinnentemperatur wieder auf den Normalwert bringen.

KORRIGIERENDE REAKTIONEN WERDEN AKTIVIERT.

KÖRPERINNENTEMPERATUR KEHRT IN DEN OPTIMALEN BEREICH ZURÜCK.

KORRIGIERENDE REAKTIONEN WERDEN DEAKTIVIERT.

WÄRMEREDUKTION

Schwitzen und Erweitern der Blutgefäße sind die beiden wichtigsten Mechanismen, durch die der Körper seine Körperkerntemperatur senkt, wenn sie durch Aktivität erhöht wird.

Die Schweißdrüsen werden vom Hypothalamus aktiviert und geben Schweiß auf die Hautoberfläche ab. Seine Verdunstung ist der wichtigste Kühlmechanismus beim Radfahren. Die Schweißrate kann bei Spitzenradfahrern unter Hitzestress über 2 Liter pro Stunde betragen. Bei hoher Luftfeuchtigkeit ist die Luft mit Wasserdampf gesättigt, wodurch der Schweiß weniger effizient verdunstet. Er sammelt sich auf der Haut und kühlt den Körper nicht effektiv, was zu einem unverhältnismäßigen Anstieg der Körperkerntemperatur und damit verbunden zu Leistungsabfall führt.

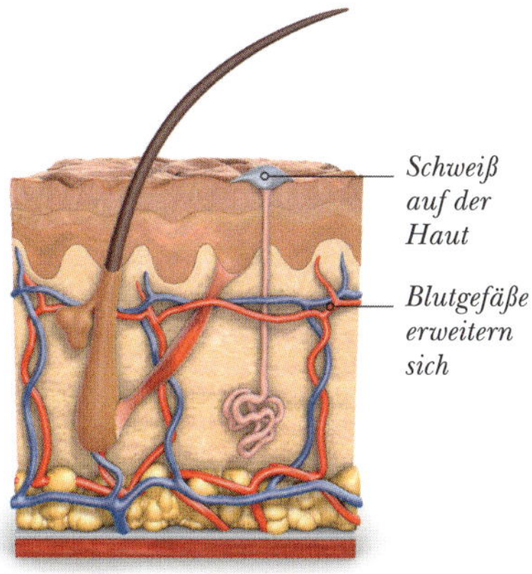

VASODILATATION
Als Reaktion auf Hitzestress weiten sich die Blutgefäße in der Haut, der Blutfluss zur Körperoberfläche nimmt zu. Mehr innere Wärme gelangt zur Haut, wo sie abgegeben werden kann.

AKKLIMATISIERUNG AN HITZE

Durch Akklimatisierung wird die Effizienz der Thermoregulierung bei extremer Hitze verbessert. Durch wiederholte Hitzebelastung über 7–14 Tage passt sich der Körper an, indem er das Plasmavolumen erhöht, die Herzfrequenz bei Belastung senkt, in bestimmten Bereichen früher schwitzt und dünneren Schweiß produziert. Diese Anpassungen verbessern die Wärmeabgabe und stabilisieren das Herz-Kreislauf-System bei körperlicher Aktivität bei hohen Temperaturen.

Viele Profiradfahrer regen diese Anpassungen vor Wettkämpfen in heißen Klimata durch Hitzetrainingslager, Saunaprotokolle oder Training in Simulationskammern gezielt an.

KALTE TEMPERATUREN

Bei Kälte verlagert sich die Thermoregulierung auf Wärmeerhalt. Der Körper minimiert den Wärmeverlust durch Zusammenziehen der peripheren Blutgefäße und Wärmeproduktion durch Muskelzittern. Radfahrer riskieren aufgrund der Windexposition besonders hohen Wärmeverlust. Kühlt die Muskulatur ab, verringert sich ihre Kraftleistung und Koordination. Kältebedingte Diurese (verstärktes Wasserlassen) und fehlendes Durstgefühl können zu Dehydrierung führen. Kalte Luft kann außerdem die Luftwege in der Lunge verengen. Mehrere Kleidungsschichten sowie Aufwärmübungen zum Erhalt der Kerntemperatur ermöglichen einen effektiven Wärmeerhalt.

HYDRATION

Die Flüssigkeitszufuhr spielt bei der Thermoregulierung eine zentrale Rolle, da sie sich direkt auf die Wärmeabgabe, die Herz-Kreislauf-Funktion und die Leistungsabgabe der Radsportlerin auswirkt. Effektiv zu schwitzen ist nur möglich, wenn ausreichend Wasser im Körper vorhanden ist.

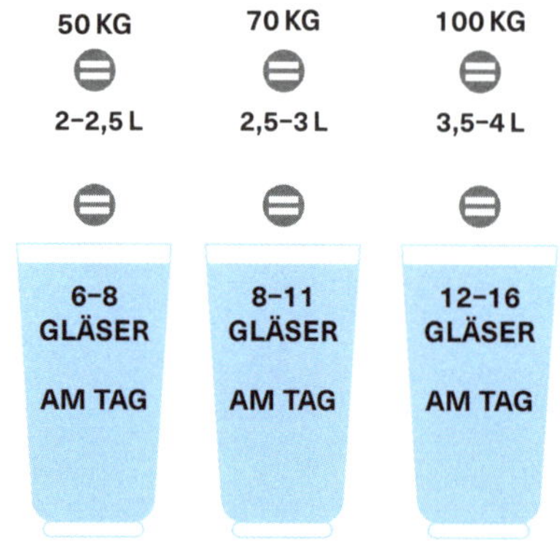

WIE VIEL WASSER TÄGLICH TRINKEN?
Die benötigte Menge ist individuell verschieden und abhängig vom Körpergewicht und von äußeren Bedingungen.

SCHWEISSRATE

Radsportler können je nach Intensität, Dauer, Umweltbedingungen und individueller Schweißrate zwischen 0,5 und 2,0 Liter Flüssigkeit pro Stunde durch Schwitzen verlieren. In heißen Klimata oder bei hochintensiven Belastungen kann es noch mehr sein.

Gleicht die Flüssigkeitsaufnahme den -verlust nicht aus, tritt Dehydrierung ein. Eine 4 Prozent geringere Körpermasse durch Flüssigkeitsverlust beeinträchtigt die Wärmeregulierung. Bei zunehmender Dehydrierung sinkt das Plasmavolumen. Dadurch wird u. a. weniger Blut zur Haut transportiert, um Wärme abzugeben, und zu den Muskeln, um diese mit Sauerstoff zu versorgen. Das Herz-Kreislauf-System erhöht zum Ausgleich die Herzfrequenz, was die subjektive Belastung erhöht und die Leistungsabgabe verringert. Darüber hinaus steigt die Körperkerntemperatur bei Dehydrierung schneller an, weil weniger Flüssigkeit als Schweiß zur Verfügung steht und der Blutfluss zur Haut eingeschränkt ist. Folglich sinkt die Ermüdungsschwelle.

Bei längeren Events kann schon geringe Hydration zu früher Ermüdung, eingeschränkter Entscheidungsfähigkeit und in schweren Fällen zu Hitzeerschöpfung oder Hitzschlag führen. Es ist nicht ungewöhnlich, dass Elite-Radsportler bei langen Rennen 3–4 Prozent Körpergewicht verlieren. Ohne proaktive Hydrationsstrategien geht dieser Verlust zulasten der Leistung.

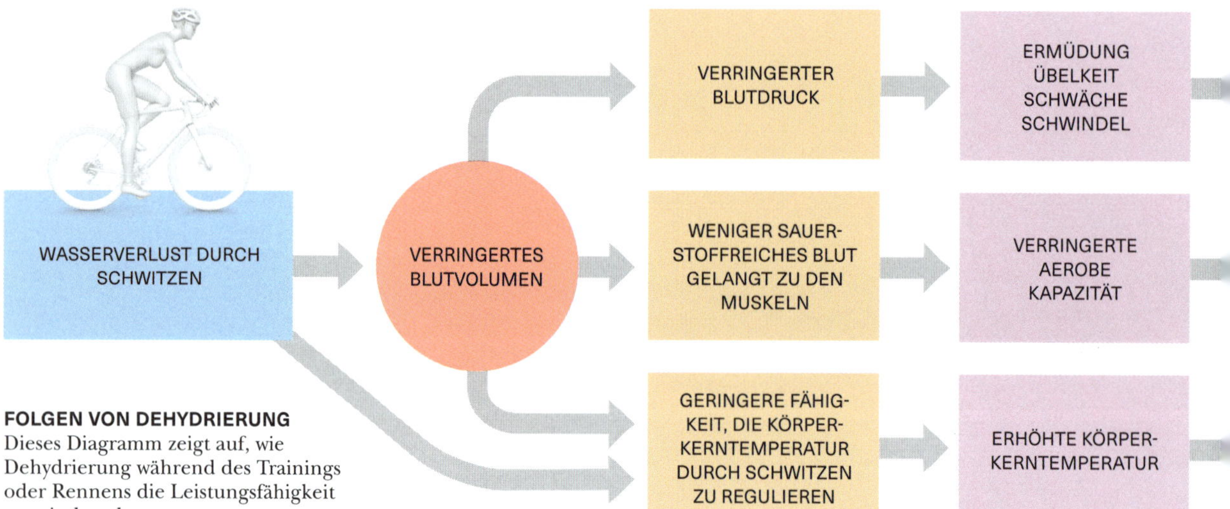

FOLGEN VON DEHYDRIERUNG
Dieses Diagramm zeigt auf, wie Dehydrierung während des Trainings oder Rennens die Leistungsfähigkeit vermindern kann.

ELEKTROLYTHAUSHALT

Neben dem Wasserverlust ist es auch wichtig, die Elektrolyte zu berücksichtigen. Schweiß enthält neben Wasser erhebliche Mengen Natrium sowie kleinere Mengen Kalium, Magnesium und Chlorid.

Verlorene Flüssigkeit ohne verlorene Elektrolyte zu ersetzen, kann zu Hyponatriämie (niedrigem Natriumspiegel im Blut) führen, vor allem bei langer Belastung mit hohem Flüssigkeitsumsatz. Werden weder Flüssigkeit noch Elektrolyte ersetzt, entsteht ein kombinierter Flüssigkeits- und Elektrolytmangel, der die Nervenübertragung, die Muskelkontraktionen und die thermoregulatorischen Reaktionen beeinträchtigt.

Radsportler sollten eine Belastung gut hydriert beginnen, z. B. indem sie etwa vier Stunden vorher 5–7 ml/kg Körpergewicht trinken sowie zusätzlich eine kleine Menge (ca. 3–5 ml/kg) zwei Stunden davor, falls kein Urin ausgeschieden wurde. Während der Belastung sollte die Flüssigkeitszufuhr den Körpermasseverlust auf unter 2 Prozent begrenzen. Das entspricht etwa 400–1000 ml pro Stunde, je nach individueller Schweißrate, Umweltbedingungen und gastrointestinaler Toleranz.

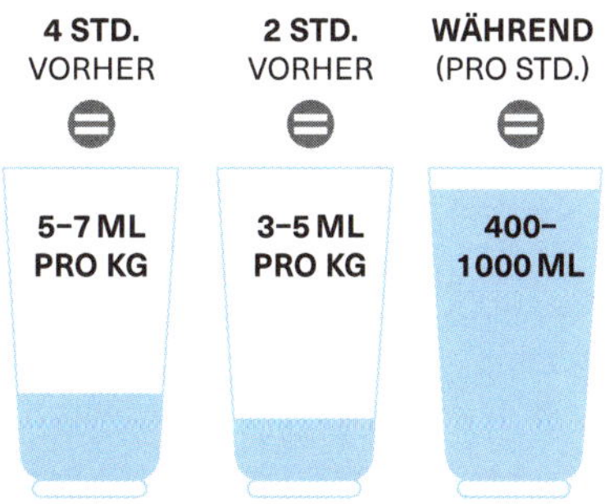

INDIVIDUELLE STRATEGIEN

Das Konzept der Dehydrierung im Sport ist umstritten. Die Definition sowie die Messmethoden und die Auswirkungen auf die Leistungsfähigkeit werden diskutiert.

Bislang wurde Dehydrierung als Verlust von mehr als 2 Prozent Körpermasse definiert. Studien weisen darauf hin, dass ab dieser Schwelle Ausdauer, Thermoregulation und kognitive Funktionen beeinträchtigt sind. Inzwischen ist man jedoch der Ansicht, dass moderate Verluste der Körpermasse nicht zwangsläufig zu Leistungseinbußen führen. Insbesondere gut trainierte Athleten können Flüssigkeitsdefizite ohne erkennbare Beeinträchtigung tolerieren. Neuere Strategien berücksichtigen daher die individuelle Schweißrate, Durstgefühl und Umweltbedingungen.

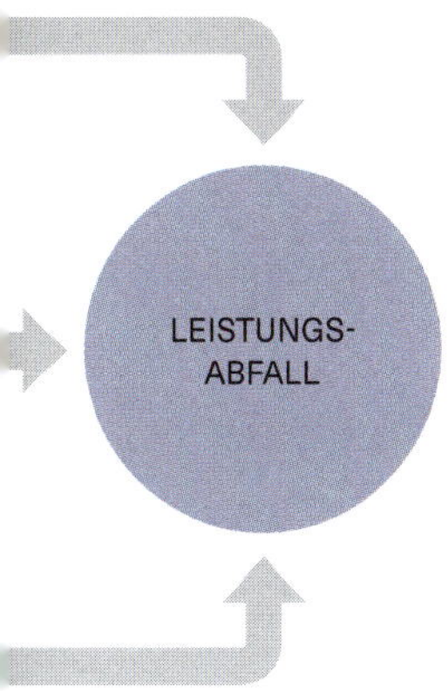

IM WETTKAMPF

Streckenprofil und Rennbedingungen sollten die Hydration möglichst nicht beeinflussen.

Wer auf schwierigen Abschnitten oder bei technischen Abfahrten die Flüssigkeitsaufnahme verzögert, riskiert Dehydrierung. Begleitfahrzeuge, Verpflegungszonen und Ernährungsstrategien sollten kontinuierliche Hydration sicherstellen, insbesondere in heißem Klima. Das Auffüllen der Flüssigkeitsreserven nach einem Rennen ist entscheidend, um die Erholung zu unterstützen und sich auf den nächsten Wettkampftag vorzubereiten. Zur Rehydration sollte man etwas mehr trinken, als man verloren hat, und genug Natrium aufnehmen, damit der Körper die Flüssigkeit besser speichert.

Natriumspiegel

Hyperhydration kann genauso gefährlich sein wie Dehydrierung. Während der Belastung verliert der Körper Natrium durch Schwitzen (Elektrolytverlust genannt). Übermäßiges Trinken während des Trainings verdünnt die ohnehin bereits verminderten Natriumwerte im Blut. Als Folge können Schlafstörungen und eine potenziell lebensbedrohliche belastungsbedingte Hyponatriämie auftreten. Zu den Symptomen zählen Kopfschmerzen, Müdigkeit, Übelkeit oder Erbrechen, Muskelkrämpfe und Krampfanfälle. Sportgetränke enthalten Elektrolyte und verringern daher die Natriumwerte im Blut nicht in derselben Weise wie Wasser. Dennoch kann selbst der übermäßige Konsum von Sportgetränken die Natriumwerte verdünnen.

ERMÜDUNG UND ERHOLUNG

Ermüdung wird allgemein definiert als Unfähigkeit, Kraft oder Leistung bei einer bestimmten Belastungsintensität aufrechtzuerhalten, und geht mit erhöhtem Belastungsempfinden einher.

Ernährung und **Schlaf** spielen im ***Erholungsmanagement*** eine zentrale Rolle.

Dem Phänomen der Ermüdung liegen zahlreiche zentrale (neurologische) und periphere (muskuläre und metabolische) Mechanismen zugrunde. Für Ausdauersportarten wie den Radsport stellt die Ermüdung eine Herausforderung dar, denn das Zusammenspiel von metabolischen, neuromuskulären und psychologischen Faktoren sowie Umwelteinflüssen, das die Leistungsfähigkeit begrenzt, ist komplex.

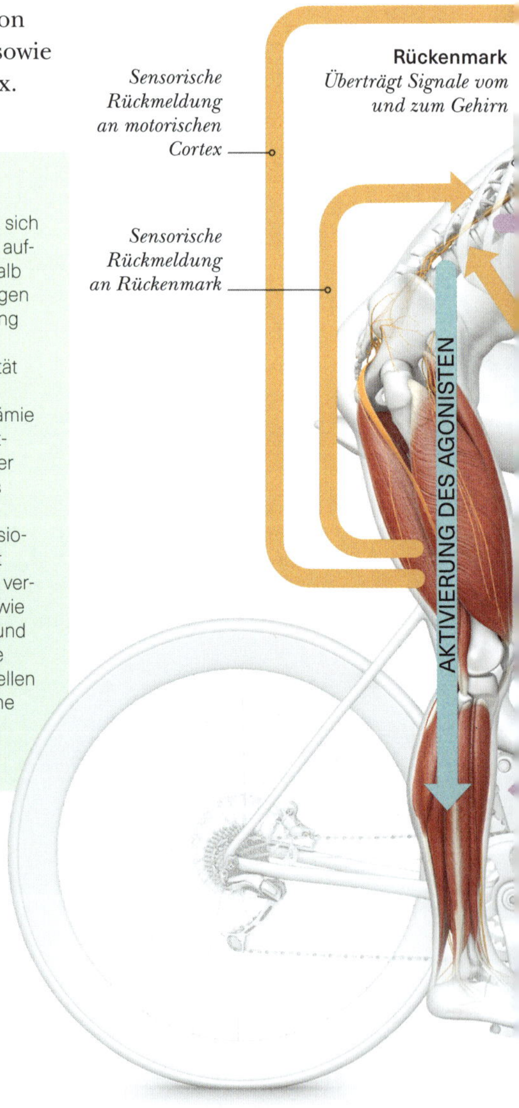

Akute Ermüdung

Im Radsport kann man zwischen akuter und chronischer Ermüdung unterscheiden. Akute Ermüdung tritt bei einer einzelnen Belastungseinheit auf und zeichnet sich in der Regel durch verringerte Leistungsabgabe, gesteigertes subjektives Belastungsempfinden sowie beeinträchtigte neuromuskuläre Koordination aus. Diese Form der Ermüdung entsteht durch Faktoren wie Substratmangel (vor allem Muskel- und Leberglykogen), thermoregulatorische Belastung, Dehydrierung und Ansammlung von Stoffwechselprodukten wie Milchsäure (Wasserstoffionen) und anorganischem Phosphat. Bei längerer oder hochintensiver Belastung verursacht vor allem Glykogenmangel Ermüdung, da Muskelfasern auf weniger effiziente Stoffwechselwege ausweichen, was die Kraftentwicklung reduziert und die Kontraktionsgeschwindigkeit senkt.

Zentrale Ermüdung

Bei zentraler Ermüdung verringert sich die willkürliche Muskelaktivierung aufgrund von Veränderungen innerhalb des zentralen Nervensystems. Folgen können eine geringere Rekrutierung motorischer Einheiten oder eine veränderte Neurotransmitteraktivität im Gehirn sein, häufig aufgrund thermischer Belastung, Hypoglykämie oder psychischem Stress. Umweltfaktoren wie Hitze, Kälte, Höhe oder Wind können sowohl die akute als auch die chronische Ermüdung beschleunigen, indem sie die physiologischen Kosten einer Arbeitslast erhöhen. In Wettkampfsituationen verstärken taktische Anforderungen wie Tempoverschärfungen, Attacken und Anstiege die Ermüdung, da sie die Sportler über ihre Leistungsschwellen zwingen, anaerobe Energiesysteme stärker beanspruchen und so die Erschöpfung beschleunigen.

Kumulative Ermüdung

Bei mehrtägigen Rennen oder intensiven Trainingsblöcken wird oft kumulative Ermüdung zum dominierenden Problem. Diese chronische Ermüdung entsteht durch wiederholte Überlastung ohne ausreichende Erholung und geht häufig mit Stimmungsschwankungen, verminderter Motivation, Schlafstörungen und Leistungsabfall trotz fortgesetzten Trainings einher – ein Zustand, der manchmal als Overreaching oder, in schwereren Fällen, als Übertrainingssyndrom bezeichnet wird.

STRATEGIEN

Eine Reihe physiologischer, ernährungstechnischer und psychologischer Strategien helfen gegen Ermüdung. Ein strategisches Pacing passt die Kraftentfaltung an Gelände, Rennanforderungen und Energielevel an. Objektive Daten von Leistungs- und Herzfrequenzmessern helfen, die Intensität zu regulieren und unnötige Belastung im roten Bereich zu vermeiden. Adäquate Energiezufuhr in Form von Kohlenhydraten unter der Belastung verzögert den Glykogenverbrauch, stabilisiert den Blutzuckerspiegel und reduziert die zentrale Ermüdung. Kohlenhydrat-Loading vor dem Rennen sowie Zwischenverpflegung während des Rennens sind bewährte Methoden, um Ermüdung bei Radrennen von über 90 Minuten hinauszuzögern.

PSYCHOLOGISCHE RESILIENZ

Mentale Strategien wie Selbstgespräche, Aufmerksamkeitsanker und Visualisierung können Radsportlern den Umgang mit körperlichem Unbehagen erleichtern und sie trotz Ermüdung motiviert halten. Psychische Resilienz und Widerstand gegen mentale Ermüdung gelten zunehmend als wichtige Fähigkeiten im Radsport, insbesondere bei langen Ausreißern, widrigen Bedingungen oder in entscheidenden Endphasen.

ERHOLUNG

Effektives Erholungsmanagement erfordert Konsequenz. Erholung ist die Wiederherstellung des physiologischen und psychologischen Gleichgewichts und der Körperfunktionen nach Belastungsstress. Durch gezielte Erholungsstrategien in Kombination mit Pacing, Ernährung, Hydration und mentalem Training können Radsportler und Coaches die Ermüdung besser steuern, die Leistungsfähigkeit optimieren und physiologische Anpassungen fördern.

FLÜSSIGKEITSZUFUHR

Auch die Flüssigkeitszufuhr und der Elektrolythaushalt beeinflussen die Ermüdung (vgl. S. 74–75), insbesondere bei Hitze, da Dehydrierung das Herz-Kreislauf-System und die Thermoregulierung beeinträchtigt. Regelmäßige Flüssigkeitsaufnahme, je nach individueller Schweißrate und Umweltbedingungen, erhält das Plasmavolumen und die Kühlkapazität und verzögert die zentrale wie auch die periphere Ermüdung.

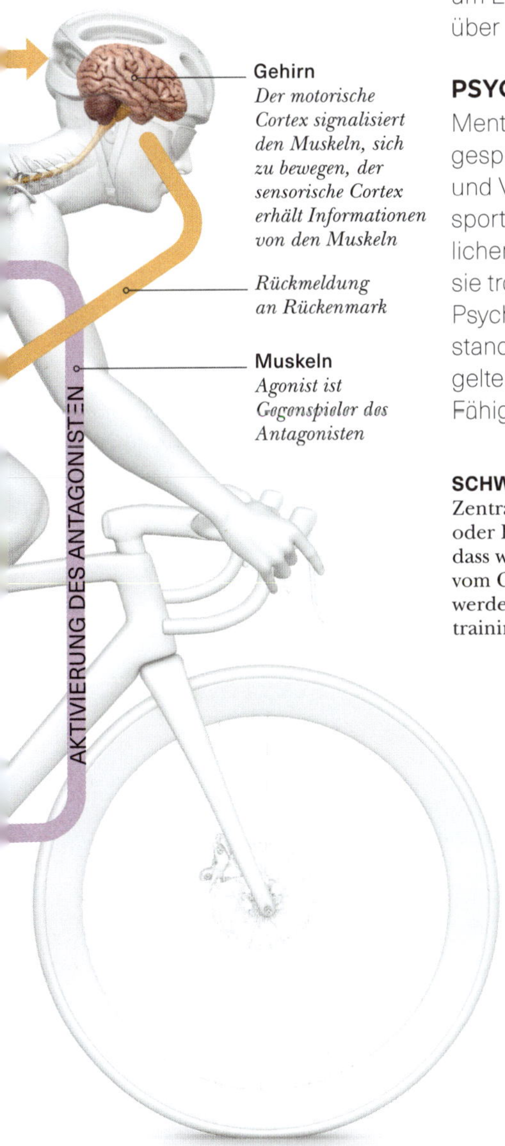
Gehirn
Der motorische Cortex signalisiert den Muskeln, sich zu bewegen, der sensorische Cortex erhält Informationen von den Muskeln
Rückmeldung an Rückenmark
Muskeln
Agonist ist Gegenspieler des Antagonisten
AKTIVIERUNG DES ANTAGONISTEN

SCHWÄCHERE SIGNALE
Zentrale Ermüdung geht vom Gehirn oder Rückenmark aus und führt dazu, dass weniger oder schwächere Signale vom Gehirn an die Muskeln gesendet werden. Sie kann durch Ausdauertraining verzögert werden.

> *»Niedriges Muskelglykogen ist eine der Hauptursachen für Ermüdung im Ausdauer-Radsport.«*

ERHOLUNGSSTRATEGIEN

Erholung ist die physiologische und psychologische Wiederherstellung der Körperfunktionen nach einer Anstrengung. Im Radsport mit seinen hohen Trainingsbelastungen und Rennplänen, die mehrere aufeinanderfolgende Tage intensiver Anstrengung umfassen können, entscheidet die effektive Erholung über die Leistungsfähigkeit und die physiologischen Anpassungen.

»Im Radsport ist die Erholung genauso wichtig wie das Training. Es ermöglicht den Muskeln, sich zu reparieren, anzupassen und zu wachsen.«

Meditation

Meditation kann Radsportlern dabei helfen, sich zu entspannen und Stress abzubauen. Das verbessert die Schlafqualität und sorgt für eine effiziente Erholung.

Darüber hinaus fördert Meditation die mentale Fokussierung und stärkt die Willenskraft sowie die Selbstdisziplin, wenn es darum geht, das Trainingsprogramm durchzuziehen. Meditation kann auch die Resilienz gegenüber Frustration, Schmerzen, Stress, harten Trainingstagen und schwierigen Wettkampfsituationen erhöhen.

ERHOLUNG IM RADSPORT

Erholungsmaßnahmen sollten alle wichtigen Körpersysteme einbeziehen: das Nerven-Muskel-, Herz-Kreislauf-, Stoffwechsel-, Hormon- und kognitive System. Neben der Reparatur von Schäden und der Wiederherstellung der Körperfunktionen ist die Superkompensation entscheidend, die leistungssteigernde Anpassung an Belastung durch gezielte Erholung.

Der Radsport stellt besondere Anforderungen an die Erholung, da er hohes Trainingsvolumen von variabler Intensität, Ausdauerbelastungen und kumulative Ermüdung, z. B. durch mehrtägige Etappenrennen, umfassen kann. Da das Körpergewicht nicht getragen wird, riskieren höhere Belastungen kein mechanisches Trauma wie beim Laufen. Doch der Bedarf an strukturierter Erholung wird oft unterschätzt. Neuromuskuläre und systemische Ermüdung können auftreten.

ERNÄHRUNG

Die Ernährung spielt für die Erholung eine zentrale Rolle. Hauptziel ist, Glykogen aufzufüllen, Muskelgewebe zu reparieren und Flüssigkeits- und Elektrolythaushalt wiederherzustellen. Wichtig ist das Timing. Radsportler sollten binnen 60 Minuten nach der Belastung Flüssigkeit und Energie zuführen. Bei mehrtägigen Rennen oder zwei Trainingseinheiten am Tag ist dieses Zeitfenster noch wichtiger. In längeren Erholungsphasen stehen der tägliche Energie- und Makronährstoffbedarf im Vordergrund.

HYDRATION

Verlorene Flüssigkeit muss ersetzt werden, um das Plasmavolumen wiederherzustellen und das Herz-Kreislauf-System zu stabilisieren. Mit der Flüssigkeit aufgenommenes Natrium unterstützt Rehydration und Speicherung. Einfache Marker wie Urinfarbe oder Veränderung der Körpermasse vor und nach Belastung geben Aufschluss über den Hydratationsstatus. Mangelnde Rehydrierung beeinträchtigt die Thermoregulation, das Herz-Kreislauf-System und die kognitive Leistung, insbesondere wenn der Körper vor vollständiger Erholung erneut belastet wird.

MODERATE ANSTRENGUNG

Aktive Erholung durch 30–60-minütige Radausfahrten bei geringer Intensität ist eine verbreitete Strategie im Radsport. Sie fördert die

SCHLAF

Schlaf ist die Grundlage der Erholung. Im Tiefschlaf finden wichtige anabole Prozesse statt, wie Ausschüttung von Wachstumshormonen, Muskelreparatur, Glykogenresynthese und Erholung des Immunsystems. Radsportler, die häufig früh trainieren oder bis spät Rennen fahren, müssen auf ihre Schlafquantität und -qualität achten. Gute Schlafhygiene umfasst einen regelmäßigen Schlaf-Wach-Rhythmus, minimale Bildschirmnutzung vor der Nachtruhe und begrenzte Koffeinzufuhr nach Rennen.

Schlafhygiene

Gute Schlafhygiene verbessert die Schlafqualität und -quantität. Beachten Sie folgende Hinweise:

- Das Schlafzimmer dunkel, ruhig und kühl (19–21°C) halten.
- Bett und Kissen sollten bequem sein.
- In der Stunde vor der Nachtruhe Bildschirmgeräte vermeiden.
- Koffein später am Tag vermeiden.
- Jeden Tag zu denselben Zeiten schlafen gehen und aufstehen.
- Mit einer Abendroutine ab 30 Minuten vor der Bettzeit den Körper schlafbereit machen.
- Mit Entspannungs- oder Atemtechniken (siehe Meditation, gegenüber) Ängste oder Einschlafprobleme überwinden.

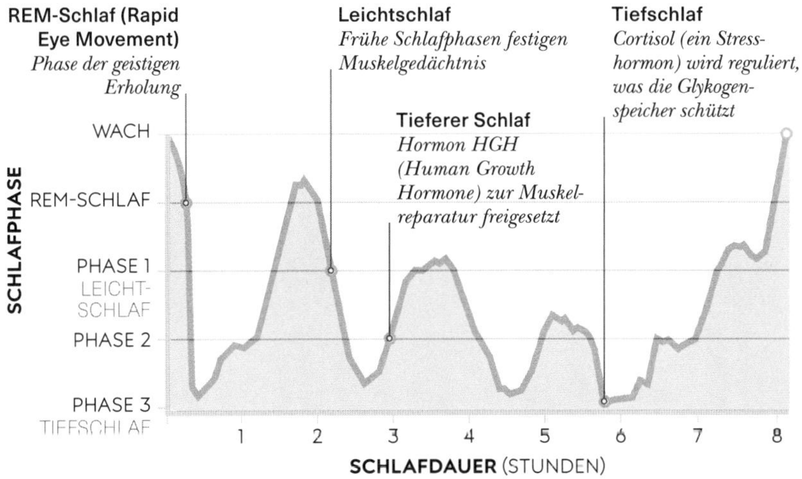

ERHOLUNG DURCH SCHLAF
Wir durchlaufen mehrmals pro Nacht verschiedene Schlafphasen, die jeweils für die Erholung wesentlich sind.

Durchblutung und den Abbau von Stoffwechselprodukten und erhält Bewegungsmuster ohne Trainingsstress. Aktive Erholung ist besonders nach Rennen oder hochintensiven Einheiten wertvoll, um Muskelsteifigkeit zu reduzieren und die Psyche zu entspannen. Echte Ruhetage ohne oder mit minimaler Aktivität bleiben jedoch wesentlicher Bestandteil der Gesamterholung, vor allem in Phasen kumulativer Ermüdung.

WEITERE STRATEGIEN

Kompressionsbekleidung, Kaltwasserimmersion und Kryotherapie (Kälteexposition und -anwendung) fördern Erholung, vor allem bei mehrtägigen Rennen oder intensiven Trainingsblöcken. Kompressionen fördern den Blutrückfluss zum Herzen und lindern subjektive Muskelschmerzen. Kälteexposition verringert Entzündungen und wahrgenommene Ermüdung. Zwar bestätigen Studien diese Strategien nicht eindeutig, doch sachgemäß angewendet, können sie individuelle oder psychologische Vorteile bieten. Kaltwasser muss während zentraler Anpassungsphasen mit Vorsicht eingesetzt werden, da es Signalkaskaden abschwächen kann, die für Trainingsanpassungen wichtig sind.

Massage und andere physiotherapeutische Techniken sind im Profiradsport zentral. Obwohl ihre physiologischen Effekte diskutiert werden, fördern sie Entspannung, mindern subjektiv empfundene Muskelbeschwerden und heben die Stimmung – Faktoren, die wesentlich zur Erholung beitragen.

ERHOLUNG ÜBERPRÜFEN

Mit Wellness-Fragebögen, Schlaftracking, Stimmungsbewertung und der Erfassung subjektiver Ermüdung kann Erholung kontrolliert und können individuelle Maßnahmen festgelegt werden. Parameter wie Herzfrequenzvariabilität (HFV), Ruheherzfrequenz (RHF) und Leistungs-Herzfrequenz-Verhältnis liefern zusätzlich wertvolle Einblicke in die autonome Erholung und die Belastbarkeit.

FAHRRAD-
TECHNIK

Die technischen Veränderungen im Radsport im Laufe des letzten Jahrhunderts haben diesen Sport neu definiert. Aus den Fahrrädern der frühesten Ära mit einfachen Stahlrahmen und rudimentären Komponenten haben sich mit der Zeit komplexe Maschinen entwickelt, die mit digitalen Datenströmen verflochten und mit ausgefeilter Aerodynamik versehen sind. Diese Entwicklung hat nicht nur die Leistung im Radsport verbessert, sondern auch die Trainingsmethoden, die Renntaktiken und die Leistungsanalyse grundlegend verändert.

DAS FAHRRAD: WUNDERWERK DER TECHNIK

Das Fahrrad zählt zu den effizientesten Erfindungen der Menschheit und ist ein zeitloses Wunderwerk der Technik, das den Verkehr, den Sport und die Gesellschaft verändert hat. Seiner scheinbaren Einfachheit zum Trotz ist das Fahrrad eine ausgefeilte Maschine, die durch geniale Mechanik, Materialkenntnis und humanes Design bemerkenswerte Effizienz und Leistung erzielt.

PHYSIKALISCHE PRINZIPIEN

Das Fahrrad funktioniert nach physikalischen Grundprinzipien: Energieerhaltung, mechanischer Vorteil und dynamisches Gleichgewicht.

Die Tretkraft des Radfahrers wird über ein Ketten- und Zahnradsystem auf das Hinterrad übertragen und erzeugt eine Vorwärtsbewegung mit minimalem Energieverlust. Die Komponenten hochentwickelter moderner Antriebe gewährleisten eine reibungslose Kraftübertragung in einem breiten Geschwindigkeits- und Geländespektrum. Die Einführung von Ketten- und speziell Indexschaltungen revolutionierte die Gangschaltung und ermöglicht Radfahrern, sich schnell und präzise wechselnden Bedingungen anzupassen.

Radfahren ist bis zu **5 MAL** effizienter als Gehen.

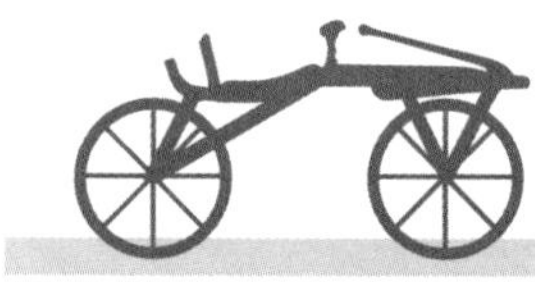

1818
Erfindung der pedallosen Draisine durch Karl von Drais, einen deutschen Erfinder

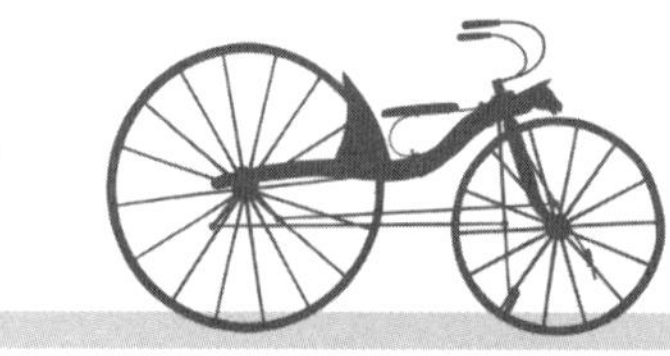

1839
Schottische Version des französischen Velocipeds mit Hinterradkurbeln und Pedalen.

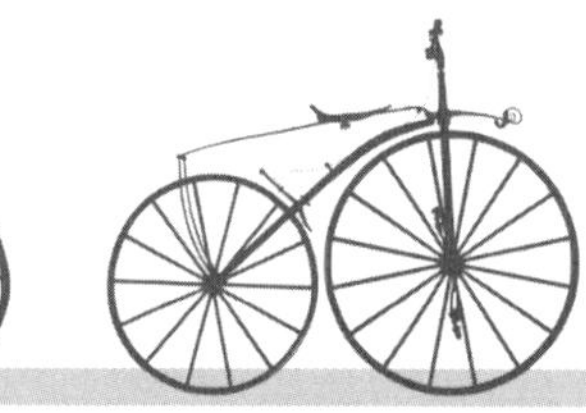

1860
Französisches Velociped mit eisenbeschlagenen Rädern, als »Knochenschüttler« bezeichnet.

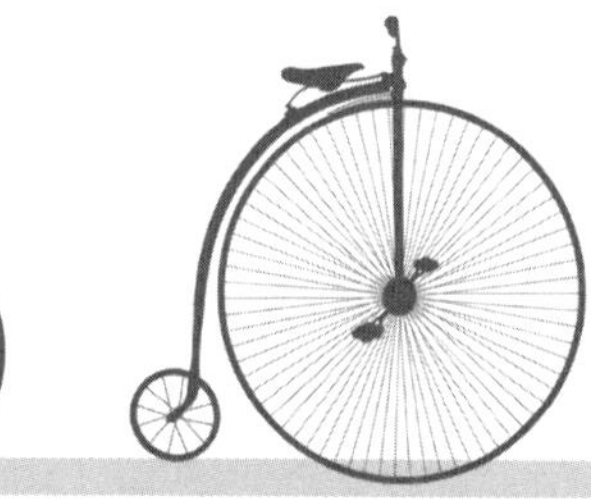

1870
Das Hochrad besaß ein großes Vorderrad, das glatt über ungepflasterte Straßen rollte.

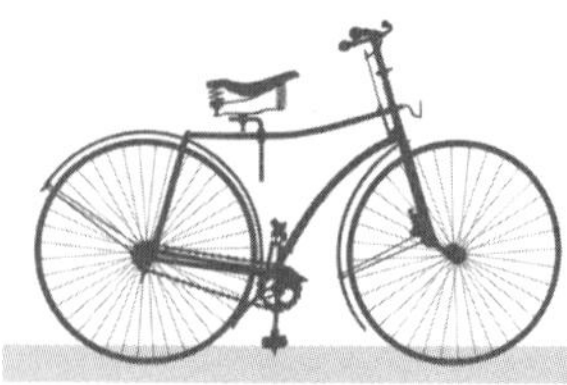

1885
Das Sicherheitsfahrrad Rover verfügte über Hinterradantrieb und Räder gleicher Größe.

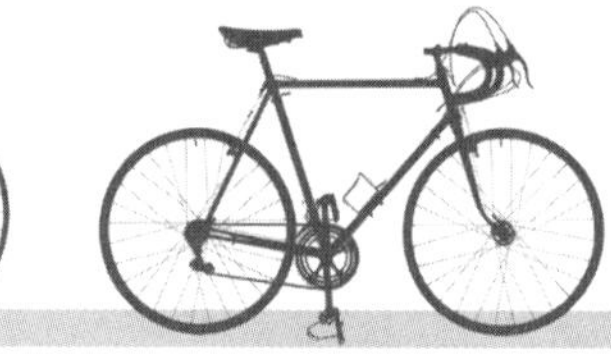

1960
Straßenrennräder der 1960er besaßen Unterlenker und leichte Rahmen.

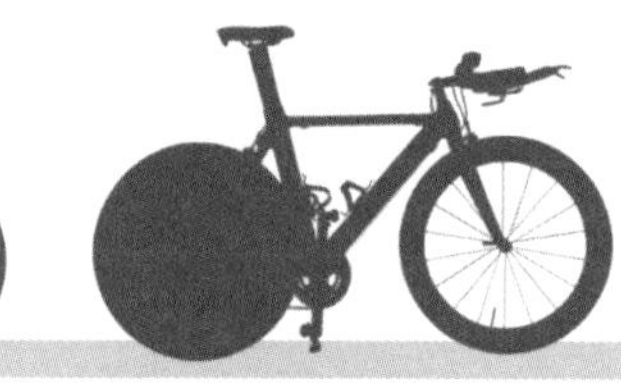

2020
Der aerodynamische Leichtrahmen eines modernen Zeitfahrrads.

NACHHALTIGES DESIGN
In einer Welt sich stetig weiterentwickelnder Technik ist das Fahrrad ein Vorbild für nachhaltiges Design und mechanische Exzellenz. Ob für den Weg zur Arbeit, die Freizeitgestaltung oder den Spitzensport – es zeigt, wie Technik den Aktionsradius des Menschen mit Eleganz und Stil erweitern kann.

EFFIZIENZ DER FORTBEWEGUNGSARTEN

Radfahren ist die effizienteste Art der Fortbewegung: Es verbraucht weniger Kalorien pro Kilometer als jede andere Fortbewegungsart, einschließlich Gehen.

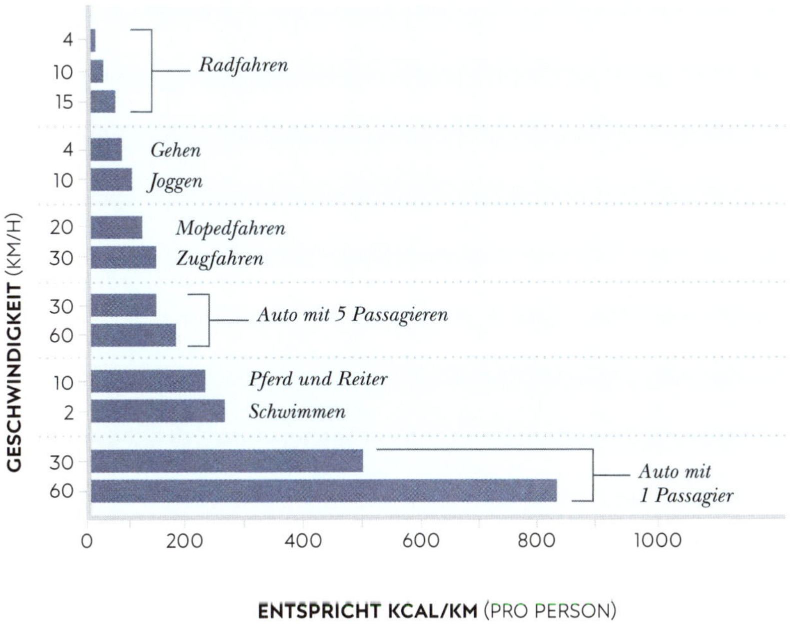

MECHANISCHE EFFIZIENZ

Zu den eindrucksvollsten Merkmalen des Fahrrads zählt seine mechanische Effizienz. Studien haben gezeigt, dass Radfahren nicht nur energieeffizienter ist als Schwimmen, sondern auch als Gehen oder Joggen. Ein Radfahrer kommt mit dem gleichen Energieaufwand vier- bis fünfmal so weit wie ein Fußgänger. Das verdankt sich zum großen Teil dem Rad, der archetypischen Erfindung, die Reibung verringert und die Fortbewegung verbessert. Leichte Felgen und straffe Speichen verbessern Stabilität, Aerodynamik und Rollverhalten.

MATERIALIEN

Auch die Rahmenformen und -materialien haben sich stark weiterentwickelt. Frühe Fahrräder bestanden aus Holz und Stahl, moderne Hochleistungsfahrräder nutzen fortschrittliche Materialien wie Aluminiumlegierungen, Kohlefaser und Titan. Jedes Material besitzt einzigartige Eigenschaften. Kohlefaser ermöglicht aerodynamische Formen bei verbessertem Verhältnis von Steifigkeit und Gewicht. Kohlefaser kann präzise geschichtet und geformt werden, sodass Ingenieure kontrollieren können, wie sich bestimmte Rahmenbereiche biegen oder Kräften widerstehen – was für die Rennleistung entscheidend ist.

FEDERUNG UND BREMSEN

Die Federung zeugt vor allem bei Mountainbikes von weiterer technischer Raffinesse. Vorder- und Hinterradfederungen absorbieren Stöße und verbessern die Kontrolle, den Komfort und die Traktion. Die fein justierten Dämpfungs- und Federungsmechanismen lassen sich oft an die Wünsche der Radfahrer oder das Gelände anpassen. Einfache Seilzugbremsen haben sich zu leistungsstarken hydraulischen Scheibenbremsen entwickelt, die insbesondere bei Nässe oder unter schwierigen Bedingungen sensibel reagieren.

AERODYNAMIK

Die Aerodynamik ist im modernen Radsport zentral, vor allem, wenn bei hohem Tempo der Luftwiderstand der Bewegung als Hauptkraft entgegenwirkt. Ingenieure optimieren jede Oberfläche durch Windkanaltests und numerische Strömungsmechanik (CFD), von der Form der Rahmenrohre über das Helmprofil bis zur Position des Radfahrers. Zeitfahrräder sind auf minimalen Luftwiderstand optimiert, teilweise durch verdeckte Bremsen und abgeschnittene Aero-Profile bei den Rohrformen.

DATENANALYSEN

Elektronik und Datenanalysen haben auch den Radsport verändert. Elektronische Schaltwerke ermöglichen präzise, zuverlässige Gangwechsel auf Knopfdruck. Leistungsmesser und GPS-Geräte liefern Echtzeit-Feedback zu Trittfrequenz, Herzfrequenz, Leistung und Luftwiderstand. So können Radsportler präzise trainieren und Ingenieure und Trainer die Passform des Fahrrads, die Auswahl der Komponenten und Tempostrategien optimieren.

DESIGN-FORTSCHRITTE

Technische Innovationen haben im professionellen Radsport die Leistung in den letzten Jahrzehnten erheblich gesteigert. Fortschritte in Rahmen- und Räderkonstruktion und bei anderen Komponenten wurden durch neue Erkenntnisse aus Materialwissenschaft, Aerodynamik, Biomechanik und zunehmend durch datengestützte Modellierungstechniken vorangetrieben.

RAHMENKONSTRUKTION

Fortschritte im Rahmendesign verdanken sich verbesserten Materialien, aerodynamischer Profilierung und integrierten Konstruktionen.

MATERIALIEN

Der Wechsel von Stahl zu Aluminium und dann zu Kohlefaser war revolutionär. Letztere ermöglicht Herstellern, Steifigkeit, Nachgiebigkeit und Gewichtseigenschaften präzise anzupassen, sodass Fahrräder leichter und aerodynamischer wurden, ohne an Festigkeit einzubüßen. Die Ausrichtung der Kohlenstoffschichten (Layup-Schema) wird mittels Finite-Elemente-Methode (FEM) modelliert. Das Verfahren berechnet, wie sich jedes einzelne Teil des Fahrrads unter verschiedenen Fahrbedingungen verhält, und kombiniert die Ergebnisse, um das Verhalten des Fahrrads unter Belastung vorherzusagen. Unternehmen investieren Millionen in Computersimulationen, bevor sie einen einzigen Prototypen produzieren.

AERODYNAMIK

Bei modernen Rahmen hat das Verringern des Luftwiderstands als entscheidender Leistungsfaktor Priorität. Aero-Rennräder zeichnen sich durch abgesenkte Sitzstreben, abgeschnittene Aero-Profile bei den Rohrformen und nahtlos integrierte Vorderbauten aus. Das bringt Aerodynamik, Gewicht und Steifigkeit in ein ausgewogenes Verhältnis und ermöglicht optimale Leistung. Modellierung mittels numerischer Strömungsmechanik (CFD) und Windkanaltests ist Standard.

Zeit- und Bahnräder stellen die Spitze der Aerodynamik im Radsport dar. Ihre durchdachte Konstruktion minimiert den Luftwiderstand, sodass Radfahrer maximales Tempo mit optimaler Effizienz erreichen. Zu den wichtigsten aerodynamischen Merkmalen zählen weit auseinanderliegende Gabelbeine und Sitzstreben, die den Luftstrom wie Splitterplatten um die Beine des Fahrers lenken. Geteilte Sattelstützen und gewellte Gabelblätter verbessern den Luftstrom weiter und verringern Turbulenzen.

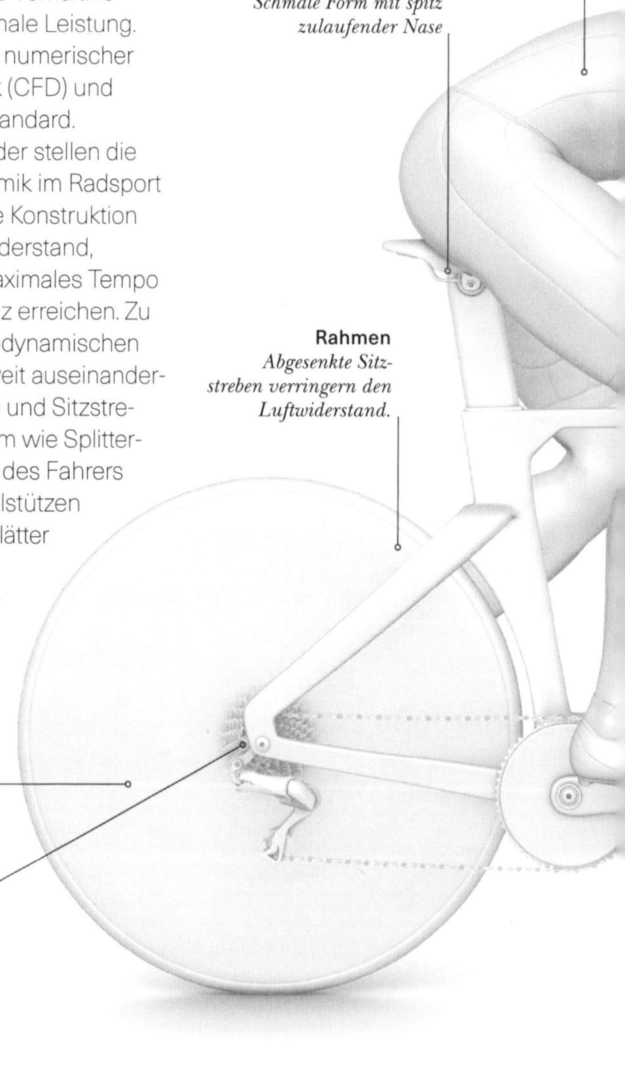

INTEGRATION

Über die Rohrformen hinaus werden Kabel, Sattelklemmen und sogar Trinksysteme in den Rahmen integriert, um den Luftwiderstand zu verringern. 3D-Druck und Rapid Prototyping ermöglichen es Entwicklern, Lösungen schnell zu duplizieren und sogar individuell für bestimmte Rennen oder an die Anatomie des Radfahrers anzupassen.

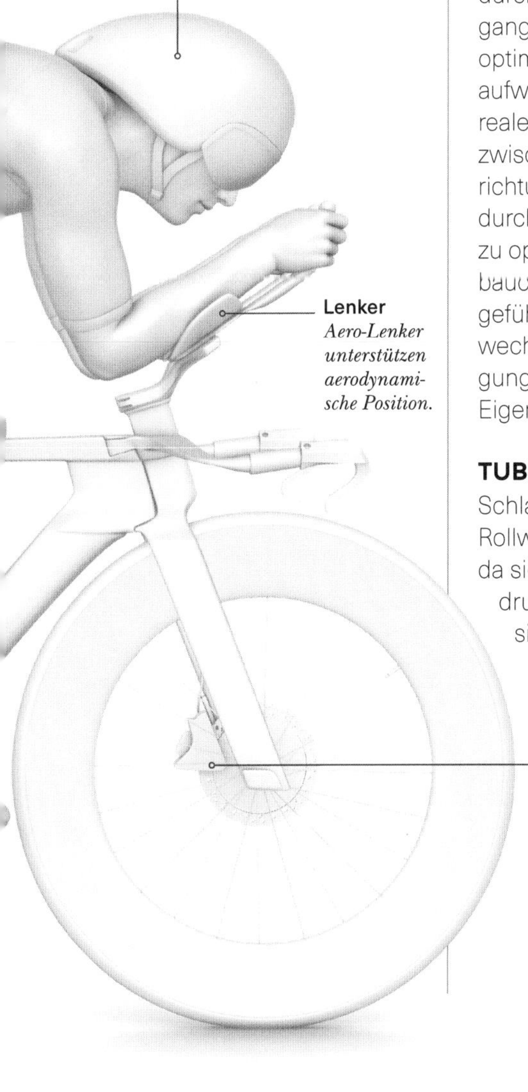

RÄDER

Die Entwicklung der Räder war ebenso revolutionär wie die des Rahmendesigns. Hier liegt der Schwerpunkt auf Aerodynamik, Rollwiderstand und Werkstofftechnik.

AERODYNAMIK

Im Straßenradsport sind inzwischen höhere Felgenprofile (50–80 mm) üblich, die Turbulenzen reduzieren und den Luftstrom glätten. Der Trend zu breiteren Felgen (19–21 mm Innenbreite) in Kombination mit breiteren Reifen (25–32 mm) hat die Aerodynamik durch einen nahtlosen Übergang von Reifen zu Felge weiter optimiert. Unternehmen führen aufwendige CFD-Studien und reale Anströmwinkeltests (Winkel zwischen der scheinbaren Windrichtung und der Fahrrichtung) durch, um die Leistung der Räder zu optimieren. Die Felgen sind bauchig geformt, mit stumpf ausgeführter Anströmkante, um bei wechselnden Seitenwindbedingungen bessere aerodynamische Eigenschaften zu erzielen.

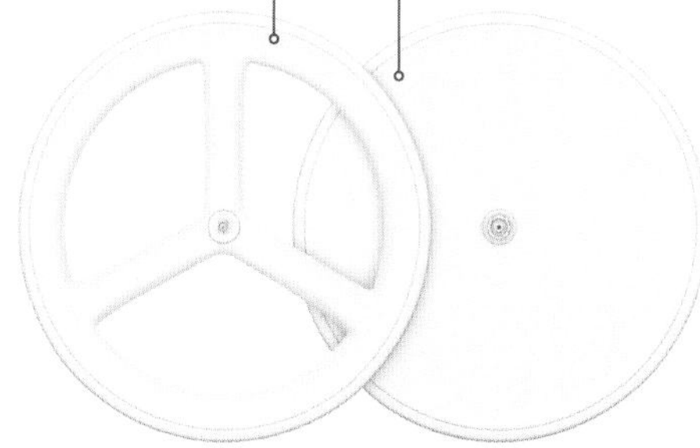

VERBESSERTE KONSTRUKTION
Bei Zeitfahren und Bahnradrennen kommen Dreispeichen- und Vollfelgenräder zum Einsatz, die den Luftwiderstand minimieren.

TUBELESS-REIFEN

Schlauchlose Reifen haben den Rollwiderstand deutlich reduziert, da sie einen niedrigeren Reifendruck ermöglichen, ohne dass sich das Risiko für Reifenpannen erhöht. Felgenkonstruktionstechniken, insbesondere der Einsatz hitzebeständiger Harze und fortschrittliches Layup (Schichten) der Carbon-Lagen, haben die Haltbarkeit der Laufräder, die Bremsleistung (bei Felgenbremssystemen) sowie die Flexibilität verbessert, ohne die Steifigkeit zu verringern. Verfahren zur Carbonformung härten mit Harz imprägnierte Carbonteile durch Hitze und hohen Druck in einem Autoklav (Druckbehälter) aus. Robotergestütztes Schichten der Materialien und Harzinjektionsverfahren (Resin Transfer Moulding, RTM) gewährleisten gleichbleibende Qualität und verringern menschliche Fehler. Diese Fertigungstechniken aus der Luft- und Raumfahrttechnik ermöglichen heute leichtere, robustere und präziser gefertigte Laufräder.

SELBSTREPARIERENDE REIFEN

Ein weiterer Vorteil von schlauchlosen Reifen ist ihre Fähigkeit, kleine Löcher mit flüssigem Dichtmittel selbst zu verschließen. Diese Dichtmittel bestehen in der Regel aus Latex mit zusätzlichen Partikeln und verschließen Löcher gleich nach ihrer Entstehung, sodass der niedrige Reifendruck mit geringem Rollwiderstand, mehr Komfort und guter Haftung erhalten bleibt. Bei manchen Mountainbike- und Straßenrennen verwenden Radfahrer Schaumstoff-Reifeneinlagen, um die Fahrqualität zu verbessern. Sie ermöglichen einen niedrigeren Reifendruck für eine bessere Traktion und mehr Komfort. Zugleich schützen sie die Felgen vor Stößen und senken das Risiko von Durchschlägen. Diese Einlagen bieten außerdem zusätzliche Stabilität bei harten Kurven und im Fall einer Reifenpanne begrenzte Notlaufeigenschaft.

> Nach UCI-Reglement darf ein ***Straßenrennrad*** nicht unter **6,8 KG** wiegen.

WEITERE KOMPONENTEN

Neben verbesserten Rädern und Rahmen sorgen kontinuierliche Fortschritte in weiteren Bereichen für mehr Effizienz und Geschwindigkeit im Wettkampf- und im Freizeitradsport.

ANTRIEBSEFFIZIENZ

Verbesserte Antriebskomponenten zielen auf minimale Reibung und maximale Zuverlässigkeit. Keramiklagersysteme, optimierte Kettenbeschichtungen und präzise Techniken zur Optimierung der Kettenlinie haben messbare Einsparungen bei der Leistungsabgabe des Radfahrers erzielt. Drahtlose elektronische Schaltsysteme bieten schnellere und zuverlässigere Gangwechsel, übersichtliche Cockpit-Konfigurationen verbessern die Aerodynamik.

LENKER

Vollintegrierte Lenker-Vorbau-Einheiten, häufig mit den Rahmen entwickelt, geben dem Fahrrad ein stromlinienförmiges Frontprofil. Verstellbare einteilige (Monocoque-)Lenker sind inzwischen verbreitet und bieten aerodynamische Vorteile, ohne die Fahrposition zu beeinträchtigen.

BREMSSYSTEME

Der Wechsel zu Scheibenbremsen war im Profiradsport zunächst umstritten, ist heute jedoch nahezu flächendeckend. Sie bieten besonders bei Nässe deutlich bessere Bremskraft und Dosierbarkeit. Gleichzeitig können Entwickler Rahmen und Gabeln effizienter gestalten, ohne herkömmliche Bremsklammeraufnahmen oder Bremsflächen berücksichtigen zu müssen.

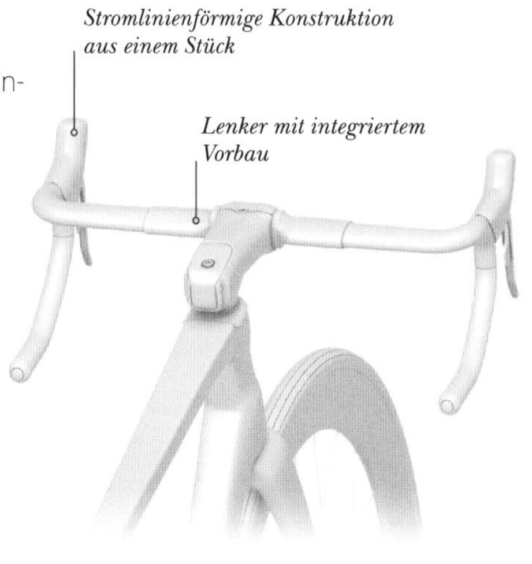

Leistungsmesser und Sensoren

Fast jedes professionelle Rennrad ist heute mit einem Leistungsmesser ausgestattet, die in puncto Genauigkeit, Gewicht und Integration erheblich weiterentwickelt wurden. Die Hersteller haben die Sensoren stark verkleinert, sodass die Leistung direkt an den Pedalen, Kurbeln oder im Kettenblatt-Spider gemessen werden kann.

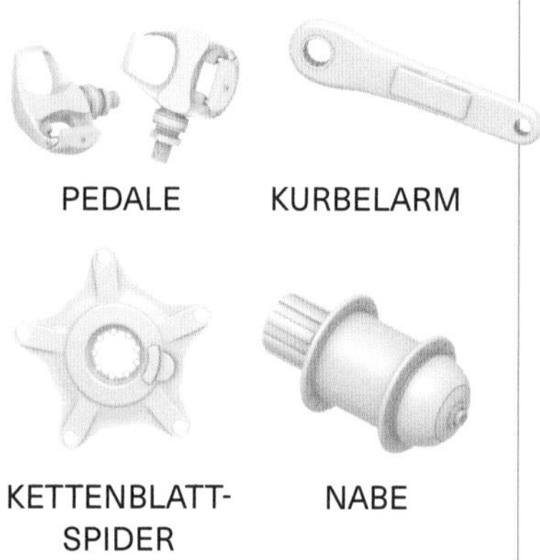

POSITIONIERUNG VON LEISTUNGSMESSERN

REGULIERUNGEN DER UNION CYCLISTE INTERNATIONALE (UCI)

Die UCI reguliert Innovationen im Fahrraddesign. Ihre technischen Vorschriften haben zum Ziel, technologischen Fortschritt zu ermöglichen und gleichzeitig fairen Wettbewerb zu gewährleisten. Das führt manchmal zu Konflikten mit Ingenieuren und Herstellern.

UCI-Vorschriften betreffen vor allem folgende Bereiche:

GRÖSSENBESCHRÄNKUNGEN

Konkrete Maßvorgaben für Fahrradkomponenten gewährleisten Sicherheit und Fairness im Wettkampf. Lenker, Vorbauten und Rahmenrohre müssen 1–8 cm Querschnitt aufweisen. Jede Komponente muss in eine vorgegebene rechteckige Schablone passen. Diese Schablonen definieren die zulässigen Abmessungen und Positionen für verschiedene Rahmenteile, darunter Oberrohr, Unterrohr, Sitzrohr, Sitzstreben, Kettenstreben und Gabeln. Auch zusätzliche Rahmenteile zwischen Steuerrohr und Vorbau müssen Maßvorgaben einhalten.

UNTERE GEWICHTSGRENZE

Das vorgeschriebene Minimalgewicht von 6,8 kg wurde eingeführt, als die leichte Carbon-Technologie noch unausgereift war. Der Grund waren Sicherheitsstandards. Moderne Materialien ermöglichen problemlos ein geringeres Gewicht. Hersteller fügen häufig Ballast hinzu (z. B. schwerere Tretlager oder integrierte Werkzeuge), um die Vorgabe einzuhalten.

RAHMENFORM/AUSSTATTUNG

Jeder neue Rahmen muss von der UCI zugelassen werden. Der Prozess umfasst sowohl eine physische Inspektion als auch Windkanaltests. Diese bürokratische Hürde verhindert, dass Innovationen – z. B. extrem aggressive Geometrien oder radikale Formen – ohne Genehmigung auf den Markt kommen.

VERBOT MOTORISIERTER ASSISTENZSYSTEME

Das Verbot versteckter Motoren (nach Skandalen in der Vergangenheit) hat zu strengeren Kontrollen und sogar zum Einsatz von Techniken wie der Magnetresonanztomografie (MRT) geführt, um Fahrräder vor Rennen zu prüfen.

Die UCI-Vorschriften schränken bestimmte experimentelle Techniken ein. Sie haben aber die Hersteller dazu gebracht, sich vor allem auf echte Leistungsverbesserungen statt ausschließlich auf Laborergebnisse zu konzentrieren. Das Resultat ist ein modernes Rennrad, das höchst ausgereift, aerodynamisch effizient und langlebig ist und für den unvoreingenommenen Betrachter immer noch wie ein traditionelles Straßenrad aussieht.

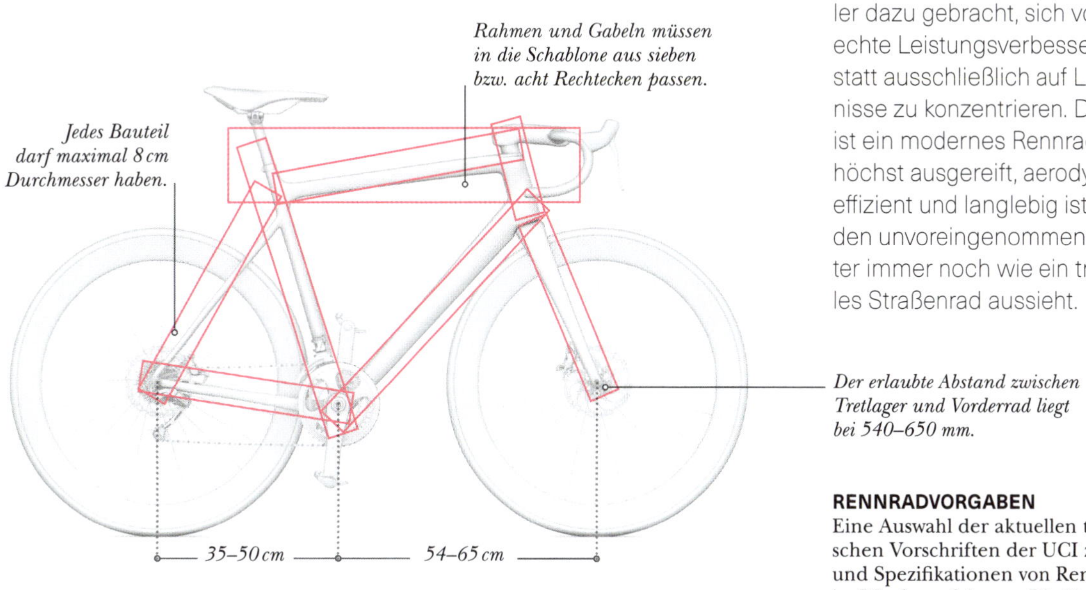

ZUGELASSENE ABSTÄNDE

RENNRADVORGABEN
Eine Auswahl der aktuellen technischen Vorschriften der UCI zu Design und Spezifikationen von Rennrädern im Wettkampfeinsatz. Die Vorschriften werden regelmäßig überarbeitet.

EFFIZIENTES SET-UP

Für die maximale Effizienz eines Fahrrads spielen gezielte Auswahl der Komponenten, regelmäßige Wartung und aerodynamische Feinjustierung eine zentrale Rolle. Alles zusammen steigert die Leistung und senkt den Energieaufwand.

Eine effektive Gangschaltung **verbessert die** *mechanische Effizienz* um bis zu **99 %**

AUSWAHL DER KOMPONENTEN

Die mechanische Effizienz eines Fahrrads wird entscheidend durch die Auswahl der Bauteile beeinflusst.

KURBELARMLÄNGE

Die Kurbelarmlänge beeinflusst die Tretdynamik: Kürzere Kurbeln erleichtern eine aerodynamischere Körperhaltung und verringern die Gelenkbelastung, was besonders in Disziplinen wie Zeitfahren und Bahnradsport von Vorteil ist. Der Q-Faktor (siehe unten) spielt eine Rolle für die Trittеffizienz. Ein engerer Q-Faktor orientiert sich stärker an der natürlichen Haltung des menschlichen Körpers, verbessert potenziell die biomechanische Effizienz und senkt das Risiko von Knieverletzungen. Jüngste Trends hin zu kürzeren Kurbeln sollen bei Profi-Straßenradfahrern die Effizienz weiter gesteigert haben, wobei dies bisher nicht ausreichend wissenschaftlich belegt ist.

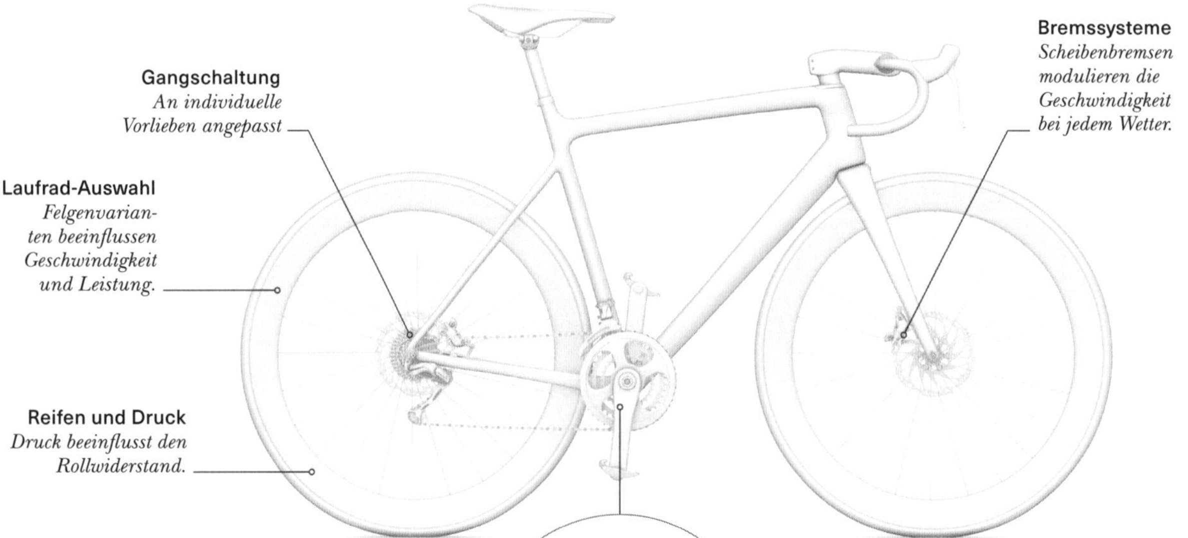

Gangschaltung
An individuelle Vorlieben angepasst
Laufrad-Auswahl
Felgenvarianten beeinflussen Geschwindigkeit und Leistung.
Reifen und Druck
Druck beeinflusst den Rollwiderstand.
Bremssysteme
Scheibenbremsen modulieren die Geschwindigkeit bei jedem Wetter.

DIE RICHTIGE EINSTELLUNG

Eine optimale Fahrradeinstellung kann die Leistung erheblich steigern. Das gilt für Profis und Amateure gleichermaßen.

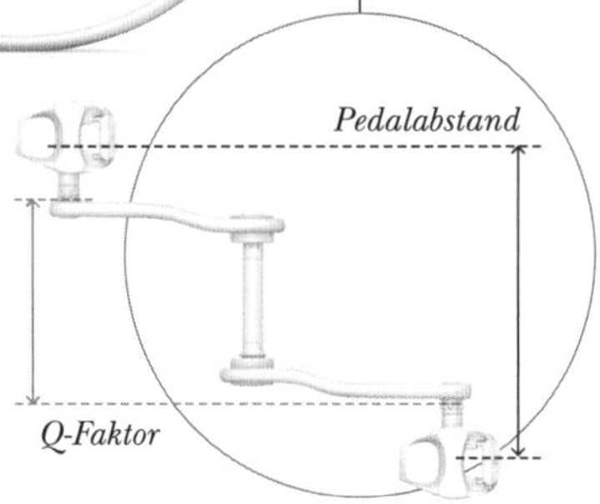

Der Q-Faktor

Der Q-Faktor beschreibt den Abstand zwischen den Außenkanten der Kurbelarme und legt damit fest, wie weit die Füße beim Einrasten in die Pedale auseinanderstehen.

SCHALTSYSTEME

Schaltsysteme sollten auf die Kraft der Fahrerin und das Gelände abgestimmt sein, um optimale Trittfrequenz und Kraftübertragung zu gewährleisten. Gut gewartete Kettenschaltsysteme können mechanische Wirkungsgrade von 93–99 Prozent erreichen, abhängig von Ritzelgröße und Kettenlinie. Größere Ritzel und eine gerade Kettenführung sind effizienter als schräg gekreuzte Ketten (Cross-Chaining) und kleinere Ritzel.

LAUFRAD-AUSWAHL

Die Auswahl der Laufräder ist entscheidend für ein effizientes Fahrrad-Set-up. Tiefprofilfelgen verbessern die Aerodynamik bei hohem Tempo, flachere Felgen erleichtern die Handhabung bei Seitenwind.

Eine geringere rotierende Masse der Laufräder, vor allem an den Felgen, steigert die Beschleunigung und die Kletterleistung. Carbonfelgen sind leichter als Aluminiumvarianten und erlauben somit tiefere Profile, ohne nennenswertes Mehrgewicht.

REIFEN UND DRUCK

Reifenbreite und -druck müssen den Straßenbedingungen und dem Gewicht des Fahrers angepasst werden, um Rollwiderstand und Komfort ins Gleichgewicht zu bringen. Breitere Reifen mit abgestimmtem Luftdruck können weniger Rollwiderstand und höheren Komfort bieten als schmalere Reifen. Der optimale Reifendruck minimiert den Rollwiderstand bei ausreichend Grip und Komfort.

ELEKTRONISCHE SCHALTUNG

Moderne elektronische Schaltsysteme ermöglichen schnelle und präzise Gangwechsel, verringern Fehltritte und steigern die Effizienz des Antriebs. Gleichzeitig verringern sie durch den Verzicht auf mechanische Kabel den Wartungsaufwand.

»Das richtige Set-up vergrößert nicht nur die Freude am Radfahren, es steigert auch die Leistung.«

KURBELN IN VERSCHIEDENEN DISZIPLINEN

Die optimale Einstellung hängt davon ab, ob man ein Straßenfahrrad, ein Mountainbike oder einen anderen Fahrradtyp nutzt.

Kurbellänge und Q-Faktor

DISZIPLIN	TYPISCHE KURBELLÄNGE	ANMERKUNGEN ZUM Q-FAKTOR
Straßenrennen	160–172,5 mm	Schmal bevorzugt, für Aerodynamik und Effizienz.
Zeitfahren	150–165 mm	Sehr kurze Kurbeln üblich, um Aero-Position und Hüftwinkel zu verbessern.
Gravelbiken	165–170 mm	Etwas größerer Q-Faktor zur Stabilisierung.
Cyclocross	165–170 mm	Etwas kürzer, für bessere Kadenz und größere Pedalfreiheit.
Mountainbiken	165–170 mm	Moderater Q-Faktor für Stabilität und technisches Handling.
Bahnradfahren	170–175 mm	Längere Kurbeln für Maximierung von Hebelwirkung und Drehmoment.
Ultra-Distanz	165–170 mm	Kürzer, um die Gelenkbelastung über längere Zeit zu verringern.

Schaltsysteme

DISZIPLIN	ANTRIEB	KETTEN-BLÄTTER	KASSETTE	ANMERKUNGEN
Straßenrennen (wellig/hügelig)	2x12	52/36 oder 50/34 Zähne	11–30 oder 11–32 Zähne	Semi-kompakt für Vielseitigkeit; kompakt für steilere Anstiege.
Straßenrennen (flach)	2x12	54 oder 54/39 Zähne	11–25 oder 11–28 Zähne	Hohe Gänge für hohes Tempo; enge Übersetzungen zur Kontrolle der Trittfrequenz.
Gravelrennen	1x12 oder 2x12	40 (1x) oder 48/31 Zähne (2x)	10–44 (1x) oder 10–36 Zähne (2x)	1x für Einfachheit; 2x für kleinere, gleichmäßigere Gangsprünge.
Mountainbiken	1x12	32–36 Zähne	10–50 oder 10–52 Zähne	Große Bandbreite für steile Anstiege und technisches Gelände.
Cyclocross	1x11 oder 1x12	40–44 Zähne	11–28 bis 11–36 Zähne	1x bevorzugt für Zuverlässigkeit im Schlamm; moderater Übersetzungsbereich.
Zeitfahren	2x12 (oder 1x12)	56/42 oder 54/40 Zähne	11–25 oder 11–28 Zähne	Große Kettenblätter für schnelle, flache Strecken, enge Ritzelabstufungen.

Reifen und Druck

DISZIPLIN	EMPFOHLENER REIFENTYP	BREITE	EMPFOHLENER DRUCK	ANMERKUNGEN
Straßenrennen (glatter Asphalt)	Glatter Straßenreifen tubeless oder Drahtreifen	25–28 mm	4,8–6,2 bar	28 mm immer häufiger, selbst im Profiradsport; niedrigerer Druck für Komfort und Grip.
Straßenrennen (rauer Asphalt/ Schotter)	Glatt oder leicht profiliert tubeless oder Drahtreifen	28–32 mm	4,1–5,2 bar	Breitere Reifen und niedrigerer Luftdruck verbessern Kontrolle und Rollwiderstand.
Zeitfahren	Glatter tubeless Rennreifen mit hohem TPI oder Drahtreifen mit Latexschlauch	25–28 mm	5,5–6,9 bar	Höherer Luftdruck verringert den Rollwiderstand, zu hoher Druck kann auf unebenem Untergrund langsamer sein.
Gravel (schnell, fester Untergrund)	Leicht profiliert / halbglatt tubeless	34–44 mm	2,1–3,1 bar	Ausgleich zwischen Geschwindigkeit und Grip; tubeless bevorzugt.
Gravel (gemischt, lockerer Untergrund)	Grobstollig Allround-Gravel, tubeless	38–46 mm	1,7–2,8 bar	Breitere Reifen mit niedrigerem Druck für rauere Bedingungen, da bessere Kontrolle.
Cyclocross (trockene Bedingungen)	Fein profiliert CX mit/ohne Schlauch	32–33 mm (UCI-Grenze)	1,5–2,1 bar	Niedrigerer Luftdruck verbessert Grip.
Cyclocross (nasse/schlammige Bedingungen)	Aggressiver grobstolliger Cyclocross mit/ohne Schlauch	32–33 mm	1,2–1,7 bar	Sehr niedriger Druck für maximalen Grip im Schlamm.
Mountainbiken	Leichter XC-Rennreifen tubeless	55–61 mm	1,2–1,7 bar	Tubeless nahezu universell; niedrigerer Druck für bessere Antriebskraft.

MECHANISCHE WARTUNG

Regelmäßige Wartung ist wichtig, um die Leistung eines Fahrrads zu erhalten. Schlüsselfaktoren, die berücksichtigt werden sollten, wenn man die Effizienz des Fahrrads verbessern möchte, sind:

ANTRIEBSSTRANG

Ein sauberer Antriebsstrang steigert die Effizienz erheblich. Konsequente Kettenpflege mit regelmäßigem Reinigen und Fetten ist wichtig; wischen Sie überschüssiges Öl ab, damit kein Schmutz anhaftet. Entfetten Sie Kette, Kassette, Kettenblätter und Schaltrollen regelmäßig und wenden Sie Schmiermittel an, das zu den Fahrbedingungen passt. Überprüfen Sie die Kettenlängung mit einer Kettenmesslehre, um vorzeitigen Verschleiß von Kassette und Kettenblättern zu verhindern, und ersetzen Sie die Kette, sobald das Verschleißlimit erreicht ist.

LAUFRÄDER UND REIFEN

Die Laufräder müssen rund sein. Drehen Sie sie, um sie auf seitliche und vertikale Abweichungen zu prüfen; bei starkem Wackeln müssen sie zentriert oder sogar neu aufgebaut werden. Prüfen Sie die Reifen regelmäßig auf Schnitte, Löcher, Schäden am Karkassenmaterial und Profilverschleiß. Halten Sie den zu Gelände und Fahrergewicht passenden Reifendruck ein und ersetzen Sie Reifen mit starkem Profilverschleiß, beschädigten Seitenwänden oder trockenen Rissen.

BREMSEN

Die Beläge von Felgenbremsen sollten auf gleichmäßigen Verschleiß und Schmutz geprüft werden, die Bremsfläche muss sauber und frei von tiefen Rillen sein. Bei Scheibenbremsen müssen die Beläge genug Material haben, die Scheiben sollten sauber und nicht verzogen sein. Schwammige hydraulische Bremsen muss man eventuell entlüften. Ausgetauschte hydraulische Bremsbeläge müssen korrekt eingesetzt, die Bremsscheiben zentriert und richtig ausgerichtet werden.

ZÜGE, HÜLLEN, SCHLÄUCHE

Effektives Schalten und Bremsen erfordert saubere und intakte Züge und Ummantelungen. Die Züge mechanischer Systeme müssen frei laufen, ohne zu klemmen, die Hüllen sollten weder Risse noch Korrosion aufweisen. Verschlissene Züge und Hüllen müssen ersetzt, die Schläuche hydraulischer Bremsen auf Lecks, Risse oder Ausbeulungen, geprüft werden, vor allem an Verbindungen und Biegungen.

LAGER

Lager (Steuerlager, Tretlager, Naben und Pedale) müssen reibungslos laufen. Bei übermäßigem Spiel müssen die Lager gewartet oder ausgetauscht werden. Keramiklager sind langlebiger und durch geringeren Reibungswiderstand effizienter.

FEDERUNG

Die Federungskomponenten sollten regelmäßig inspiziert werden. Hält man die empfohlenen Serviceintervalle für Ölwechsel und Dichtungsersatz ein, erhält man die Leistung und vermeidet teure Reparaturen. Prüfen Sie vor jeder Fahrt den Luftdruck oder die Dämpfer.

ALLGEMEINE INSPEKTION

Prüfen Sie vor jeder Fahrt kurz die kritischen Komponenten (Vorbau, Lenker, Sattelstütze, Kurbelarme, Räder), um Ihre Leistung zu optimieren. Durch aufmerksames Horchen während der Fahrt bemerkt man oft frühzeitig, dass das Fahrrad gecheckt werden muss.

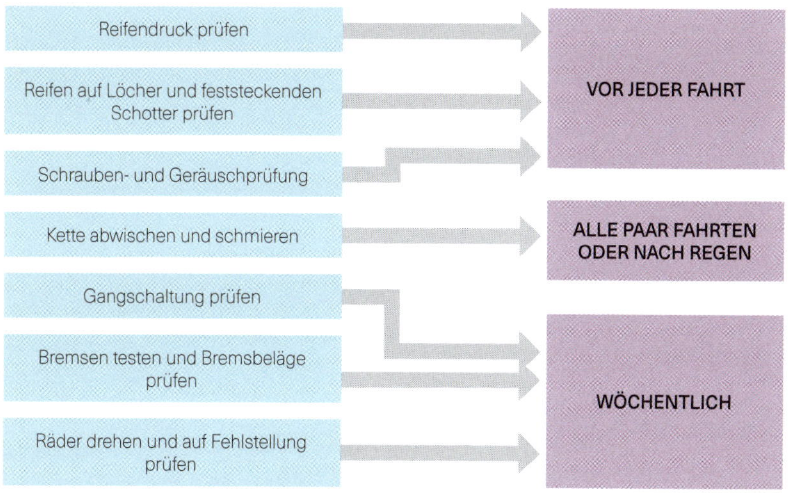

SENSORTECHNOLOGIE UND DATENANALYSE

Der Amateur- wie auch der Profiradsport haben sich durch Fortschritte in der Sensortechnologie und Datenanalyse gravierend verändert. Von der Trainingsoptimierung über Entscheidungen am Renntag bis hin zu innovativer Ausrüstung stützt sich der Sport heute stark auf datenbasierte Werkzeuge.

LEISTUNGSMESSER

Leistungsmesser erfassen die Belastung objektiv und ermöglichen Radfahrern, ihre Trainingsintensität auf ihre physiologischen Fähigkeiten und Leistungsziele abzustimmen.

Diese Geräte bilden die Basis der modernen Leistungsmessung im Radsport. Sie werden in Kurbeln, Pedale oder Radnabe eingebaut und messen das Drehmoment und die Kadenz zur Berechnung der Wattzahl (Leistungsabgabe). So quantifizieren sie die Belastung in Training und Wettkampf und dienen der Trainingsüberwachung und -planung. Anhand der Wattzahl können der Energieverbrauch bestimmt und individuelle Ernährungsstrategien erarbeitet werden.

Herzfrequenzdaten geben Aufschluss über die innere Belastung und Erholungsmuster. Kontinuierliche Glukose- und Muskelsauerstoffsensoren und andere biochemische Kontrollinstrumente liefern Einblicke in den Stoffwechsel. Das erleichtert individuelleres Intensitätsmanagement und bessere Strategien bei der Energiezufuhr. Anhand der gewonnenen Daten können Fahrer und Coaches dasTraining fundierter planen. Das führt zu besserer Anpassung, senkt das Risiko von Übertraining und verbessert die langfristige Entwicklung.

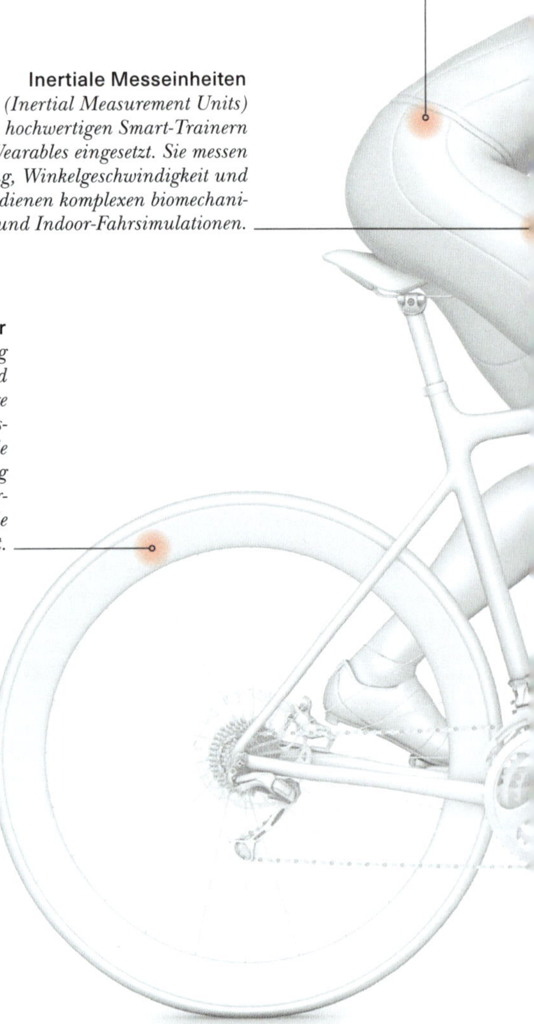
Körperkerntemperatursensoren
Überwachen die Körperinnentemperatur über Wearables mit Hautkontakt und helfen, Hitzestress zu kontrollieren. Sinnvoll bei Rennen bei heißem Wetter und für das Erstellen von Anpassungsprotokollen.
Inertiale Messeinheiten
IMUs (Inertial Measurement Units) werden in hochwertigen Smart-Trainern und einigen Wearables eingesetzt. Sie messen Beschleunigung, Winkelgeschwindigkeit und Ausrichtung und dienen komplexen biomechanischen Analysen und Indoor-Fahrsimulationen.
Reifendrucksensor
Dient der Überwachung von Rollwiderstand und Pannenrisiko, insbesondere bei Gravel- und Zeitfahrdisziplinen. Manche Modelle ermöglichen die Anpassung des Reifendrucks an unterschiedliche Untergründe während der Fahrt.

DATENERFASSUNG
Sensoren an Fahrer und Fahrrad überwachen Leistung, Herzfrequenz, Bewegung und Physiologie und stellen Leistungsdaten in Echtzeit bereit.

Herzfrequenzmesser
Werden an der Brust oder am Handgelenk getragen und messen die Herz-Kreislauf-Leistung mithilfe optischer oder elektrischer Signale. Die Herzfrequenz sagt nur indirekt etwas über die Leistungsabgabe aus, gibt aber Aufschluss über Ermüdung, Erholung und Stress.

GPS-Geräte
Fahrradcomputer zeichnen Routendaten, Höhe, Geschwindigkeit und Segmentzeiten mithilfe von GPS und barometrischen Höhenmessern auf. Diese Daten werden zur Analyse häufig mit Cloud-basierten Plattformen zur Trainingskontrolle synchronisiert.

Aerodynamische Sensoren
Messen den Luftwiderstand in Echtzeit bei realen Fahrbedingungen. Die Geräte integrieren Windgeschwindigkeitsmessung per GPS, Beschleunigungsmesser und barometrische Daten, um die aerodynamische Effizienz außerhalb des Windkanals einzuschätzen.

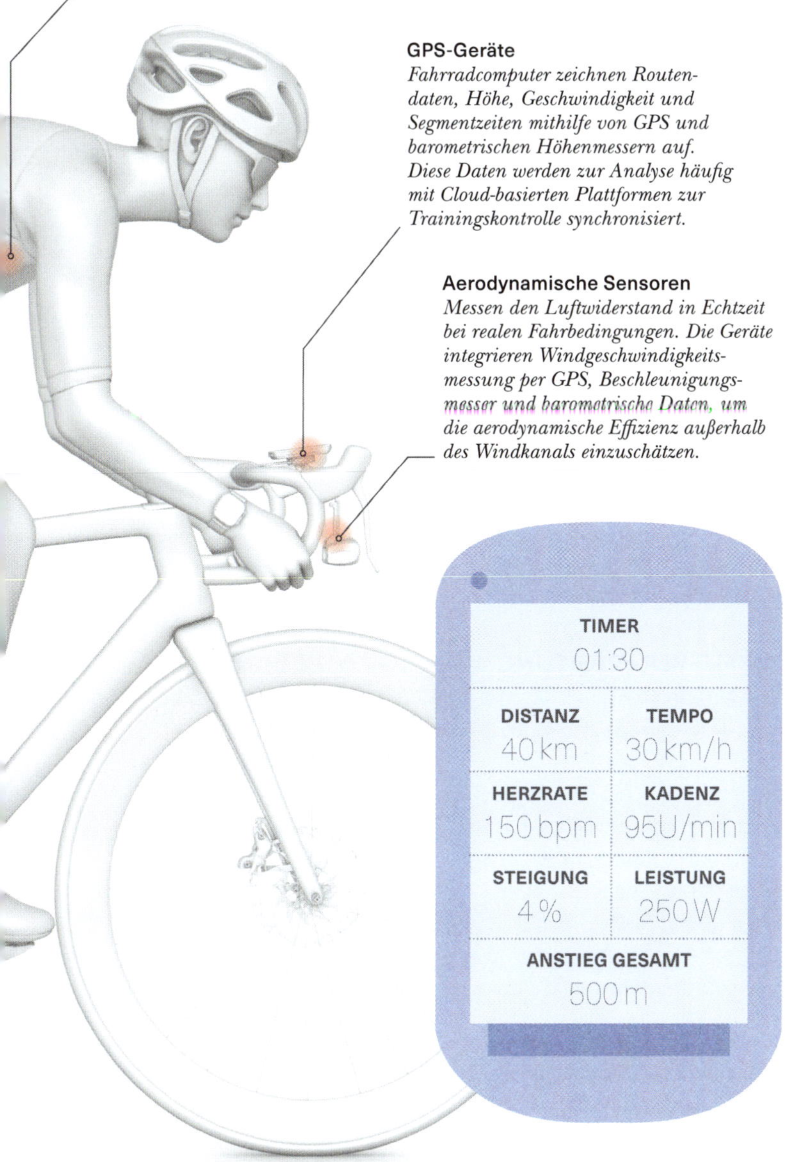

Weitere Geräte

Weitere Geräte, die zur Umwandlung von körperlicher Aktivität in verwertbare Erkenntnisse eingesetzt werden:

Temperatur-, Feuchtigkeits- und Höhensensoren: In Fahrradcomputer und Wearables integriert, ermöglichen sie die Analyse der Auswirkungen von Umweltstress auf Leistung und Pacing unter Extrembedingungen.

Muskelsauerstoffsensoren: Nahinfrarotspektroskopie-Geräte messen die lokale Sauerstoffsättigung der Muskeln. Im Hochleistungssport eingesetzt, ermöglichen sie die Feinabstimmung der Trainingsintensität, da sie anzeigen, wann ein Muskel auf anaerobe Energiesysteme umschaltet.

Schweißsensoren: Klebepflaster messen mit Mikrofluidik-Technologie Schweißrate und Natriumgehalt, analysieren den Flüssigkeitsverlust und den Elektrolythaushalt während des Trainings und zeigen Trinkbedarf an. Maßgeschneiderte Trinkpläne können Dehydrierung und Leistungsabfall bei Hitze, längeren Trainingseinheiten oder Rennen vermeiden.

Kontinuierliche Glukosemessung (CGM): Erfolgt mit einem kleinen Sensor unter der Haut, der die Gewebeglukosekonzentration misst und Aufschluss über die persönliche Kohlenhydratreaktion während des Trainings und Wettkampfs gibt. Obwohl derzeit bei UCI-Rennen verboten, dienen CGMs im Training der Optimierung von Ernährungsplänen und zur Vermeidung von Energieeinbrüchen, insbesondere bei Ausdauerwettkämpfen.

Schlafsensoren: Spezielle Smartwatches, Ringe und Armbänder prüfen Schlafdauer und -qualität mittels Beschleunigungsmessern und Herzfrequenzvariabilität (HRV), um Schlafphasen und Erholung zu bewerten. Zeichen von Ermüdung oder Krankheit können früh erkannt, Trainingspläne optimiert und Stress durch Reisen und Wettkämpfe gelindert werden.

DIE DATENZUKUNFT

Mit dem technischen Fortschritt tritt der Radsport in eine neue Ära ein, die gekennzeichnet ist durch ein tieferes physiologisches Verständnis, Echtzeit-Intelligenz und integrierte Geräte, die Daten direkt auswerten.

Winzige Sensoren, tragbare Geräte, Cloud Computing und künstliche Intelligenz verändern das Training, die Wettkämpfe und die Erholung im Radsport. Es ist zu erwarten, dass die Innovationen künftig weiter zunehmen, bei den Tools ebenso wie bei der Erfassung, Interpretation und Nutzung der Daten.

KI *wird* ***bereits genutzt,*** um die Pacing-Strategien beim *Zeitfahren* ***zu optimieren.***

Die Fahrradtechnologie wandelt sich von der Datenerfassung hin zur Bereitstellung von Entscheidungsintelligenz. Zukünftige Systeme werden nicht nur Fakten melden, sondern auch nächste Schritte empfehlen und diese Empfehlungen begründen. Radsportler aller Leistungsstufen werden von intelligenten Sensoren, Echtzeitanalysen und KI-gestützten Empfehlungen profitieren.

Die Zukunft gehört denen, die Technologie und Intuition verbinden. Daten sollen eigene Erkenntnisse nicht ersetzen, sondern die Optimierung von Leistung und Gesundheit sowie eine nachhaltige Entwicklung gezielt unterstützen.

INTEGRATION UND MINIATURISIERUNG

Ein erkennbarer Trend ist die Entwicklung multifunktionaler, miniaturisierter Sensoren, die sich störungsfrei in die Ausrüstung einfügen. Statt mehrere Geräte zu verwenden, führt Sensorfusion zu integrierten Plattformen, die Werte wie Leistung, Herzfrequenz, Temperatur, Bewegung, Laktat, Glukose und Schweiß in einem einzigen tragbaren oder eingebetteten System (intelligente Kleidung) kombinieren. Zukünftige Wearables könnten die Messung von Körperkerntemperatur, Hautfeuchtigkeit, Muskel-Sauerstoffsättigung und Blutlaktat zusammen mit der Echtzeit-Glukoseüberwachung in einem einzigen Patch oder in Jersey-Gewebe bündeln. Dies ebnet den Weg für eine kontinuierliche Stoffwechselüberwachung anstelle isolierter Messungen und wird Radfahrern und Trainern ermöglichen, während des Trainings oder Wettkampfs dynamisch darauf zu reagieren.

ECHTZEIT-VERARBEITUNG

Mit zunehmend leistungsfähigeren Sensoren steigen auch Volumen und Geschwindigkeit der Datenerfassung an. Bei der Verarbeitung wird Edge-Computing direkt im Gerät oder der Headunit angestrebt, statt die Daten nach der Fahrt zu übertragen. Das ermöglicht Echtzeit-Ermüdungswarnungen, Live-Empfehlungen zu Energiezufuhr und aerodynamischer Optimierung sowie automatische Tempoanpassung an Wind, Steigung oder Befinden.

Die Entwicklung KI-gestützter Fahrradcomputer, die Daten nicht nur anzeigen, sondern auch interpretieren, wird voraussichtlich bewirken, dass Daten nicht mehr nur passiv aufgezeichnet werden, sondern aktiv der Steuerung dienen.

COACHING DURCH KI

Trainingsplattformen nutzen bereits KI. Sie erstellt Trainingspläne und passt sie auf Grundlage der Eingaben der Radfahrer und Leistungstrends individuell an. In Zukunft wird KI wohl auch bei der Leistungsvorhersage Einzug halten: Anhand älterer und aktueller Sensordaten könnten Spitzenleistungsfenster, das Risiko von Übertraining oder Verletzungen, Krankheiten oder die Leistung am Renntag unter verschiedenen Bedingungen vorhergesagt werden.

Dank umfangreicher Datensätze und Algorithmen für maschinelles Lernen wird KI präzise Anpassungen

DATENSAMMLUNG
Radsportler werden KI zunehmend nutzen, um Informationen zu sammeln und auszuwerten, die das Training und ihre Leistung weiter verbessern können.

bei Ruhetagen, Tapering, Ernährung und Reiseplanung ermöglichen, personalisiert und anpassbar.

PERSONALISIERTE AUSRÜSTUNG

Die sensorgesteuerte Fahrradanpassung und Auswahl der Ausrüstung wird weiterentwickelt. Während Bewegungssensoren, Satteldruckmessung und Pedaltrittanalyse bei hochwertigen Fahrrad-Set-ups bereits zum Einsatz kommen, könnten zukünftige Systeme dynamische Anpassungen je nach Fahrbedingungen ermöglichen. Beispiele sind Sättel, deren Härte sich der Vibrationsstärke anpasst, Aero-Lenker, die sich je nach Anstieg der Straße neigen, sowie intelligente Einlegesohlen, die in Echtzeit Hinweise zur Positionierung der Schuhplatten geben. So werden Radfahrer ihre biomechanische Effizienz und ihren Komfort unter verschiedenen Rennbedingungen und bei unterschiedlichem Ermüdungsgrad aufrechterhalten können.

GANZHEITLICHE ANALYSE

Die Zukunft der Radsporttechnologie liegt in Plattformen, die Trainings-, Gesundheits-, Ernährungs- und Erholungsdaten vereinen. Trainer, Sportwissenschaftler und medizinisches Personal können über ein geteiltes Dashboard mit Daten aus mehreren Sensorquellen arbeiten.

Solche Systeme verbessern die Leistung und das Wohlbefinden und erkennen kritische Faktoren. Profi-Radsportteams nutzen solche Plattformen bereits auf höchstem Niveau.

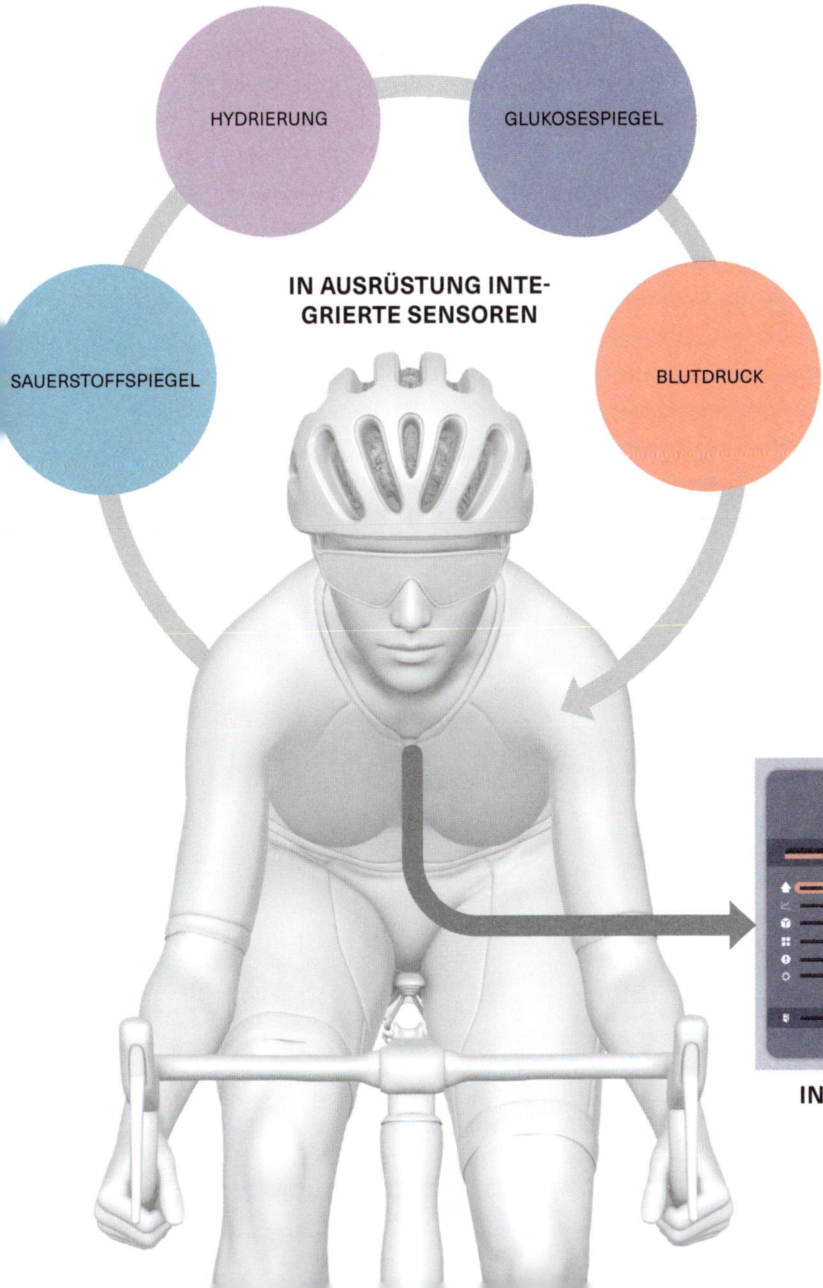

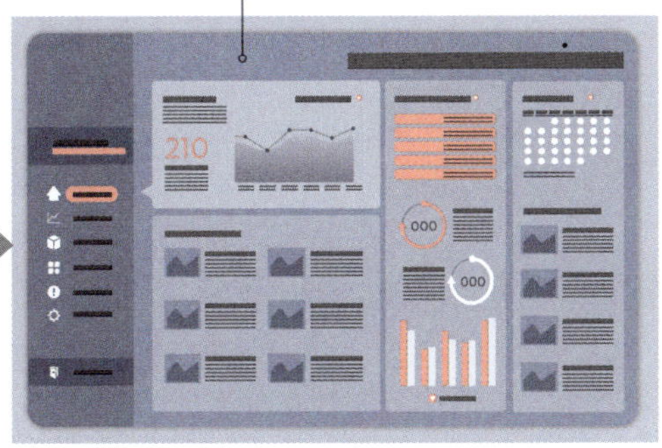

WETTKAMPF-
RADSPORT

Der Wettkampf-Radsport erfordert eine einzigartige Kombination aus körperlicher Ausdauer, taktischem Geschick, technischem Können und psychischer Belastbarkeit. Das professionelle Radfahren geht über Fitnesssport weit hinaus. Der Radsport hat sich zu einem komplexen Teamsport entwickelt, bei dem Strategie, sorgfältige Vorbereitung und viele kleine Verbesserungen genauso oft über Sieg oder Niederlage entscheiden wie die Kraft.

DER STRASSEN-RENNSPORT

Straßenradrennen zählen zu den körperlich anspruchsvollsten und taktisch komplexesten Sportwettkämpfen weltweit. Auf Elite-Niveau handelt es sich um einen international organisierten Sport, geprägt von Tradition, technologischem Fortschritt, Datenanalyse und Kommerz. Der WorldTour-Kalender der Union Cycliste Internationale (UCI) ist das Rückgrat der Wettkampfsaison. Hier treten die besten Talente auf verschiedenen Terrains in verschiedenen Rennformaten an.

STRUKTUR UND FÜHRUNG

Die Elite des Straßenradsports konzentriert sich in erster Linie auf die UCI WorldTour, eine Serie von Spitzenrennen, darunter Eintages- und Etappenrennen und Grand Tours.

Die Rennen werden von den UCI WorldTeams bestritten, Profiteams der höchsten Stufe, sowie ausgewählten ProTeams (zweite Liga). Der WorldTour-Kalender beginnt Ende Januar mit Rennen wie der Tour Down Under in Australien und endet im Oktober. Höhepunkt sind prestigeträchtige Eintagesrennen in Italien. Unterhalb der WorldTour bietet die UCI ProSeries eine Plattform für kleinere Teams und Fahrer, die den Sprung in die Elite schaffen wollen. Zwischen diesen Klassen ist Aufstieg und Abstieg entsprechend der Leistung und finanziellen Kriterien möglich.

Die ***Streckenlänge*** *der Tour de France* beträgt im Durchschnitt **3400 KM.**

Wettkampfarten und Spezialisierungen

WETTKAMPFART	TOP EVENTS	HERAUSFORDERUNGEN
Etappenrennen Mehrtägige Rennen von drei Tagen bis zu drei Wochen Dauer	Giro d'Italia, Tour de France und Vuelta a España	Diese Rennen stellen Ausdauer, Erholung, Kletterstärke, Zeitfahrleistung und taktisches Geschick unter verschiedenen Geländebedingungen und Wetterverhältnissen auf die Probe.
Eintages-Klassiker Eintägige Rennen über große Distanzen	Paris–Roubaix, Flandern-Rundfahrt und Mailand–San Remo	Unvorhersehbares Wetter, Kopfsteinpflaster, kurze steile Anstiege und chaotische Rennverläufe. Die Sieger sind häufig Fahrer, die über Ausdauer, taktisches Geschick und ein gutes Gespür für die richtige Positionierung verfügen.
Zeitfahren Einzel- oder Teamfahren gegen die Zeit	Einige Etappen der Tour de France, Weltmeisterschaften und Olympische Spiele	Zeitfahren erfolgt in eigenständigen Events, aber auch im Rahmen von Etappenrennen und entscheidet manchmal über die Gesamtwertung. Der Erfolg hängt von Aerodynamik, Tempo und Leistungsabgabe über eine bestimmte Dauer ab.

TEAMDYNAMIK UND -TAKTIK

Jede Rennart begünstigt andere Fahrerprofile: Sprinter, Bergfahrer, Zeitfahrer, Puncheurs (auf kurze, steile Anstiege spezialisiert) und Allrounder. Die erfolgreichsten Fahrer sind entweder stark spezialisiert oder vielseitig versiert, um auf verschiedenen Terrains bestehen zu können.

Radfahren ist ein Einzelsport, der im Team ausgeübt wird. Ein Profiteam stellt pro Rennen sechs bis acht Fahrer auf, denen Rollen wie z. B. Domestik, Sprinter oder Kapitän zugewiesen werden, um eine gemeinsame Strategie umzusetzen.

Erfolg auf Elite-Niveau erfordert nicht nur körperliche Höchstleistungen, sondern auch Planung, Kommunikation und Timing. Die Teams setzen Funkgeräte ein und folgen Rennplänen, die von den Teamchefs ausgearbeitet wurden, jedoch laufend an das Renngeschehen angepasst werden.

Der Profiradsport hat sich in den letzten Jahren digitalisiert und Sportwissenschaft und Medizin integriert. Die Teams beschäftigen nun Sportwissenschaftler, Leistungschefs, Ernährungswissenschaftlerinnen, Biomechaniker, Ingenieure und Fachärzte, um jedes Element der Leistung zu optimieren. Die Erkundung der Rennstrecke, Windkanaltests und individuelle Tempostrategien sind bei Spitzenmannschaften mittlerweile Standard.

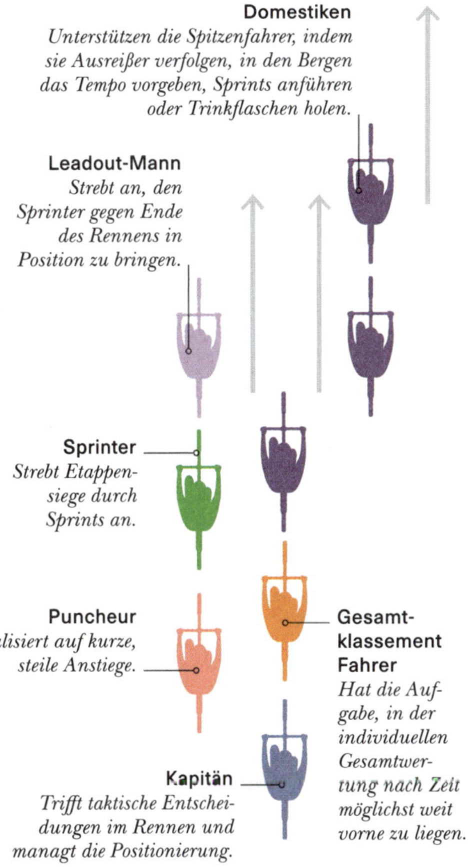

TEAMFORMATION
Typischerweise wird der Kapitän während des größten Teils des Rennens vom Team beschützt. Die Domestiken befinden sich oft an der Spitze der Gruppe, Sie geben das Tempo vor und führen Sprints an.

KULTUR, KOMMERZIALISIERUNG UND ANTI-DOPING

Der Radsport ist in der europäischen Kultur tief verwurzelt, insbesondere in Frankreich, Italien, Belgien und Spanien.

In den letzten Jahrzehnten hat sich der Sport globalisiert. Neue Rennen im Nahen Osten, in Australien und Nordamerika haben die Reichweite vergrößert, die Fahrer stammen heute von allen Kontinenten.

Für den Elite-Radsport ist Sponsoring unverzichtbar. Die Teams finanzieren sich in erster Linie durch Firmensponsoring, die Rentabilität basiert auf der Markenpräsenz bei TV-Übertragungen von Rennen, in sozialen Medien und bei Live-Events. Der Sponsoring-Markt ist jedoch volatil, weshalb sich Teamnamen häufig ändern und nachlassender Erfolg die Finanzierung gefährdet.

Der Sport kämpft gegen sein Doping-Image. Biologische Pässe, strengere Tests und ein Wandel in der Grundhaltung haben Vertrauen zurückgewonnen. Die derzeitige Generation von Fahrern gilt weitgehend als sauber und äußerst professionell im Hinblick auf Training und Erholung. Zentrale Themen sind heute Nachhaltigkeit, Fahrersicherheit und psychische Gesundheit. In den Bereichen Rennorganisation, Ausrüstung und medizinische Versorgung werden Reformen gefordert.

PELOTON UND WINDSCHATTEN

Im professionellen Straßenradsport ist die Hauptgruppe, das Peloton, mehr als nur ein Pulk von Fahrern. Es ist eine fließende Einheit, in der die Körper der Fahrer nach aerodynamischen Prinzipien und Renntaktiken zusammenwirken. Für die Zuschauer mag das Peloton, in dem Dutzende von Fahrern in enger Formation um ihre Position kämpfen, chaotisch wirken. Für diejenigen, die darin fahren, herrscht im Peloton Magie – ein lebendiger Strom aus Energie und kollektiver Intuition.

PELOTON-DYNAMIK

Die Peloton-Formation basiert auf dem Konzept des Windschattens. Dieser aerodynamische Mechanismus ermöglicht den Fahrern erhebliche Energieeinsparungen, indem sie sich in Bereichen mit verringertem Luftwiderstand hinter vorausfahrenden Fahrern positionieren.

Windschattenfahren im Peloton spart nicht nur Energie, sondern beeinflusst den Ausgang von Rennen und ist Teil der Taktik der Fahrer und Teams in allen Bereichen des Wettbewerbs.

ENERGIE UND AERODYNAMIK

Während sich ein Radfahrer vorwärtsbewegt, muss er zwei große Widerstandskräfte überwinden: den Rollwiderstand und den Luftwiderstand. Während der Rollwiderstand relativ konstant bleibt, steigt der Luftwiderstand mit dem Tempo. Bei einer typischen Profi-Renngeschwindigkeit von 40–50 km/h verbraucht ein Radfahrer bis zu 90 Prozent seiner Energie, um den Luftwiderstand zu überwinden.

Windschattenfahren verringert diesen Effekt, indem es den Unterdruck mit deutlich geringerem Luftwiderstand hinter einem anderen Fahrer nutzt. Wissenschaftliche Studien haben diesen Vorteil quantifiziert: Ein Fahrer, der direkt hinter einem anderen Fahrer im Windschatten fährt, kann 27 bis 50 Prozent Energie sparen. Im Zentrum eines Pelotons ist er von allen Seiten abgeschirmt. Diese aerodynamische Effizienz ermöglicht ihm, den Energieaufwand zu reduzieren und die Ermüdung zu verzögern – ein entscheidender Vorteil in einer Sportart, in der es auf das Energiemanagement über mehrere Stunden hinweg ankommt.

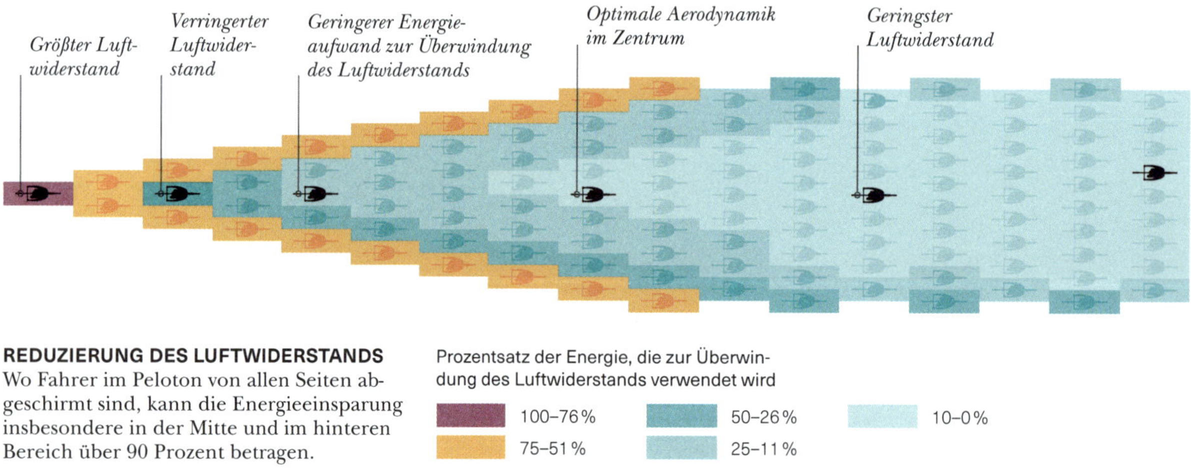

REDUZIERUNG DES LUFTWIDERSTANDS
Wo Fahrer im Peloton von allen Seiten abgeschirmt sind, kann die Energieeinsparung insbesondere in der Mitte und im hinteren Bereich über 90 Prozent betragen.

PELOTON-TAKTIKEN

Domestiken investieren Energie, indem sie an der Spitze fahren und das Tempo vorgeben, damit die Spitzenfahrer im Windschatten bleiben können. Dieser aufopfernde Energietransfer ist fundamental im Profiradsport: Ein Spitzenfahrer kann siegen, weil seine Teamkollegen anfangs die Windlast auf sich nehmen.

Im Peloton herrscht eine enorme kollektive Kraft. Eine kleine Gruppe Fahrer kann mehrere Minuten Vorsprung erzielen, wenn sie sich vom Hauptfeld absetzt. Nimmt das Peloton jedoch die Verfolgung auf, ist es aufgrund der Windschattenfahrt und Ressourcenteilung fast immer schneller. In der Paceline einer Ausreißergruppe wechseln sich die Fahrer ab, um die Ermüdung zu minimieren, im Peloton verteilt sich die Last auf viele Fahrer. Für ein Sprintfinale positionieren Teams ihre Fahrer an der Spitze des Pelotons, um das Tempo zu kontrollieren. Im Windschatten sind sie schnell und effizient und machen Zeit gut, ohne sich zu verausgaben.

Eine Position vorne im Peloton zu halten, ist ein ständiger Kampf. Die Position senkt das Sturzrisiko, verbessert den Zugang zu taktischen Informationen und ist von Vorteil, wenn enge Straßen, Anstiege oder technische Abschnitte anstehen. Weiter nach vorn zu kommen kostet jedoch Energie, vor allem bei Gegenwind oder in offenem Gelände. Es gilt abzuwägen zwischen energiesparendem Windschattenfahren und Erkämpfen einer besseren Position. Körperliche Leistungsfähigkeit trifft auf taktisches Geschick. Die Teams setzen Leadout-Züge, Domestiken oder fast aggressive Positionierungen ein, um ihre Spitzenfahrer zu verteidigen.

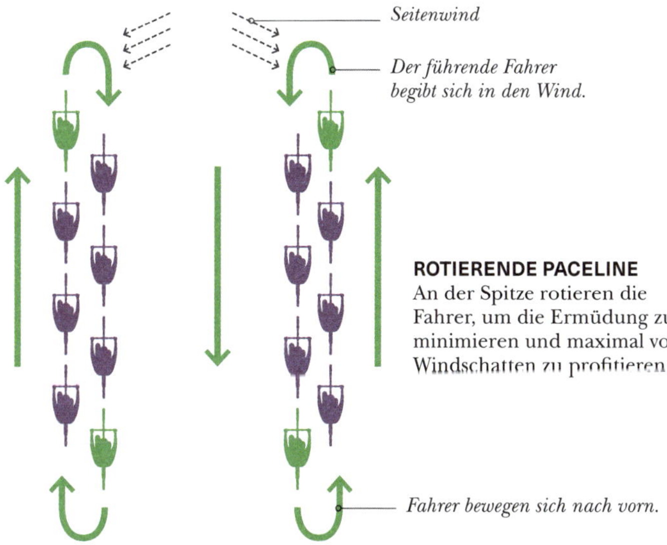

ROTIERENDE PACELINE
An der Spitze rotieren die Fahrer, um die Ermüdung zu minimieren und maximal vom Windschatten zu profitieren.

STRUKTUR UND BEWEGUNG

Das Peloton wird häufig als eine Einheit gesehen, verhält sich jedoch eher fließend. Dichte, Richtung und Tempo ändern sich ständig.

Die Form des Pelotons ändert sich je nach Straßenverhältnissen, Rennsituationen, Windrichtung und den Entscheidungen einzelner Fahrer.

Der Effekt des Pelotons ist in der Mitte und hinten am größten. Dort ist es aber auch am chaotischsten. Bremsen, Beschleunigen und Kurvenfahrten laufen wellenförmig durch die Gruppe. Die ständigen Tempowechsel sind körperlich und geistig anstrengend.

Im vorderen Drittel, vor allem am Rand, liegt die Kontrolle. Diese Position ermöglicht schnelle Reaktionen auf Angriffe und Stürze und verschafft taktische Flexibilität. Die teilweise Windexposition und das Halten dieser Stellung erfordern aber einen höheren Energieaufwand.

Anstiege und Abfahrten

Bei geringem Tempo ist Windschattenfahren weniger effektiv. Dennoch nutzen die Fahrer es, vor allem bei moderaten Steigungen und in großen Gruppen zum Schutz vor Gegenwind und wegen psychologischer Vorteile. Bei längeren Anstiegen können taktisches Pacing und Windschattenfahren Klettergruppen kleine, aber entscheidende Vorteile bringen. Bei Abfahrten wird das Peloton lockerer und dynamischer. Vor Anstiegen oder Abfahrten gruppieren sich die Fahrer oft neu, zurückgefallene werden im Windschatten wieder aufgenommen.

WINDSTAFFELN UND AUSREISSER

Windstaffeln und Ausreißer zeigen das Zusammenspiel von Physik, Positionierung und Teamdynamik. Windstaffeln strafen Unaufmerksamkeit und schlechte Positionierung. Ausreißer setzen der kollektiven Stärke des Pelotons Kooperation, Ausdauer und taktisches Geschick entgegen.

UMGANG MIT SEITENWIND

Windstaffeln sind diagonale Formationen, die bei Seitenwind gebildet werden. Im Seitenwind ist die traditionelle geradlinige Windschattenformation nicht mehr effizient. Stattdessen positionieren sich die Fahrer diagonal und suchen jeweils Schutz auf der Leeseite des vorausfahrenden Fahrers.

Diese Positionierung erzeugt eine rotierende Linie, die optimale Aerodynamik bietet und zugleich ein hohes Tempo aufrechterhält. Die Straßenbreite begrenzt jedoch die Anzahl der Fahrer in der Windstaffel. Die in die »Gosse« gedrängten müssen sich deutlich mehr anstrengen, was oft zu Lücken im Peloton führt.

Im Seitenwind erhöht der effektive Windwinkel den Luftwiderstand für schlecht positionierte Fahrer. Wenn das Peloton auf Seitenwind trifft, können diese binnen weniger Kilometer mehrere Minuten verlieren.

Taktisch werden Windstaffeln häufig von eingespielten Teams initiiert, um ihre Rivalen zu isolieren oder das Peloton zu verkleinern. Klassiker-Teams oder Teams aus windreichen Ländern wie den Niederlanden und Belgien sind darin in der Regel exzellent. Sportdirektoren identifizieren mittels Streckenbesichtigung und Echtzeit-Wetterdaten Seitenwindabschnitte und schicken vorausschauend die Fahrer an die Spitze. Auf schmalen Straßen oder nach ermüdenden Hochgeschwindigkeitsabschnitten sind Windstaffeln besonders effektiv. Sie entscheiden über den Rennverlauf und können in Etappenrennen wie der Tour de France die Gesamtwertung beeinflussen.

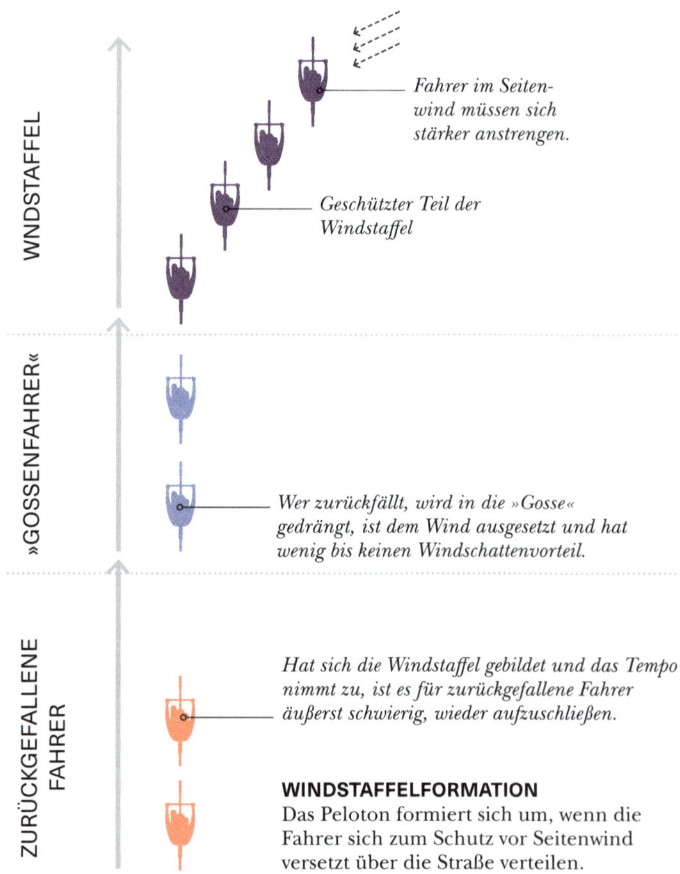

WINDSTAFFELFORMATION
Das Peloton formiert sich um, wenn die Fahrer sich zum Schutz vor Seitenwind versetzt über die Straße verteilen.

DEM PELOTON ENTKOMMEN

Ausreißer sind Angriffe von Einzelfahrern oder Kleingruppen, die sich meist zu Beginn oder in der Mitte des Rennens vom Hauptfeld lösen.

Ausreißer erfüllen verschiedene Zwecke: den Etappensieg zu erringen, den Sponsoren Sichtbarkeit zu verschaffen, das Peloton für spätere Angriffe zu schwächen oder als Satellitenfahrer Teamkollegen zu unterstützen.

Vom Energieaufwand her sind Ausreißer ineffizienter als das Peloton. Die kleinere Gruppe hat geringere Windschattenvorteile, jeder Fahrer ist länger an der Spitze. Die durchschnittliche Leistungsabgabe ist deutlich höher als im Peloton, insbesondere in der ersten Rennstunde kann sie im Mittel 5 W/kg übersteigen.

Zum Ausgleich fahren Ausreißer in rotierenden Windschattenformationen, in denen jeder Fahrer kurz an der Spitze ist und dann wieder in den Windschatten zurückkehrt. Ziel ist es, die Arbeitslast gleichmäßig zu verteilen und das Tempo konstant zu halten. Bei idealen Bedingungen kann eine kooperative Ausreißergruppe stundenlang ein hohes Tempo halten, insbesondere auf Gelände, das den Rhythmus des Pelotons stört. Erfolgreich ist das selten. Oft kann das Peloton die Lücke auf den letzten 20 km schließen, insbesondere wenn Teams mit Sprintern oder Gesamtklassement-Fahrern eine Verfolgung organisieren.

Ausreißer sind akzeptabel, wenn sie keine Gefahr für den Ausgang des Rennens darstellen und die Zusammensetzung günstig ist (keine besonders starken Fahrer, keine starke Präsenz eines Teams).

Erfolgsfaktoren

Schlüssel zu erfolgreichen Ausreißversuchen können sein:

- **Starke, ebenbürtige Fahrer,** die bereit sind, zusammenzuarbeiten, statt ihren eigenen Erfolg in den Vordergrund zu stellen.
- **Taktische Fehleinschätzungen** oder mangelnde Motivation im Peloton können dazu führen, dass die Ausreißer nicht verfolgt und eingeholt werden.
- **Günstige Geländeverhältnisse** wie wellige, schmale, frühe Anstiege oder technisch anspruchsvolle Straßen können zur Folge haben, dass das Hauptfeld die Ausreißer nicht einholen kann.
- **Sie finden spät im Rennen statt,** sodass das Hauptfeld kaum noch Chancen hat, aufzuholen.

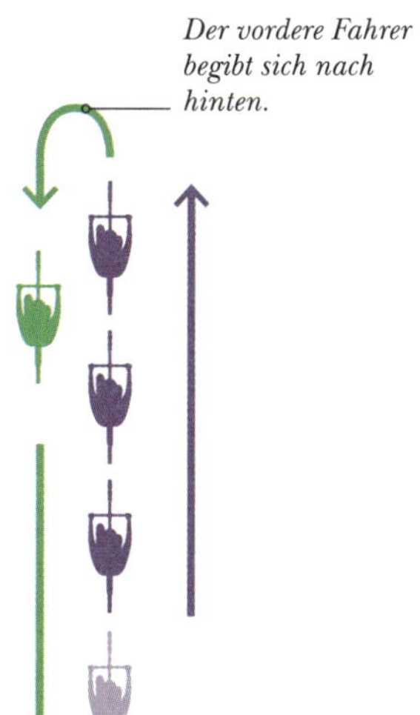

EINZEL-PACELINE
Ein Radfahrer fährt an der Spitze, zieht dann zur Seite und lässt sich zurückfallen.

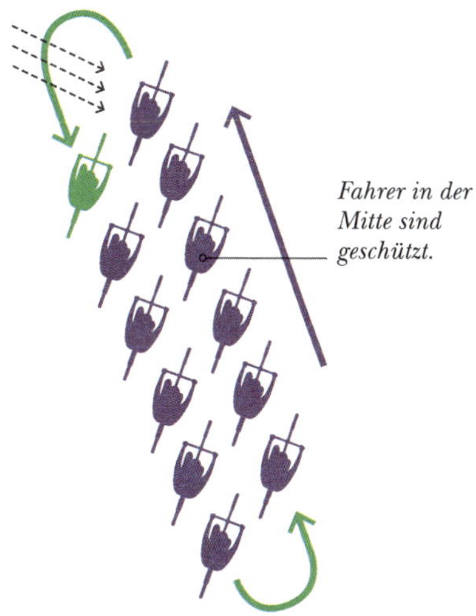

WINDSTAFFEL-PACELINE
Diese Formation fährt in einem Winkel gegen den Wind. Das kann bei begrenztem Platz schwierig sein.

Fahren im *Seitenwind* erfordert bis zu **30 %** *mehr Energie.*

IM RENNEN EINE STEIGUNG MEISTERN

Im professionellen Radsport entscheiden effektives Pacing und Klettern über den Erfolg, insbesondere bei Etappenrennen, wo kumulative Ermüdung und komplexes Gelände eine Rolle spielen. Dies erfordert physiologisches Wissen, fahrerisches Können und Strategie, angepasst an die individuellen Fahrerprofile und die Ziele des Teams.

PACING-PRINZIPIEN

Mit Pacing verteilt ein Fahrer seine Energieressourcen strategisch über einen Rennabschnitt. Das ist besonders beim Klettern wichtig. Pacing-Fehler, z. B. ein zu aggressiver Start, können die Glykogenspeicher vorzeitig leeren, die Laktatwerte im Blut erhöhen und die neuromuskuläre Effizienz verringern.

Ist das Pacing korrekt, können Radsportler über einen maximalen Zeitraum an oder nahe ihren physiologischen Grenzen fahren bei minimaler Ansammlung ermüdungsbedingter Stoffwechselprodukte.

Präzise Pacing-Strategien setzen Kenntnis der Wechselwirkung zwischen Anstiegslänge, Steigungsprofil und Höhe voraus. Trainer nutzen häufig Kraft-Dauer-Kurven aus Trainings- und älteren Wettkampfdaten, um nachhaltige Ziele zu schätzen. Ein 20-minütiger Anstieg z. B. erfordert in der Regel eine Anstrengung von 100 bis 105 Prozent der funktionalen Schwellenleistung (FTP), je nach anaerober Arbeitskapazität des Fahrers und seiner Toleranz für Anstrengungen über der Schwelle. Ein 40-minütiger Anstieg erfordert eine konservativere Leistung, zumeist von 95 bis 100 Prozent der FTP, die eine nicht nachhaltige Laktatansammlung vermeidet und die Muskelausdauer erhält.

Gute Kletterleistung

Klettern fordert das aerobe System so stark wie kaum eine andere Aufgabe im Radsport. Bei Anstiegen zählt das Leistungsgewicht (W/kg). Ein Fahrer mit hoher VO_2max, ausgezeichnetem Laktatabbau und Effizienz an den Schwellen ist bergauf leistungsstark. Gute Kletterer verfügen zudem über ein Gespür für Pacing in Kenntnis ihrer physiologischen Grenzen, für Nuancen des Geländes und für das Verhalten der Konkurrenz.

AUSWIRKUNG DER HÖHE

Die Höhe erschwert das Pacing, da die Sauerstoffreduktion den aeroben Stoffwechsel beeinträchtigt. Ab 2000 Höhenmetern können die maximale aerobe Leistung und die FTP selbst bei akklimatisierten Fahrern um mehr als 10 Prozent sinken. Pacing-Ziele müssen der geringeren Sauerstoffversorgung und der langsameren Erholung entsprechen.

WIDERSTAND

Bei steilen Anstiegen von über 8 Prozent spielt die Schwerkraft eine größere Rolle als die Aerodynamik. Bei moderaten Steigungen von 3 bis 6 Prozent bleibt der Luftwiderstand ein wichtiger Faktor.

WINDSCHATTEN

Windschattenfahren kann den Energieaufwand um bis zu 40 Prozent reduzieren und sollte daher in der Pacing-Strategie einberechnet sein.

FTP

Für einen 20-minütigen Anstieg benötigen Radfahrer 100 bis 105 Prozent der funktionalen Schwellenleistung (FTP), während ein 40-minütiger Anstieg eine konservativere Leistung von 95–100 Prozent erfordert.

TAKTISCHES KLETTERN

In Rennsituationen kann das Pacing unvorhersehbar sein, besonders bei Anstiegen. Gelände, Teamtaktik und Renndynamik greifen ineinander und treiben die Intensität immer wieder auf die Spitze.

Zu Beginn eines Anstiegs können sich Teams durch Attacken einen Vorteil verschaffen. Die Fahrer müssen schnell entscheiden, ob sie darauf reagieren, eine selbstgewählte gleichmäßige Anstrengung beibehalten oder vorübergehend zurückfallen und auf kontrolliertes Pacing vertrauen, um wieder zur Gruppe aufzuschließen. Diese Entscheidung basiert auf der Abwägung der aktuellen Leistungsabgabe sowie innerer Belastungsindikatoren, wie dem subjektiven Belastungsempfinden, und dem Austausch mit dem Teamstab und den Kollegen.

Eine Attacke am Anstieg erfordert eine kurze Anstrengung deutlich über der kritischen Leistung bzw. funktionalen Schwellenleistung (FTP). Dabei werden die anaerobe Kapazität und die glykolytischen Reserven beansprucht, bevor bei hohen aeroben Intensitäten regeneriert wird.

Auch die Teamdynamik beeinflusst Pacing-Strategien: Domestiken setzen oft ein hohes Tempo knapp unterhalb der Schwelle, um opportunistische Attacken zu verhindern und die Gruppenzusammensetzung zu kontrollieren. Sie schaffen einen »Pacing-Schild« für ihren Kapitän. Diese Taktik beeinflusst das Peloton-Tempo und ermüdet Rivalen durch konstante hochintensive Belastung.

Gesamtklasssement-Fahrer benötigen eine Pacing-Strategie, die sie in ihren nachhaltigen physiologischen Bereichen hält (an oder knapp unterhalb der kritischen Leistung), sodass sie unnötige Leistungsspitzen vermeiden, aber auf Angriffe der Hauptkonkurrenten reagieren können.

DATENNUTZUNG

Moderne Technik ist für die Pacing-Kontrolle bei Rennen zentral. Leistungsmesser liefern Echtzeitdaten zur äußeren Belastung, Herzfrequenzmesser informieren über die innere Belastung und das Herz-Kreislauf-System. Gekoppelt mit atmosphärischen oder GPS-basierten Steigungsdaten ermöglichen diese Hilfsmittel, die Anstrengung besonders auf wechselndem Gelände präzise zu modulieren. Die Daten sollten eher informieren, nicht führen. Umweltfaktoren wie Höhe, Temperatur, Wind, Straßenbelag und Rennverlauf können das Verhältnis von Leistung und physiologischen Kosten verschieben.

PSYCHOLOGIE UND TAKTIK

Effektives Klettern bei Rennstress erfordert mentale Belastbarkeit und kognitive Kontrolle. Die Fahrer müssen ihre Emotionen während der Anstiege regulieren, Schmerzen managen und den Fokus auf Faktoren wie Trittfrequenz, Atemrhythmus und Pedaltechnik richten. Wer in kritischen Momenten ruhig bleibt, vermeidet unnötige anaerobe Belastungsspitzen.

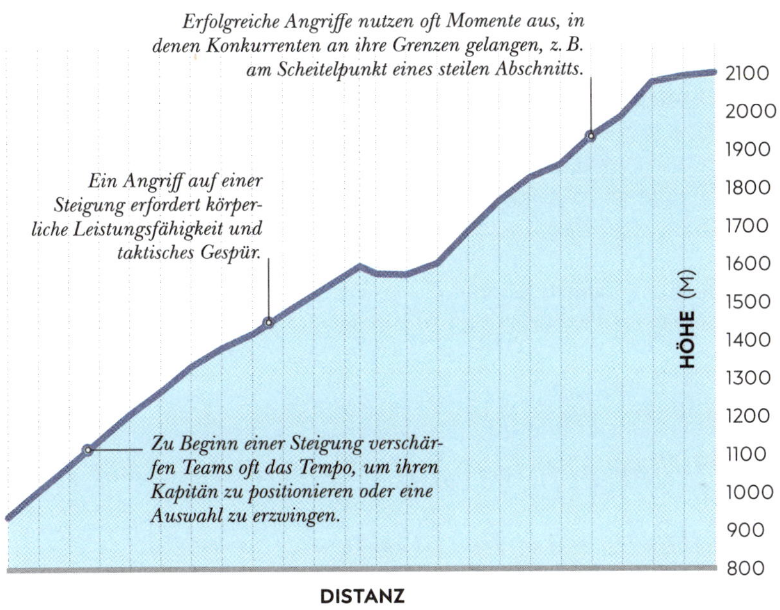

KLETTERTAKTIKEN
Erfahrene Radsportler wissen, wann sie auf einer Steigung Energie sparen müssen oder angreifen können.

LEADOUTS UND SPRINT-FINALS

Sprint-Finals gehören zu den kritischsten, technisch komplexesten und physisch anspruchsvollsten Phasen eines Rennens im Profiradsport. Zum Erfolg führen eine Kombination aus maximaler anaerober Leistung, präziser neuromuskulärer Kontrolle, taktischem Scharfsinn und koordinierter Teamarbeit.

Spitzensprinter im Straßenradsport können über **1500** Watt erzeugen.

Teamdynamik

Vertrauen und Zusammenhalt im Team sind entscheidend. Fahrer, die sich bei einem Leadout einsetzen, müssen darauf vertrauen, dass der Sprinter ein gutes Ergebnis liefert. Umgekehrt muss der Sprinter die Arbeit des Teams würdigen und seine Rolle präzise ausführen. Für eine erfolgreiche Zusammenarbeit sind klare Absprachen vor dem Rennen, Echtzeit-Updates per Funk und ein gemeinsames taktisches Verständnis hilfreich.

DAS WETTKAMPFENDE

Die letzten explosiven 200 Meter eines Rennens ziehen zwar oft die meiste Aufmerksamkeit auf sich, doch das Ergebnis resultiert aus sorgfältig orchestrierten Entscheidungen und Anstrengungen, die meist schon mehr als 10 Kilometer vor dem Ziel einsetzen.

Zentral sind die Leadouts, präzise getaktete Teamformationen, die den Sprinter für den entscheidenden Angriff mit optimalem Tempo und Windschutz in die beste Position bringen.

Elite-Sprinter verfügen über außergewöhnliche neuromuskuläre Kraft mit Spitzenwerten von 1600 bis über 2000 Watt und der Fähigkeit, für 10–20 Sekunden über 1000 Watt zu erbringen. Diese hochintensiven Leistungen werden durch gut entwickelte Phosphagen- und glykolytische Energiesysteme möglich. Sprints treten jedoch nie isoliert auf, sondern folgen häufig auf 4–6 Stunden Rennbelastung bei hohen Durchschnittsintensitäten einschließlich mehrfacher Tempoverschärfungen, Positionskämpfe und wechselndem Terrain.

Der Erfolg hängt somit nicht nur von der absoluten Leistungsabgabe ab, sondern auch von der Ermüdungsresistenz bzw. der Fähigkeit, nach erheblicher Vorbelastung fast maximale Leistung zu erbringen. Eine solide aerobe Basis, das heißt, eine hohe VO_2max und gute Laktatabbaukapazität, schonen anaerobe Reserven und ermöglichen auch zwischen wiederholten hochintensiven Belastungen Erholung – vor allem auf den letzten 10 Kilometern, wo Tempo und Dynamik stark anziehen.

»Jeder erfolgreiche Sprint basiert auf strukturiertem Training, detaillierter Planung und perfekter Ausführung.«

AUFGABE DES LEADOUT-ZUGS

Der Leadout-Zug ist das taktische Herzstück des finalen Sprints. Typischerweise besteht er aus drei bis fünf Fahrern und übernimmt etwa 10 Kilometer vor dem Ziel die Kontrolle.

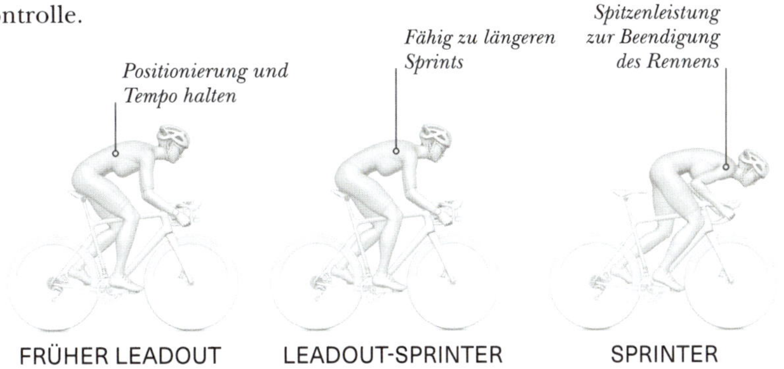

Die Rollen in dieser Gruppe sind klar definiert. Die Fahrerwechsel werden so getimt, dass die kinetische Energie erhalten bleibt und die Windbelastung minimiert wird. Die Übergaben erfolgen meist unter Berücksichtigung von Strecke, Windrichtung und Straßenmerkmalen wie Kurven oder Verengungen. Die Platzierung der Gruppe auf der windgeschützten Seite oder bei Seitenwind an den Barrieren senkt den Luftwiderstand und kontrolliert Seitbewegungen der Konkurrenten.

KOMPLEXE TAKTIK

Die letzten 3 Kilometer sind chaotisch und hochriskant. Die Fahrer müssen enge Streckenabschnitte, schnelle Tempowechsel, Straßenumfeld und ständiges Gerangel um Positionen meistern. Die Sprinterteams rücken zusammen, die Leadout-Züge müssen ihre Linie aggressiv verteidigen, oft mit subtilem Körperkontakt und Schulter an Schulter. Im letzten Kilometer steigen die Geschwindigkeiten auf über 65 km/h, wodurch sich das Peloton streckt und die Gefahr von Störungen oder Stürzen sinkt – ein wichtiges Ziel angesichts des hohen Tempos.

MENTALE RESILIENZ

Mentale Stärke ist ebenso wichtig wie körperliche Stärke. Sprinter müssen ihre Umgebung wahrnehmen, unter Druck Entscheidungen schnell treffen und sich auf hochriskante Aktionen einlassen, häufig durch enge Lücken navigieren oder den Sprint unter ungewissen Bedingungen frühzeitig starten.

Bei Sprint-Finals im Profiradsport wirken Kraft, taktisches Geschick und perfekt aufeinander abgestimmte Teamarbeit zusammen. Sie zeigen die Fähigkeit eines Teams, Energieeinsatz, Raumwahrnehmung und präzises Timing in einem chaotischen Umfeld bei hohem Tempo zu orchestrieren.

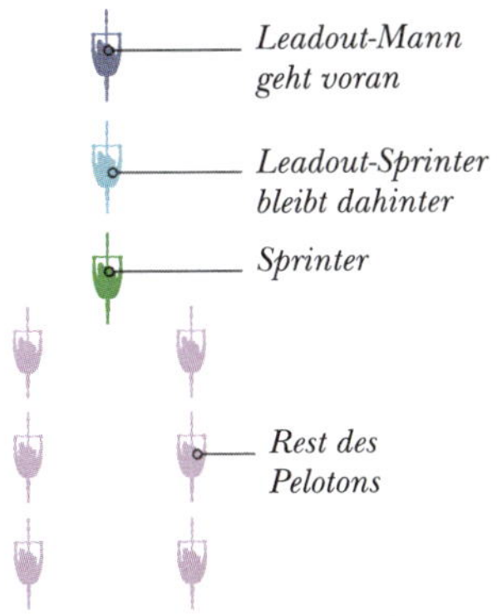

FRÜHE LEADOUT-FAHRER
Kurz vor dem Ziel halten die frühen Anfahrer hohes Tempo, um das Feld zu lockern und Angriffe abzuschrecken.

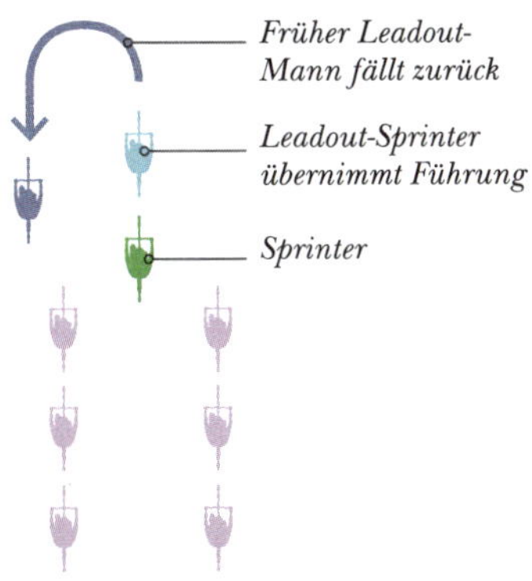

MITTLERE LEADOUT-FAHRER
In den letzten 30 Sekunden des Rennens helfen Anfahrer, den Sprinter zu positionieren und zu schützen.

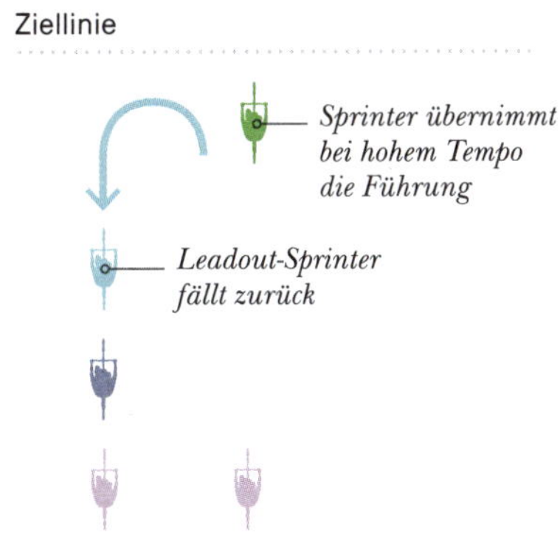

LETZTER LEADOUT-FAHRER
Ein Leadout-Sprinter positioniert den Hauptsprinter des Teams für den finalen Sprint ins Ziel.

ZEITFAHREN

Zeitfahren wird oft als »Rennen der Wahrheit« bezeichnet und ist eine höchst anspruchsvolle und technisch komplexe Disziplin im Profiradsport. Im Gegensatz zu Massenstartrennen, bei denen Windschatten und Taktik entscheidend sind, zählen beim Einzelzeitfahren (EZF) ausschließlich Leistungsabgabe, aerodynamische Effizienz, Tempostrategie und mentale Stärke des Fahrers. Exzellente Resultate sind eine Synthese aus Sportwissenschaft, akribischer Materialabstimmung und exaktem Pacing.

PHYSIOLOGIE UND LEISTUNGSABGABE

Gute Leistung im Zeitfahren basiert auf der Fähigkeit, über eine bestimmte Dauer konstant eine hohe Leistung aufrechtzuerhalten.

Dies setzt voraus, dass die aeroben und anaeroben Energiesysteme (siehe S. 48) im Gleichgewicht sind. Entscheidend ist die aerobe Kapazität (VO_2max). Sie bestimmt, wie gut der Sauerstoff zu den arbeitenden Muskeln transportiert wird und gleichmäßige Belastung aufrechterhalten bleibt. Ein weiterer Schlüsselwert ist der Punkt, an dem die Laktatbildung die Abbaukapazität übersteigt. Zeitfahrer müssen ihre Leistung über die gesamte Distanz an oder knapp unterhalb dieser Schwelle erbringen. Die kritische Leistung (CP) bzw. funktionale Schwellenleistung (FTP, siehe S. 57) dient als gängige Referenzgröße für Zeitfahrleistungen. Zudem spielt das Leistungsgewichtsverhältnis eine Rolle, insbesondere bei hügeligem Profil, wo leichtere Fahrer im Vorteil sind.

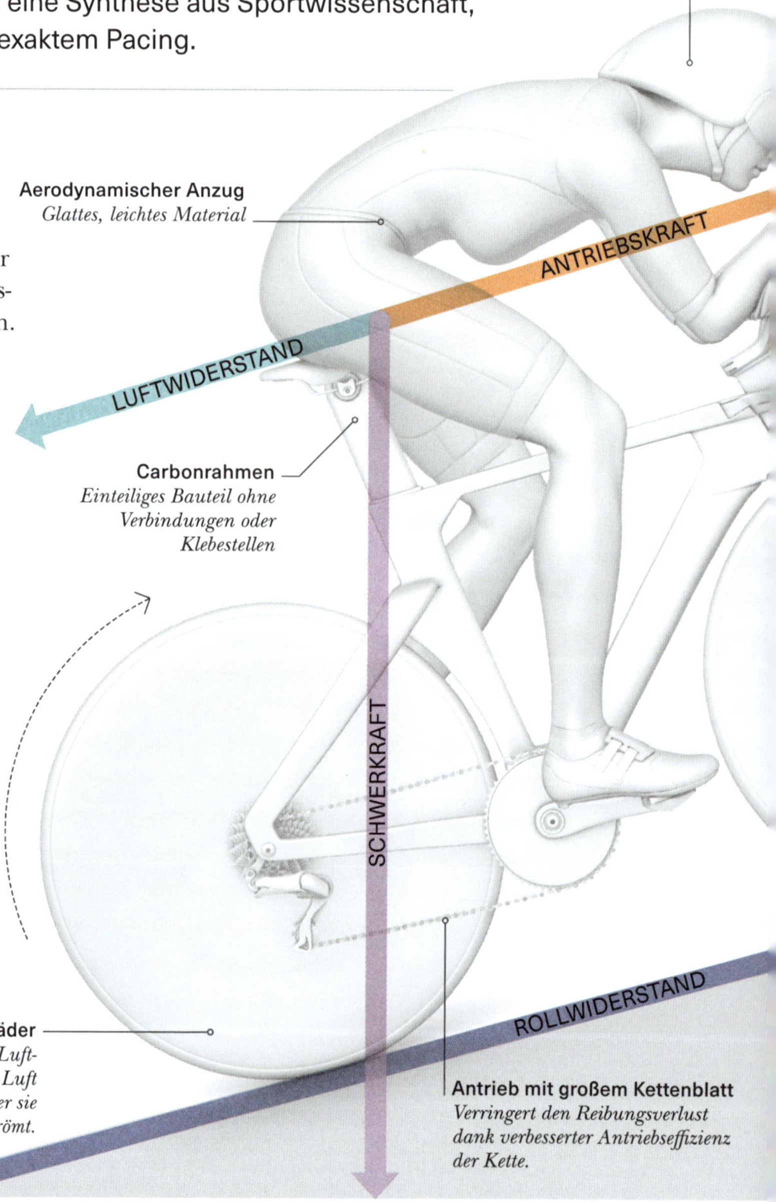

»Die Position des Fahrers auf dem Rad ist der kritischste Faktor zur Verringerung des Luftwiderstands.«

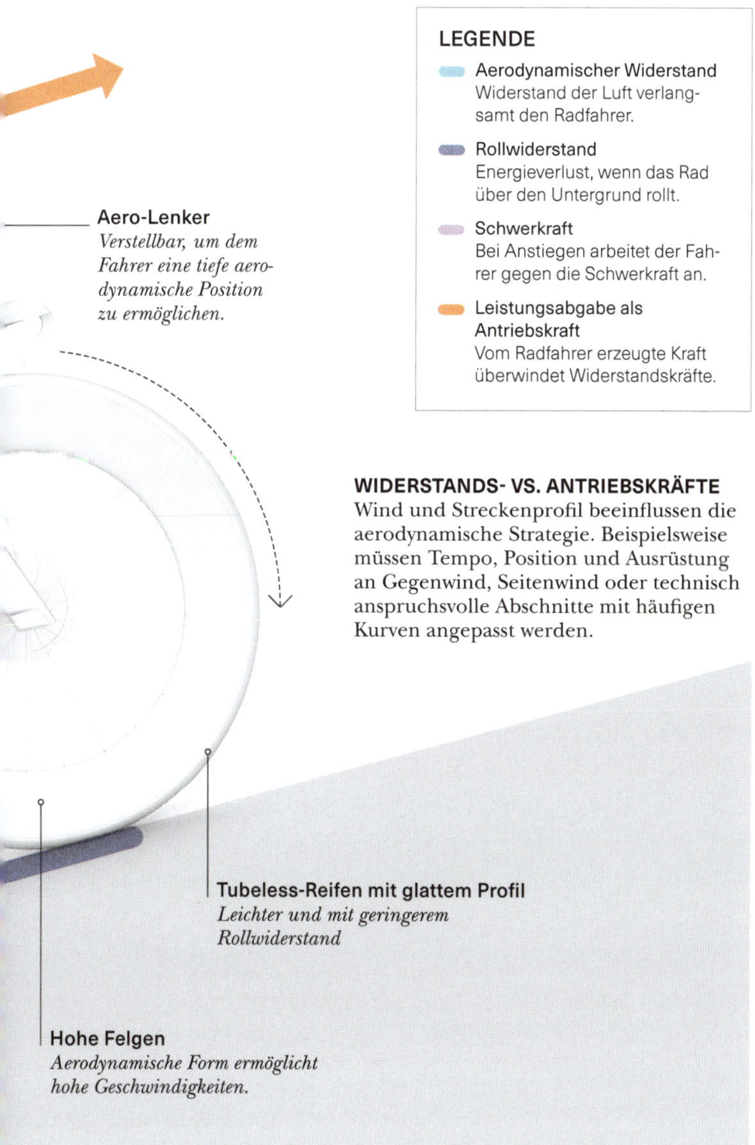
LEGENDE
Aerodynamischer Widerstand
Widerstand der Luft verlangsamt den Radfahrer.
Rollwiderstand
Energieverlust, wenn das Rad über den Untergrund rollt.
Schwerkraft
Bei Anstiegen arbeitet der Fahrer gegen die Schwerkraft an.
Leistungsabgabe als Antriebskraft
Vom Radfahrer erzeugte Kraft überwindet Widerstandskräfte.
Aero-Lenker
Verstellbar, um dem Fahrer eine tiefe aerodynamische Position zu ermöglichen.
Tubeless-Reifen mit glattem Profil
Leichter und mit geringerem Rollwiderstand
Hohe Felgen
Aerodynamische Form ermöglicht hohe Geschwindigkeiten.

WIDERSTANDS- VS. ANTRIEBSKRÄFTE
Wind und Streckenprofil beeinflussen die aerodynamische Strategie. Beispielsweise müssen Tempo, Position und Ausrüstung an Gegenwind, Seitenwind oder technisch anspruchsvolle Abschnitte mit häufigen Kurven angepasst werden.

ENTSCHEIDEND FÜRS TEMPO

Das leistungsentscheidende Element im Zeitfahren ist die Aerodynamik, also das Verhältnis von Leistung zu Luftwiderstand, ausgedrückt in Watt pro Luftwiderstandsfläche (W/CdA).

Das Leistungsgewichtsverhältnis (W/kg) ist zwar wichtig, aber Fahrer, die eine hohe absolute Leistung (W) bei aerodynamisch optimierter Haltung erbringen, werden belohnt. Der CdA-Wert, das Produkt aus Luftwiderstandskoeffizienten (Cd) und Frontfläche (A), ist eine zentrale Leistungsgröße. Sie misst, wie viel Widerstand ein Fahrer oder Objekt dem Luftstrom entgegensetzt. Je niedriger der CdA, desto geringer der Widerstand und desto höher das Tempo bei gegebener Leistung. Schon eine Reduzierung des CdA um 0,01 kann auf kurzen Strecken mehrere Sekunden einsparen.

Die optimale Zeitfahrposition balanciert Aerodynamik und biomechanische Effizienz bestmöglich aus. Sie ergibt sich aus Körperbau, Beweglichkeit und der Fähigkeit, die Leistung über längere Zeit aufrechtzuerhalten.

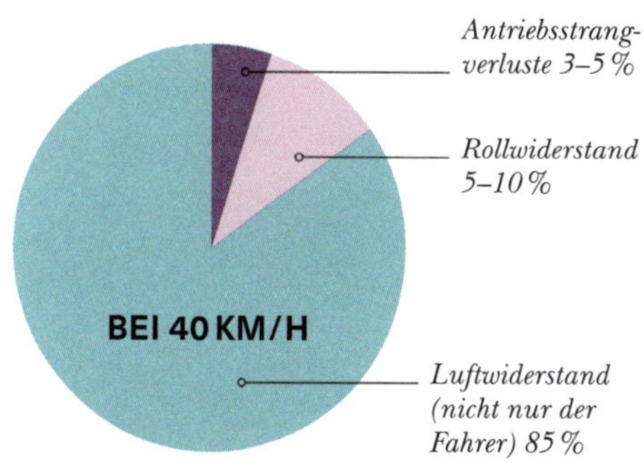

VERSCHIEDENE WIDERSTANDSKRÄFTE
Der Anteil der Kräfte hängt davon ab, ob der Radfahrer auf flacher Strecke oder bergauf fährt und ob er sich schnell oder langsam bewegt. Das Diagramm zeigt die Verteilung bei 40 km/h auf ebener Strecke.

PACING-STRATEGIE

Effektives Pacing ist im Zeitfahren das A und O. Radsportler müssen ihre Leistung gleichmäßig erbringen oder an spezielle Streckenanforderungen anpassen, um nicht vorzeitig zu ermüden oder mit ungenutzten Reserven ins Ziel zu kommen.

> ***Top*-Zeitfahrer erzielen 6 WATT *pro kg* Körpergewicht bei FTP.**

Im Zeitfahren gibt es drei Hauptstrategien: gleichmäßiges Pacing mit konstanter Leistung nahe der FTP, negatives Splitting mit einem eher konservativen Start und variables Pacing, das häufig durch Strecken mit unterschiedlichem Terrain vorgegeben wird.

Komplexere Pacing-Strategien berücksichtigen Anforderungen für spezifische Streckenabschnitte, z. B. höhere Leistungsabgaben für Steigungen oder bei Gegenwind. Niedrigere Leistungsanforderungen bei Abfahrten oder Rückenwind können zur Erholung genutzt werden. Am einfachsten zu planen sind Pacing-Strategien für flache, gerade Strecken, während hügeliges Gelände oder stark wechselnde Höhenprofile detailliertere Ansätze erfordern.

NEGATIVES SPLITTING

Bei negativem Splitting wird die zweite Hälfte beim Zeitfahren mit höherer Geschwindigkeit oder Intensität absolviert als die erste. Man beginnt in kontrolliertem, eher konservativem Tempo, um vorzeitige Überlastung zu vermeiden und später maximale Leistung abrufen zu können. Bei negativem Splitting ist die zweite Hälfte nicht unbedingt objektiv schneller, insbesondere wenn Faktoren wie Gelände oder Wetter im Spiel sind. Vielmehr wird bei dieser Strategie zu Beginn Energie gespart, damit später eine Leistungssteigerung möglich ist.

PACING FÜR ZEITFAHREN IN GEMISCHTEM GELÄNDE
Konservatives Pacing bei Anstiegen vermeidet Leistungsspitzen, auf leichten Steigungen gilt es, das Tempo zu halten, und auf Abfahrten sowie bei Rückenwind das Tempo zu maximieren. Passen Sie die Intensität dem Gelände an, um eine gleichmäßige Leistung zu erbringen.

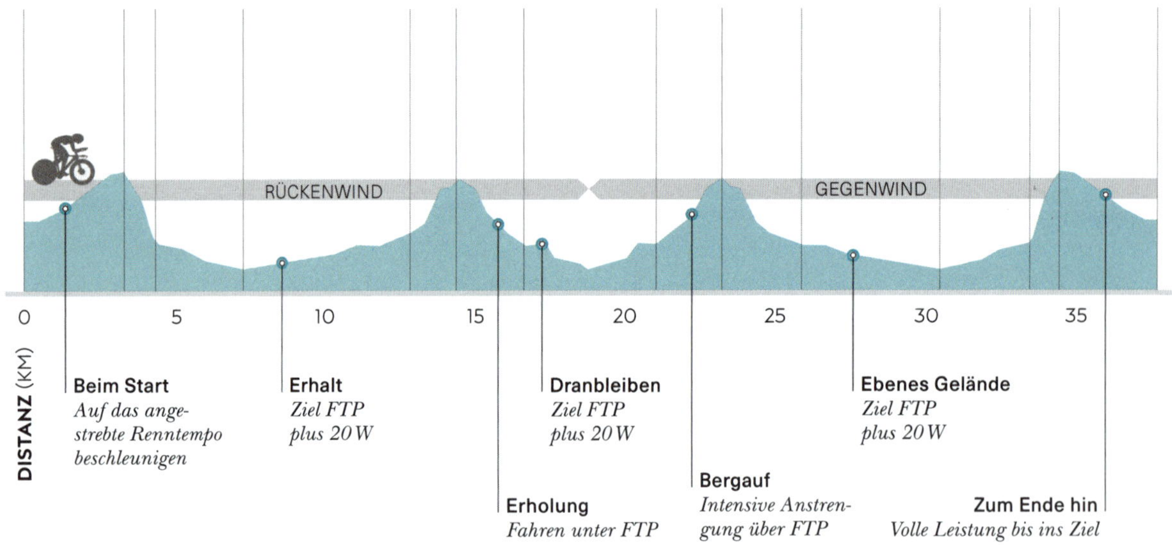

MENTALE VORBEREITUNG

Zeitfahren erfordert außergewöhnliche mentale Resilienz. Im Gegensatz zu Massenstart-Rennen sind die Fahrer allein, ohne Teamkollegen oder taktische Dynamiken. Ihr Erfolg hängt davon ab, dass sie hoch konzentriert bleiben, körperliches Unbehagen bewältigen und das gesamte Rennen hindurch konstant motiviert bleiben.

Athleten bereiten sich häufig mit Techniken wie Visualisierung, Zielsetzung und Achtsamkeit (siehe S. 114–115) vor, um unter Druck ruhig und motiviert zu bleiben.

WETTKAMPFVORBEREITUNG

Zeitfahren kann Etappenrennen entscheiden. Eine starke Leistung kann einen Vorsprung schaffen, der in bergigen oder sprintlastigen Etappen kaum noch aufzuholen ist. Daher trainieren Anwärter auf das Gesamtklassement (GC) oft Zeitfahren, selbst wenn sie darin keine Spezialisten sind. Dazu gehört es z. B., Schwellenintervalle, Motor-Pacing-Einheiten, aerodynamische Drills und »Rennsimulationen« ins Training aufzunehmen.

Modernes Training für Zeitfahrer setzt auf polarisierte Strukturen: hohes Volumen bei niedriger Intensität, kombiniert mit gezielten hochintensiven Belastungen nahe der kritischen Leistung. Auch neuromuskuläre Koordination und positionsspezifisches Krafttraining (z. B. Intervalle bei niedriger Trittfrequenz in Aero-Position) sollen die Leistungsabgabe steigern.

Mannschaftszeitfahren

Bei Mannschaftszeitfahren fahren Teams gemeinsam eine festgelegte Strecke. Die Zielzeit wird meist genommen, wenn der vierte oder fünfte Fahrer die Ziellinie überquert. Dieses Format lebt vom Zusammenhalt des Teams, da alle Fahrer strukturierte Führungswechsel absolvieren müssen, um die Teamkollegen gegen den Wind zu schützen, bevor sie sich sauber zurückfallen lassen. Wichtig sind präzises Pacing, aerodynamische Harmonie zwischen Fahrern unterschiedlicher Größe und Leistungsfähigkeit sowie stete Kommunikation. Die stärksten Fahrer müssen sich zügeln, um ihre Teamkollegen nicht abzuhängen, schwächere Fahrer müssen den Windschatten maximal nutzen und innerhalb ihrer Grenzen effektiv zur Gesamtleistung beitragen.

PACING FÜR BERGZEITFAHREN

Halten Sie Ihr Tempo nahe der Laktatschwelle (FTP), um Ihre aerobe Leistungsfähigkeit zu erhalten, ohne vorzeitig zu ermüden. Achten Sie auf gleichmäßige Trittfrequenz, gleichmäßige Kraftübertragung und kontrollierte Atmung.

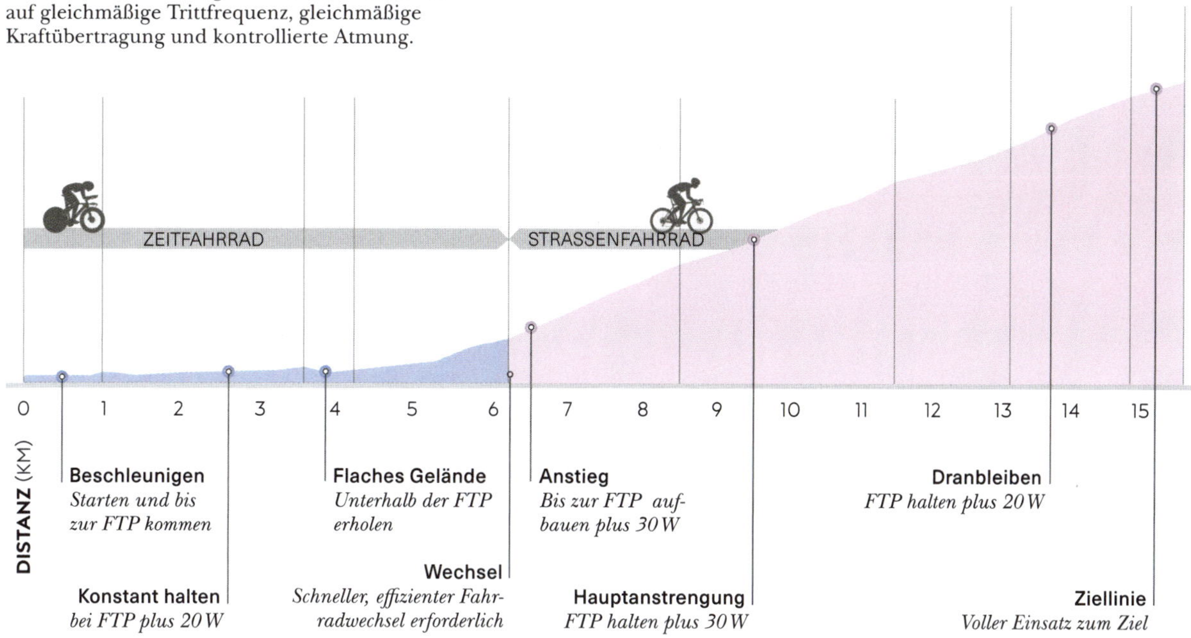

SPIELTHEORIE

Radrennen, insbesondere Straßenrennen, werden häufig wie strategische Spiele angesehen. Die Fahrer müssen entscheiden, wann sie Energie für Angriffe aufwenden oder im Peloton Energie sparen wollen und wie sie auf die Manöver anderer Fahrer reagieren wollen.

DIE THEORIE

Die Spieltheorie ist ein mathematisches Instrument zur Modellierung strategischer Interaktionen. Radsportteams setzen sie ein, um bei Rennen strategische Entscheidungen zu treffen.

STRATEGISCHE KOOPERATION

Im Zentrum der strategischen Kooperation im Straßenrennsport steht das Windschattenfahren. Es bestimmt, wie sich Aufwand und Nutzen zwischen den Fahrern verteilen. Dadurch verändert es die Anreize, wann jemand führen, folgen oder angreifen sollte – und beeinflusst so das strategische Verhalten.

Die Spieltheorie unterscheidet kooperative und nicht-kooperative Strukturen. Ausreißergruppen z. B. sind kooperative Koalitionen. Doch innerhalb der Gruppe konkurrieren die Fahrer um den Etappensieg. Diese Struktur kann als Spiel betrachtet werden, in dem eine Gruppe kooperiert, die nicht-kooperative Teilspiele enthält. Jeder Fahrer muss abwägen zwischen Beitrag zum Erfolg der Ausreißergruppe (verbessert die Chance auf kollektive Flucht) und Energieerhalt für individuellen Erfolg (erhöht den persönlichen Gewinn, wenn die Ausreißergruppe überlebt).

	FAHRER/TEAM B	
FAHRER/ TEAM A	Kooperieren	Nicht kooperieren
Kooperieren	1, 1	0, 1
Nicht kooperieren	1, 0	0, 0

DAS SPIEL SPIELEN
In einer Ausreißergruppe tritt das Nash-Gleichgewicht (1,0 oder 0,1) ein, wenn jeder Fahrer gerade so viel leistet, dass die Attacke funktioniert, da er weiß, dass sich das Ergebnis nicht verbessert, wenn er allein die Leistung erhöht. Zwischen Zusammenarbeit und Eigeninteresse herrscht ein stabiles Gleichgewicht.

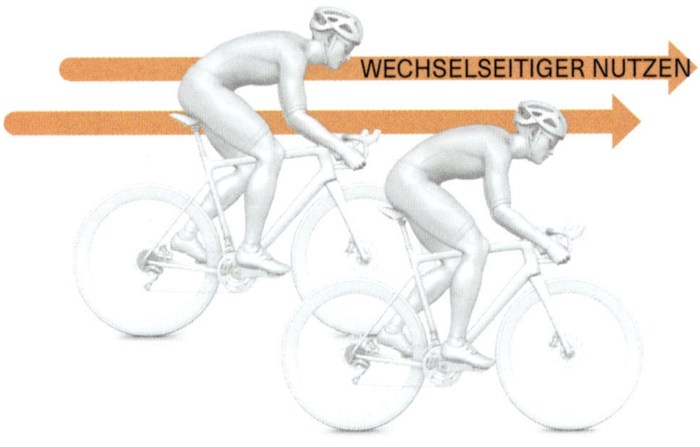

KOOPERIEREN
Ein Nicht-Nullsummenspiel (öffentliches Gut) liegt vor, wenn alle Fahrer von der Kooperation profitieren (1,1), die sie vor das Peloton setzt. Kooperation schafft gegenseitigen Gewinn.

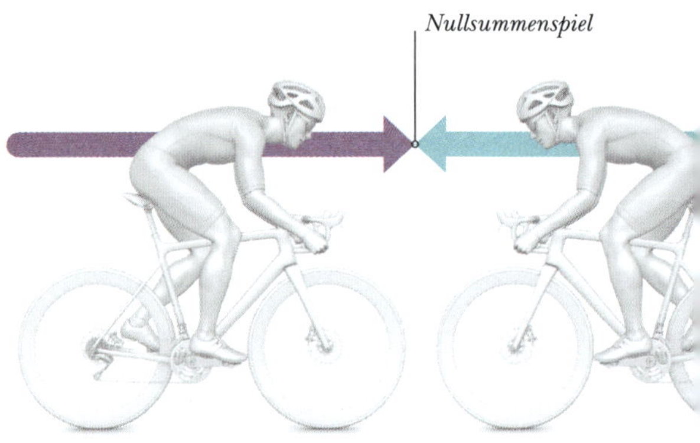

NICHT KOOPERIEREN
Gegen Ende des Rennens wird ein Nullsummenspiel (privates Gut) daraus. Nur ein Fahrer kann gewinnen: Der Gewinn des einen ist der Verlust des anderen (1,0).

Im *Team* werden **ständig** **RISIKO & GEWINN** **gegeneinander abgewogen.**

DAS ÖFFENTLICHE GUT

Das Kooperationsdilemma in Ausreißergruppen spiegelt ein Verhaltensexperiment, das Öffentliche-Güter-Spiel. Darin wird das Gleichgewicht zwischen dem Beitrag zum gemeinsamen Nutzen und dem Eigeninteresse des Individuums untersucht. Im Radsport besteht das öffentliche Gut in dem gemeinsam aufrechterhaltenen hohen Tempo, von dem alle profitieren, zu dem aber jeder unter eigenen Kosten beiträgt.

In Situationen mit mehreren möglichen Strategien ist ein anderes Modell hilfreich, das Nash-Gleichgewicht (siehe links), bei dem kein Spieler einen Anreiz hat, seine Strategie einseitig zu ändern (Trittbrettfahrerproblem). Die Theorie besagt, dass geringe Zusammenarbeit häufiger auftritt. Daten aus realen Situationen und mathematische Modelle deuten jedoch darauf hin, dass Kooperation durch gegenseitige Unterstützung, Rufschädigung bei Ausbleiben und Bestrafung nicht kooperativer Trittbrettfahrer entsteht. Alle Variablen ändern sich während des Rennens ständig.

FREIWILLIGEN-DILEMMA

Die Spieltheorie kann auch die Herausforderungen beschreiben, mit denen das Peloton bei der Verfolgung von Ausreißern konfrontiert ist.

Mehrere Teams können davon profitieren, wenn ein Ausreißer wieder ins Peloton zurückgeholt wird, aber wenn jedes Team annimmt, dass ein anderes die Arbeit erledigt, kann der Ausreißer erfolgreich sein. Dies ist eine Variante des Freiwilligen-Dilemmas, bei dem die Kosten von wenigen getragen werden, der Nutzen aber auf viele verteilt ist. Entscheidungen werden getroffen, indem Teams aufgrund der aktuellen Fahreraufstellung, bisherigen Verhaltens und Rennkontext (z. B. Etappenprofil oder Gesamtwertung) die Absichten der anderen einschätzen. Die Erfolgschancen einer Verfolgung steigen, wenn Teams gemeinsame Ziele verfolgen und die Bedrohung hoch scheint.

SEQUENZIELLE SPIELE UND RÜCKWÄRTS-INDUKTION

Auf den letzten Kilometern eines Rennens kommen, insbesondere bei Sprint-Finals, spieltheoretische Konzepte wie sequenzielle Spiele und Rückwärtsinduktion infrage.

Radrennen bestehen aus einer Abfolge von Zügen und Gegenzügen. Die Fahrer müssen vorhersehen, wie sich ihre Aktionen auswirken und wie andere Fahrer reagieren. Bei der Rückwärtsinduktion bestimmen Fahrer, ausgehend vom antizipierten Finale, die beste Vorgehensweise. Entscheidungen wie der Zeitpunkt für den Leadout, die Positionierung der Sprinter und die Reaktion auf Konkurrenten fallen mit Blick auf vorhergehende Aktionen. Fahrer und Teams berechnen ihre Taktiken voraus und passen sie an, häufig basierend auf schnellen Entscheidungen oder erlernten Verhaltensmustern.

MANNSCHAFTS-ZEITFAHREN

Teams optimieren die Kollektivleistung, indem sie die Kräfte spezialisiert einsetzen. Ziel ist die Minimierung der Teamzeit, die oft beim vierten oder fünften Fahrer genommen wird.

Die Herausforderung bei Mannschaftszeitfahren besteht in der Entwicklung von Tempostrategien, die schwächere Fahrer nicht überlasten und die stärkeren mit maximaler Kraft und ihrem ganzen Potenzial einsetzen. Das wird durch präzise Modellierung der Kraft-Dauer-Kurve, der aerodynamischen Effizienz (CdA) und der Erholungskinetik jedes einzelnen Fahrers erreicht.

Spieltheoretische Ansätze zeigen, wie wichtig spezialisierte Rollen und eine Rotationsstrategie sind. Die optimale Zugdauer (wie lange jeder Fahrer an der Spitze fährt) und die Reihenfolge der Fahrer werden häufig mittels Computersimulation bestimmt.

MENTALE LEISTUNG

Leistung im Spitzensport resultiert aus einem komplexen Zusammenspiel von zentralem Nervensystem, Psyche und Körperfunktionen. Das Gehirn ist sowohl Kommandozentrale als auch Regulator: Es führt sensorische Informationen zusammen, steuert motorische Abläufe und koordiniert kognitive und emotionale Reaktionen auf Umweltanforderungen.

Im Radsport, einer Ausdauerdisziplin, die hohe kognitive und emotionale Anforderungen stellt, spielt das Zusammenspiel von exekutiven Funktionen, Emotionsregulation und dem Erkennen von Körpersignalen für den Erfolg eine besonders große Rolle.

Der präfrontale Cortex ist zentral für die Zielsetzung, die Impulskontrolle und die Entscheidungsfindung unter Stress. Er steht in Austausch mit der Amygdala, die Bedrohung und emotional relevante Reize verarbeitet, sowie mit dem anterioren cingulären Cortex (ACC), der Leistung überwacht und Konflikte oder Fehler erkennt. Diese neuronalen Schaltkreise steuern Aufmerksamkeit, Erregung und Leistung während des Rennens. Zugleich modulieren neuroendokrine Systeme, vor allem die Hypothalamus-Hypophysen-Nebennierenrinden-Achse (HNN-Achse), die Stressreaktivität durch Cortisolausschüttung, die die Psyche ebenso beeinflusst wie die körperliche Leistung.

PSYCHOLOGIE IM RADSPORT

Die psychologische Leistung im Radsport lässt sich als biopsychosoziales Phänomen begreifen: Die Psyche beeinflusst die körperliche Leistung, soziale sowie Umweltreize bewirken emotionale Reaktionen und regulieren das Verhalten. Dieses Konzept bildet die Basis für die Ausbildung mentaler Stärke und Resilienz bei Elite-Sportlern.

STÄRKE UND RESILIENZ

Spitzenleistungen im Wettkampf-Radsport setzen mentale Stärke und Belastbarkeit voraus, erkennbar daran, dass ein Radfahrer unter Druck optimale Leistung erbringt, konzentriert bleibt und seine Fähigkeiten trotz Ermüdung oder widriger Umstände ausspielt. Hinzu kommt Resilienz – die Fähigkeit, Rückschläge wie Stürze, Krankheit, schlechte Ergebnisse oder taktische Fehler schnell zu überwinden. Im Profiradsport entscheiden psychologische Eigenschaften oft über den Erfolg, wenn die körperlichen Fähigkeiten vergleichbar sind.

Der Radsport ist mental besonders anspruchsvoll: Die Fahrer sind mit Isolation, unvorhersehbaren Bedingungen und der steten Gefahr von technischen Defekten oder Verletzungen konfrontiert. Sie müssen komplexe Teamdynamiken bewältigen, sich auf ständige strategische Veränderungen einstellen und Schmerzen ertragen. Mental starke Radfahrer können die letzten Kilometer einer Bergetappe in stark erschöpftem Zustand durchhalten und bleiben ruhig, wenn Konkurrenten unerwartet angreifen.

TRAINING

Mentale Stärke und Resilienz sind formbare Eigenschaften, die sich entwickeln lassen. Beim psychologischen Training kommen Techniken wie die kognitive Umstrukturierung durch Veränderung des Selbstgesprächs, das Imaginationstraining zur Leistungssteigerung und Stressreduktion sowie die hierarchische Zielsetzung zur Förderung von Motivation und Selbstwirksamkeit zum Einsatz. Dieses Fertigkeitstraining ist im Hochleistungssport regelmäßig Bestandteil der Trainingspläne. Mit der Zeit bewirkt es neuroplastische Anpassungen, die Radfahrer in die Lage versetzen, körperliches Unbehagen besser auszuhalten, Misserfolge konstruktiv zu nutzen und sich unter Druck besser selbst zu regulieren.

Teamumgebung

Auch die Kultur innerhalb eines Radsportteams beeinflusst die mentale Stärke und Resilienz der Fahrer. Teammitglieder, die psychische Herausforderungen normalisieren, offen kommunizieren und prozessorientierten Zielen Vorrang geben, entwickeln oft eine robustere Psyche. Umgekehrt können rigider Perfektionismus, Schuldzuweisungen oder allgegenwärtige Versagensängste die psychische Weiterentwicklung behindern und Stressreaktionen verstärken.

KONTROLLZENTRUM

Unser Gehirn steuert sowohl unsere Emotionen als auch unsere körperlichen Leistungen. Resilienz und Zähigkeit lassen sich trainieren, um im Wettkampf einen Vorteil daraus zu ziehen.

MOTIVATION SCHAFFEN

Neurotransmitter wie Dopamin und Noradrenalin, die Motivation und Erregungsregulation beeinflussen, wirken mit Stresshormonen wie Cortisol zusammen und beeinflussen das emotionale und kognitive Befinden.

KOGNITIVE UMSTRUKTURIERUNG

Lässt Radfahrer Stress als Herausforderung statt als Bedrohung empfinden; stärkt konstruktives Denken, Selbstvertrauen und Durchhaltevermögen.

AUFMERKSAMKEITSKONTROLLE

Ermöglicht es, sich auf Relevantes wie Trittfrequenz, Atmung und Körperhaltung zu konzentrieren und Ablenkungen wie Zuschauerlärm, negative Selbstgespräche oder taktische Fehler der Konkurrenz auszublenden.

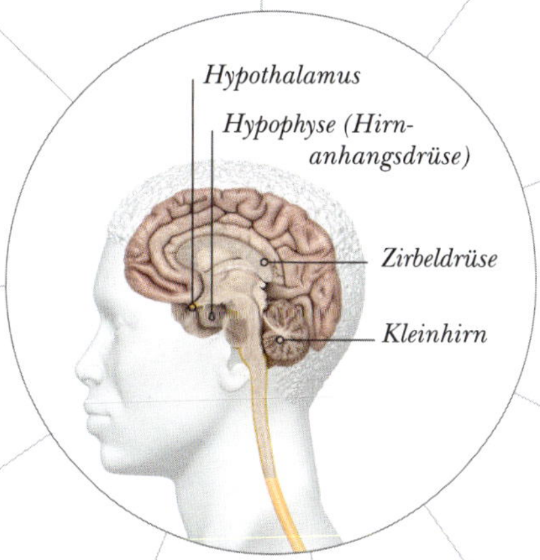

ZIELSTREBIGKEIT

Zur Zielstrebigkeit gehört es, langfristig motiviert und anstrengungsbereit zu sein, selbst wenn unmittelbares Feedback oder Erfolg ausbleiben.

PSYCHOLOGISCHES TRAINING

Psychologisches Training im Hochleistungssport kann bei Radfahrern die Belastungstoleranz und die Selbstregulation verbessern.

EMOTIONALE FLEXIBILITÄT

Ermöglicht es, Gefühle wie Angst, Ärger oder Enttäuschung zu verarbeiten, ohne die Beherrschung zu verlieren oder sich zurückzuziehen.

SOZIALER BEISTAND

Starker Beistand von Teamkollegen, Trainern und Psychologen bietet praktische Hilfestellung sowie emotionale Unterstützung während der Erholungsphase.

RESILIENZ

Resiliente Radfahrer bereiten sich mental auf Herausforderungen vor. Sie nutzen Strategien wie Imaginationstraining, Vorbereitungsroutinen oder Achtsamkeitsübungen, um Rückschläge besser zu bewältigen.

STRESSREDUKTION

Training kann eine soziale Aktivität sein und somit Stress abbauen. Es ist erwiesen, dass Bewegung, auch Radfahren, Stress- und Angstsymptome deutlich verringert.

MENTALE STÄRKE

Im Wettkampf meint mentale Stärke die Fähigkeit, das Rennen hindurch konzentriert zu bleiben, Schmerz zu tolerieren und die eigenen Emotionen zu regulieren.

ÄNGSTE BEWÄLTIGEN

Leistungsangst ist eine psychobiologische Reaktion auf eine subjektiv empfundene Bedrohung im Zusammenhang mit Leistung. Sie äußert sich durch gesteigerte physiologische Erregung, Einschränkung kognitiver Prozesse und unflexibles Verhalten. Im anspruchsvollen Umfeld des Profiradsports, in dem die Fahrer häufig unter hohem Druck stehen, können Ängste die Leistung erheblich beeinträchtigen.

HORMONELLE VERÄNDERUNGEN

Aus neurobiologischer Sicht aktivieren Leistungsängste das sympathoadrenomedulläre System sowie die HPA-Achse (Hypothalamus-Hypophysen-Nebennierenrinden-Achse).

Die Folge ist eine erhöhte Ausschüttung von Katecholaminen (Adrenalin und Noradrenalin) sowie Cortisol. Diese hormonellen Veränderungen verbessern zwar kurzfristig die Herz-Kreislauf- und Stoffwechselfunktion, können aber bei übermäßiger Aktivierung die Feinmotorik und kognitive Prozesse beeinträchtigen, die beim Radfahren so wichtig sind. Leistungsängste können aufkommen, wenn Radfahrer als bedrohlich empfundene Faktoren fokussieren, etwa Menschenmengen, Konkurrenten, technische Probleme oder eigene Gedanken. Infolge dieser Ängste werden körperliche Zustände wie Herzfrequenz, Atmung oder Anstrengungsempfinden oft viel stärker wahrgenommen und die Kontrolle über den Körper kann beeinträchtigt sein.

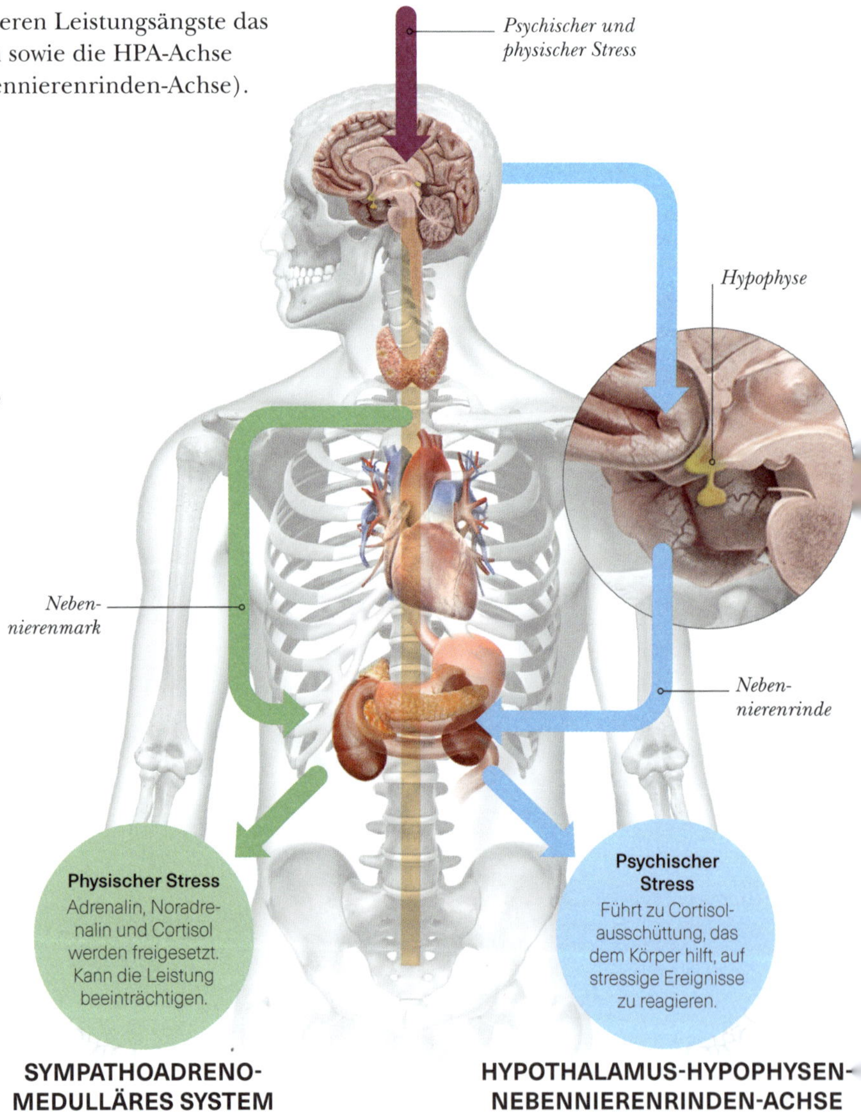

HORMONE UND GEHIRN
Nach dem kognitiv–behavioristischen Modell der Leistungsangst können Versagensängste oder Perfektionismus in Kombination mit situativen Stressoren dazu führen, dass die Wahrnehmung verzerrt und Gefühle schlecht reguliert werden.

STRESSIMMUNISIERUNG

Expositionsbasiertes Training, auch als Leistungssimulation unter kontrollierten Stressbedingungen bezeichnet, ist eine Möglichkeit, Leistungsangst zu bewältigen.

Durch die systematische Konfrontation mit angstauslösenden Situationen in einer sicheren, kontrollierten Umgebung – etwa bei simuliertem Zeitfahren, die Rennstress oder interne Auswahlevents nachstellen – können Radfahrer mithilfe von Psychologen ihre Angstreaktionen desensibilisieren und ihre Stresstoleranz erhöhen. Diese Form der Stressimmunisierung verbessert das Vertrauen in die eigene und die kognitive Belastbarkeit. Sie eignet sich besonders für jüngere Radfahrer oder solche mit weniger Wettbewerbserfahrung.

Das Beispiel zeigt, wie ein Radfahrer – ein Zeitfahrer – mit diesen Methoden seine Leistungsangst vor einem Rennen verringern kann.

Behandlung von Ängsten

Fall: Ein Zeitfahrer leidet vor wichtigen Wettkämpfen an Ängsten, begleitet von erhöhter Herzfrequenz, flacher Atmung und obsessiven Versagensgedanken.

Behandlungssequenz:

1. Basisuntersuchung: Psychologische Bestandsaufnahme mit Fragebögen wie dem WAI-T (Wettkampf-Angst-Inventar Trait) oder dem WAI-S (Wettkampf-Angst-Inventar State) o. Ä. zur Erfassung von Leistungsangst, die ein Sportpsychologe auswertet.

2. Kognitive Umstrukturierung: Der Perfektionismus hinter der Angst wird umgedeutet. Beispiel: Aus dem Gedanken »Wenn ich nicht gewinne, bin ich ein Versager« wird »Gewinnen ist zwar schön, aber ich bin gut vorbereitet und will meine Pacing-Strategie umsetzen. Dieser Wettkampf ist nur einer in einer Saison voller Chancen.«

3. Somatisches Training: Techniken wie Zwerchfellatmung, progressive Muskelentspannung und biofeedback-gestützte Methoden mit Herzfrequenz- oder Atemmessung fördern die Entspannung vor Wettkämpfen sowie vor Zeitfahrtrainings oder Wettkampfsimulationen.

4. Achtsamkeitstraining: Vor dem Rennen (oder intensiven Intervalltraining) 10 Minuten mit geschlossenen Augen sitzen, auf den Atem konzentrieren und bei Ablenkung die Aufmerksamkeit sanft zurückführen. Während des Wettkampfs wiederholen und den Fokus auf Leistung und Ausführung statt auf Ergebnis oder Ängste richten.

5. Routine vor dem Einsatz: Standardisierte Routinetätigkeiten wie Aufwärmen, Hören einer Playlist und Zwerchfellatmung zur Verinnerlichung von Grundwerten: »Ich fahre Rad, um meine Grenzen zu testen, nicht um meinen Wert zu beweisen.«

6. Nachbesprechung: Sich nach dem Wettkampf Zeit nehmen, um die körperliche und mentale Leistung allein sowie gemeinsam mit anderen zu reflektieren, um die Selbstwirksamkeit zu stärken und die adaptive Interpretation zu fördern.

»Ich fahre Rad, um meine Grenzen zu testen, nicht um meinen Wert zu beweisen.«

Achtsamkeit

Achtsamkeitsbasierte Interventionen, insbesondere das Programm Mindfulness Acceptance Commitment (MAC), werden im Hochleistungssport immer öfter eingesetzt, um Erfahrungsvermeidung zu reduzieren und die Aufmerksamkeit stärker auf den Moment zu lenken. Bei Radfahrern verbessern diese Programme die Aufmerksamkeit während langfristiger Belastung und verringern die Reaktion auf negative Gedanken bezüglich der Leistung. Mittels Neuroimaging können diese Effekte nachgewiesen werden. So zeigt sich nach einem Achtsamkeitstraining eine weniger aktive Amygdala sowie eine verstärkte präfrontale Modulation.

Medikation

In manchen Fällen kann die Einnahme von Medikamenten in Betracht gezogen werden, vor allem, wenn die Angstsymptome chronisch sind und sich deutlich auf den Alltag außerhalb des Sports auswirken. Beta-Adrenozeptor-Antagonisten können die körperlichen Auswirkungen von Angst kurzfristig lindern. Selektive Serotonin-Wiederaufnahmehemmer (SSRI) können eingesetzt werden, wenn neben der Leistungsangst auch eine generalisierte Angststörung vorliegt. Jede pharmakologische Strategie muss den Anti-Doping-Vorschriften streng entsprechen und unter der Kontrolle eines qualifizierten Psychiaters erfolgen, um die ganzheitliche, ethische Betreuung des Sportlers zu gewährleisten.

EFFIZIENT TRAINIEREN

Radfahren ist eine höchst anspruchsvolle Ausdauersportart, die ein Zusammenspiel physischer, psychologischer und taktischer Fähigkeiten erfordert. Ein Training, das auf diesen Sport wirksam vorbereitet, muss auf soliden physiologischen Prinzipien beruhen und auf die spezifischen Anforderungen im Wettkampf zugeschnitten sein. Eine kontinuierliche Aktualisierung und Anpassung an den Stand der Wissenschaft ist notwendig. Dieses Kapitel skizziert die zentralen Trainingsprinzipien, aktuellen Praktiken und wissenschaftlichen Erkenntnisse, die effektivem Training für die modernen Radsportdisziplinen zugrunde liegen.

QUANTIFIZIERUNG DES TRAININGS

Der Körper hat die Fähigkeit, sich an Stress oder Belastungen anzupassen. Das ist ein grundlegendes biologisches Prinzip, an dem sich das Training orientiert. Das um 1930 erstmals beschriebene allgemeine Adaptationssyndrom (AAS) erklärt, wie Trainingsreize physiologische Reaktionen auslösen, die bei angemessener Erholung zu Leistungssteigerungen führen.

MESSUNG DER INNEREN UND ÄUSSEREN BELASTUNG

Beim Radsporttraining werden die äußere Belastung (was der Athlet tut) und die innere Belastung (die körperliche Reaktion) gemessen. Zu den externen Parametern zählen Leistung, Dauer, Distanz und Trittfrequenz. Zu den internen Parametern zählen Herzfrequenz (HF), das subjektive Belastungsempfinden, Blutlaktat sowie hormonelle und neuromuskuläre Stressmarker. Das Zusammenspiel liefert wertvolle Einblicke in die Trainingseffizienz und die bestehende Leistungsfähigkeit.

TRAININGSZONEN

Mittels Leistungstests werden Belastungswerte interpretiert und Trainingspläne personalisiert. Standardisierte Feld- oder Laboruntersuchungen wie stufenweise Belastungen sowie Tests zur Bestimmung der Laktatschwelle und der kritischen Leistung ermitteln physiologische Kennwerte (z. B. VO_2max, funktionale Schwellenleistung, anaerobe Kapazität). Damit definiert man Trainingszonen, sodass Trainer und Sportler die Belastung so steuern können, dass sie die aerobe Ausdauer, die glykolytische Kapazität und die neuromuskuläre Leistung gezielt steigert.

TRAINING KONTROLLIEREN

Sind individuelle Trainingszonen definiert, kann das tägliche Training mit Leistungsmessern und Herzfrequenzmonitoren überwacht werden, ergänzt um Informationen wie das subjektive Belastungsempfinden bei einzelnen Trainingseinheiten. Häufig verwendete Metriken zur Bewertung der äußeren Belastung sind die Trainingsbelastung, Arbeit in Kilojoule, durchschnittliche Leistungsabgabe und die Zeit, die der Sportler in einer Trainingszone verbringt. Messungen zur inneren Belastung können die Herzfrequenzvariabilität (HFV), subjektive Ermüdung, Stimmung und Schlafqualität erfassen. Moderne Softwareplattformen führen diese

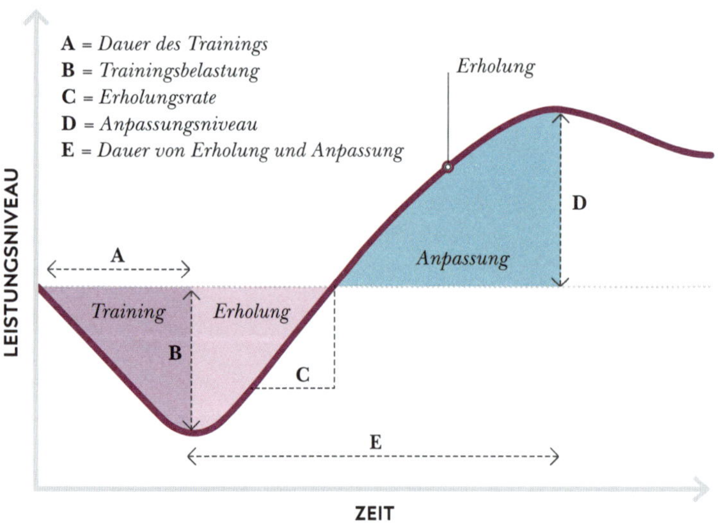

ANPASSUNG AN DAS TRAINING
Entsprechend dem Modell des allgemeinen Adaptationssyndroms (AAS) erfährt ein Radfahrer unter Trainingsbelastung zunächst eine vorübergehende Leistungsabnahme (Ermüdung), gefolgt von Erholung und Superkompensation (Anpassung). Ist die Trainingsbelastung zu gering, tritt keine Anpassung ein; ist sie zu groß oder die Erholung unzureichend, können Fehlanpassungen oder das Übertrainingssyndrom auftreten.

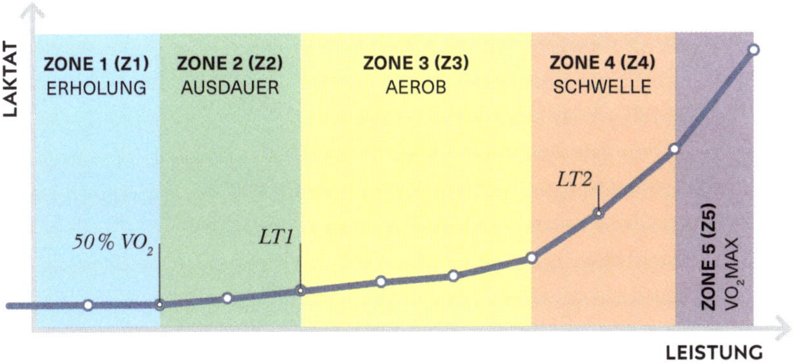

TRAININGSZONEN UND LAKTAT
Dieses Beispieldiagramm zeigt den Zusammenhang zwischen Trainingszonen und Blutlaktatwert.

ZONE	% FTP	PHYSIOLOGISCHER EFFEKT
1	< 55 %	Fördert die Erholung durch erhöhten Blutfluss zur Beseitigung von Stoffwechselabfallprodukten und zur Nährstoffversorgung; minimale physiologische Belastung.
2	55–75 %	Verbessert die Ausdauer durch Vermehrung von Mitochondrien, gesteigerte Fettoxidation und erhöhte Kapillardichte; steigert die Effizienz des Herz-Kreislauf-Systems.
3	76–90 %	Entwickelt muskuläre Ausdauer und die Fähigkeit, Laktat als Energieträger zu nutzen; verbessert die moderate bis hohe Leistungsabgabe über längere Zeit.
4	91–105 %	Erhöht die funktionale Schwellenleistung (FTP); steigert den maximalen Laktat-Steady-State durch verbessertes Verhältnis von Laktatproduktion und -abbau.
5	106–120 %	Steigert die maximale Sauerstoffaufnahme (VO_2max); zielt auf die kardiovaskuläre Leistung und die Nutzung von Muskelsauerstoff bei hochintensiven Belastungen (über der Schwelle, mit anaerobem Anteil).

Informationen häufig zusammen, um die akute und die chronische Trainingsbelastung zu zeigen und Ermüdung und Fitness des Athleten über einen längeren Zeitraum darzustellen.

Neue Systeme sammeln Langzeitdaten, sodass Radfahrer ihre Trainingsanpassungen analysieren können. Die Trainingseffizienz kann anhand folgender Faktoren bewertet werden: Entkopplung von Leistung und Herzfrequenz (kardiovaskuläre Drift), Steigerung der submaximalen Leistung bei festgelegten Herzfrequenzen oder Verschiebung der Laktatschwelle.

Mit Trainingsbelastungsdaten können Veränderungen in Fitness und Ermüdung vorhergesagt werden, was jedoch eine sorgfältige individuelle Kalibrierung voraussetzt und Grenzen hat. Beispiele sind das Trainingsimpuls-Modell (TRIMP) nach Banister, das Dauer, Herzfrequenz und Intensität in einem Wert kombiniert, der die innere Belastung einer Trainingseinheit einschätzt. Eine andere Kennzahl, die Spitzentrainingsbelastung (TSB, Training Stress Balance), misst die Differenz zwischen chronischer (langfristiger) und akuter (kurzfristiger) Belastung. Ein positiver TSB-Wert deutet auf ausreichende Erholung und Wettkampfbereitschaft hin, ein negativer auf kumulative Ermüdung und Erholungsbedarf.

Das Modell der kritischen Leistung/W'-Bilanz und die Leistungskurve (siehe S. 50–51) werden verwendet, um zu bestimmen, welche Leistung eine Radfahrerin wie lange aufrechterhalten kann.

MULTIDIMENSIONALER ANSATZ

Effektive Messung des Trainings benötigt einen Kontext. Dieselbe Leistung oder Trainingsbelastung kann je nach Erholungszustand des Radfahrers, Umweltbedingungen oder psychologischem Zustand unterschiedliche Anpassungen bewirken. Daher liefert die Kombination von subjektiven und objektiven Daten – z. B. von subjektivem Belastungsempfinden und Leistungswerten oder von Stimmung und Herzfrequenzvariabilität (HFV) – ein umfassenderes Bild. So können Fehlanpassungen früh erkannt, das Training angepasst und die Kommunikation zwischen Sportler und Trainer verbessert werden.

PERIODISIERUNG

Unter Trainingsperiodisierung versteht man die systematische Organisation des Trainings über einen längeren Zeitraum. Ziel ist es, die Leistung zu optimieren, die Ermüdung zu steuern und die langfristige Entwicklung zu fördern. Dazu werden im Radsport sequenziell Trainingsreize gesetzt, die die physiologischen Anpassungen anregen und die Sportler auf Höchstleistungen bei wichtigen Rennen vorbereiten.

Vereinfacht ausgedrückt, basiert die Periodisierung auf den beiden Kernprinzipien progressiver Überlastung und Variation. Das erste erhöht mit der Zeit die Trainingsbelastung, um die Leistungsfähigkeit zu verbessern. Das zweite beugt Stagnation und Übertraining vor, indem es Art, Umfang und Intensität des Trainings variiert. Beide sind in eine Struktur aus Makrozyklus (langfristig über eine Saison oder ein Jahr), Mesozyklen (Blöcke von mehreren Wochen) und Mikrozyklen (kurze Phasen, in der Regel eine Woche) eingebettet. Insgesamt verschiebt sich in diesen Trainingszyklen der Fokus mit der Zeit von der allgemeinen zur spezifischen Vorbereitung, was schließlich zum Leistungshöhepunkt führt.

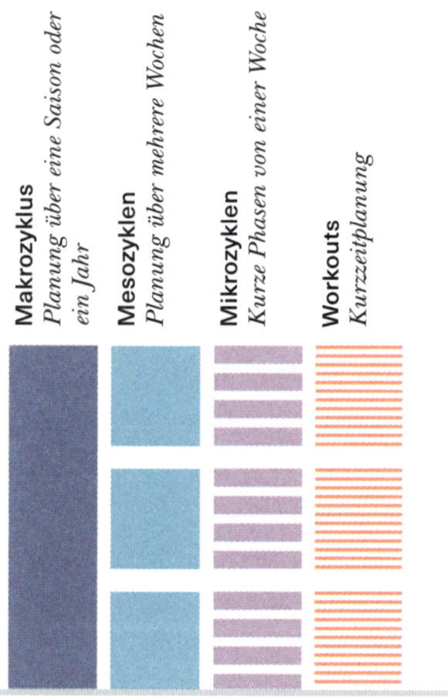

TRAININGSSTRUKTUR
Die Einteilung des Trainings in lange, mittlere und kurze Zyklen dient langfristigen Zielen.

PERIODISIERUNGSMODELLE

Die traditionelle Periodisierung beginnt mit einer Vorbereitungsphase, die auf die allgemeine Kondition zielt. Der Schwerpunkt liegt auf hohem Trainingsvolumen bei niedriger bis moderater Intensität. Ziel ist es, die aerobe Basis, die Muskelausdauer und die Koordination zu entwickeln. Kraft- und Kadenztraining verbessern die muskuläre Resilienz und die Tritteffizienz.

In der Aufbauphase wird spezifischer auf die Wettkampfanforderungen hin trainiert. Die Intensität steigt schrittweise durch strukturierte Intervalltrainings, die auf die Laktatschwelle, die maximale Sauerstoffaufnahme (VO_2max) und rennspezifische Leistungsprofile abzielen. Während das Trainingsvolumen leicht sinken kann, verlagert sich der Schwerpunkt auf intensivere Einheiten wie Schwellenbelastungen, wiederholte Intervalle bei VO_2max-Intensität und Rennsimulationen.

In der nächsten Phase, der Wettkampfphase, wird die erworbene Fitness in Wettkampfform überführt. Der Fokus liegt auf Erhalt der Intensität bei Verringerung des Gesamtvolumens mit dem Ziel, frisch zu bleiben und übermäßige Ermüdung zu vermeiden. Hochintensive Einheiten von geringem Volumen, darunter kurze Sprints, rennspezifische Intervalle und taktische Gruppenfahrten, präzisieren die Leistung.

Arten der Periodisierung

MODELL	MERKMALE
Traditionell	Entwickelt sich von hohe Volumen und geringer In sität zu geringem Volume und hoher Intensität.
Revers	Beginnt mit hochintensivem Training von geringe Volumen; Grundvolumen kommt später hinzu.
Block	Konzentrierte Trainingsblöcke, ausgerichtet auf einzelne physiologische Ziele
Polarisiert	Mehr Training bei niedrig Intensität und mit kleinen Anteilen hochintensiver Arbeit
Pyramidal	Überwiegend in Zone 1 m moderatem Anteil in Zone und kleinem Anteil in Zon

In der Tapering-Phase erfolgt eine bewusste Reduktion des Trainingsvolumens über ein bis zwei Wochen, wobei Trainingsintensität und -häufigkeit beibehalten werden. Ziel ist es, die akkumulierte Ermüdung zu verringern, ohne an Fitness einzubüßen, um Superkompensation und Höchstleistung zu ermöglichen. Effektives Tapering ist individuell angepasst.

Die Individualisierung ist der wichtigste Aspekt der Periodisierung, da die Trainingsanpassung von Alter, Trainingshistorie, Disziplin, Wettkampfkalender und Erholungsfähigkeit abhängt. Effektive Periodisierung erfordert kontinuierliche Bewertung, und Trainingspläne müssen dynamisch auf Krankheit, Verletzung, Reisen sowie Motivation und aktuelle Form reagieren.

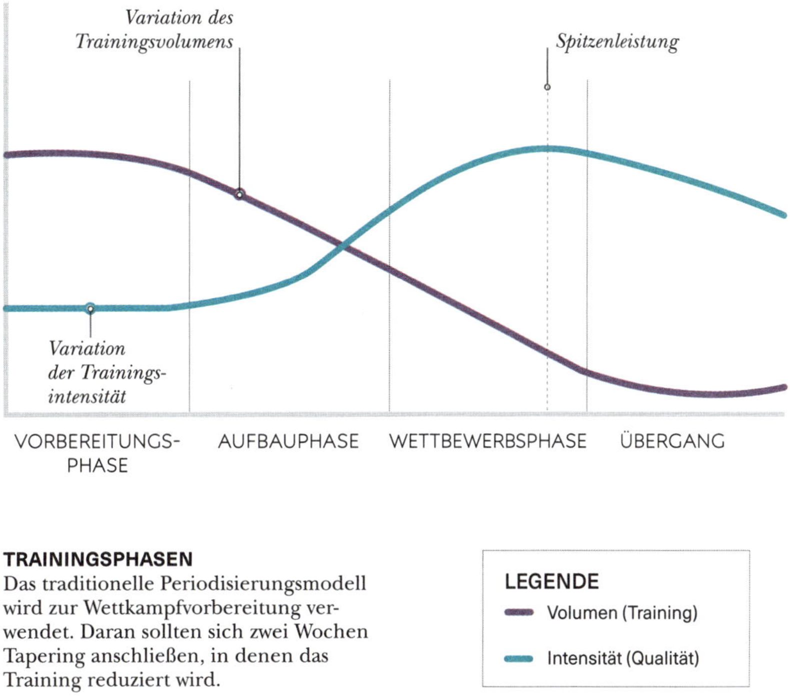

TRAININGSPHASEN
Das traditionelle Periodisierungsmodell wird zur Wettkampfvorbereitung verwendet. Daran sollten sich zwei Wochen Tapering anschließen, in denen das Training reduziert wird.

VERTEILUNG DER INTENSITÄT	FOKUS	AM BESTEN FÜR	EINSCHRÄNKUNGEN
Früh: etwa 80 % Z1–3, < 10 % Z4/Z5 Spät: verstärkt Z4/Z5	Schafft zunächst allgemeine Grundfitness, entwickelt später spezifische Fähigkeiten.	Fahrer mit langer Saisonvorbereitung und spezifisch ausgewählten Rennen	Frühe hochintensive Anreize können fehlen.
Früh: > 30 % Z4/5, niedrig Z1–3 Später: mehr Z1–3 hinzufügen	Neuromuskuläre Bereitschaft, anaerobe Leistungsfähigkeit, hochintensives Konditionstraining	Bahnradfahrer, Kriteriumsfahrer oder Radfahrer mit begrenzter Trainingszeit	Risiko einer ungenügenden Ausdauergrundlage; langfristig schwerer aufrechtzuerhalten
Variiert mit den Blöcken: typischerweise ≥ 50 % einer Intensitätszone	Maximiert die Anpassung an spezifische Trainingsziele	Fortgeschrittene oder Elite-Radfahrer mit klar fokussierten Zielen oder mehreren Spitzenevents	Hohes Ermüdungsrisiko; erfordert Kontrolle und Planung
Etwa 70 % Z1–2, etwa 5 % Z3, 10–15 % Z4/5	Entwicklung aerober Effizienz und Spitzenleistung bei minimaler Ermüdung	Ausdauerradsportler, die auf langfristige Leistungsentwicklung abzielen	Schwer anwendbar auf Radfahrer, die Schwellentraining oder häufige Rennpraxis benötigen.
Etwa 70 % Z1/2, etwa 20–25 % Z3, etwa 5–10 % Z4/5	Schwellenentwicklung, nachhaltige Kraft und Ausdauerbasis	Etappen-, Straßen-, Gravelfahrer und Allrounder, die variable Wettkämpfe vorbereiten	Wenig hochintensives Training; Sprint-/anaerobe Leistung eventuell untertrainiert

INTERVALLTRAINING

Intervalltraining ist ein Grundpfeiler der Leistungsentwicklung im Radsport, da es verschiedene physiologische Systeme verbessert und optimal auf längerfristige hochintensive Belastung vorbereitet. Phasen intensiver Anstrengung wechseln mit Erholungsphasen ab. Ziel ist es, unterschiedliche Energiesysteme einschließlich der aeroben, anaeroben und neuromuskulären Kapazität zu trainieren.

»Alle Radsportler profitieren von hochintensiven Intervallen, die Effizienz und Ermüdungsresistenz steigern.«

Intervalltraining führt zu Anpassungen der physiologischen Systeme und verbessert die Toleranz gegenüber länger andauernden hochintensiven Belastungen. Es wechselt zwischen intensiver Belastung und Erholung und zielt auf das aerobe und anaerobe Energiesysteme sowie neuromuskuläre Kapazitäten.

Hochintensive Intervalle überlasten gezielt das Herz-Kreislauf- und das Muskelsystem, um die maximale Sauerstoffaufnahme (VO_2max), die Laktatschwelle und die Stoffwechseleffizienz der Muskulatur zu erhöhen. In den Erholungsphasen werden die Energiespeicher teilweise wieder aufgefüllt und Stoffwechselnebenprodukte abgebaut, sodass später erneut hochintensive Belastungen möglich sind.

Intensität, Dauer und Anzahl der Intervalle bestimmen, welche Energiesysteme angesprochen werden und wie sich der Körper anpasst. Kurze, intensive Intervalle wie 30-sekündige Sprints entwickeln die anaerobe Kapazität, längere moderate Intervalle, etwa 5–10 Minuten bei Schwellenleistung, verbessern die aerobe Ausdauer und den Laktatabbau.

TEMPO, OPTIMALER BEREICH ODER ZONE 3
Diese Intervalle werden bei 85–95 Prozent der funktionalen Schwellenleistung (FTP) durchgeführt, einem Bereich, in dem Intensität und Belastungsdauer in einem optimalen Verhältnis stehen. Sie fördern effizient aerobe Fitness und muskuläre Ausdauer, ohne übermäßige Ermüdung zu verursachen.

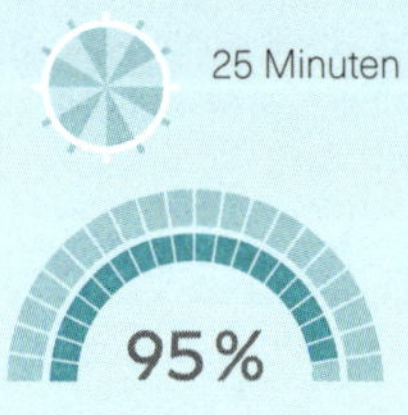

SCHWELLE
Schwellenintervalle zielen auf die Laktatschwelle, ab der die Laktatproduktion den Laktatabbau übersteigt. Sie werden bei 90–105 Prozent der FTP durchgeführt, dauern in der Regel 10–20 Minuten und verbessern die Ausdauerleistung nahe der maximalen Anstrengung, ohne vorzeitige Ermüdung zu verursachen.

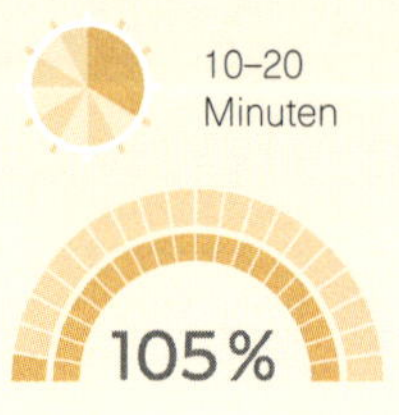

VO_2MAX
VO_2-Intervalle, die typischerweise 4–6 Minuten bei 105–120 Prozent der FTP dauern, zielen darauf ab, die aerobe Kapazität zu maximieren. Diese Intervalle sind hochintensiv, aber wichtig, um längerfristig zu hohen Leistungsabgaben imstande zu sein.

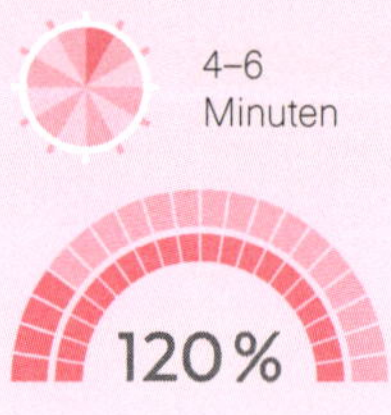

ANAEROBE KAPAZITÄT
Kurze, intensive Belastungen von 30 Sekunden bis 2 Minuten bei 120–150 Prozent der FTP trainieren die anaeroben Systeme. Diese Intervalle sind wichtig für Radfahrer, die an Sprint-Finals, Ausreißversuchen oder kurzen, intensiven Anstiegen beteiligt sind.

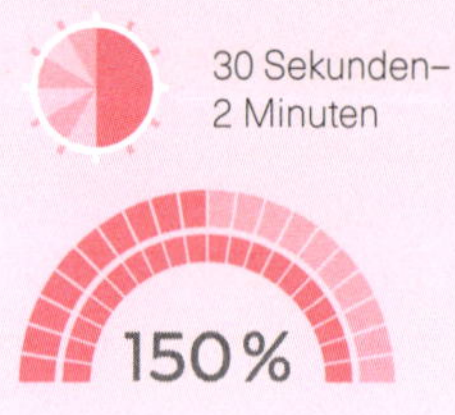

TRAININGSSTRUKTUR

Eine typische Trainingseinheit beginnt mit Aufwärmen, um Herzfrequenz, Durchblutung und Muskeltemperatur zu erhöhen. Es folgt der Hauptteil mit Intervallen, die sich mit Erholungsphasen abwechseln, deren Länge vom Ziel der Einheit abhängt. Längere Erholungsphasen erhalten die Leistungsfähigkeit in den Intervallen, kürzere steigern die Toleranz gegenüber Belastung und die Ermüdungsresistenz. Ein Cool-down zum Abschluss des Trainings unterstützt die Erholung.

Intervalltraining verbessert die Leistungsfähigkeit in allen Radsportdisziplinen, vom Straßenrennen über das Zeitfahren bis zum Mountainbiken. Entscheidend für den Trainingserfolg ist eine gezielte Periodisierung der Intervalleinheiten, die sich an der individuellen Fitness und den spezifischen Anforderungen der Disziplin orientiert, um Übertraining und Leistungsabfall vorzubeugen. Die Trainingsbelastung sollte kontinuierlich anhand von Leistung, Herzfrequenz und subjektivem Belastungsempfinden kontrolliert werden. So lässt sich sicherstellen, dass Intensität und Erholung im optimalen Verhältnis stehen und alle Ziele erreicht werden.

***Intervalle* werden bei bis zu 200 % der funktionalen *Schwellenleistung* durchgeführt.**

SPRINTS

Maximale Belastungen von 10–20 Sekunden bei voller Leistung verbessern die neuromuskuläre Kraft und die Explosivkraft. Besonders wichtig sind sie für Bahnradfahrer und Sprinter, aber auch für Straßenradfahrer, die Sprints ausfahren oder auf Angriffe reagieren müssen.

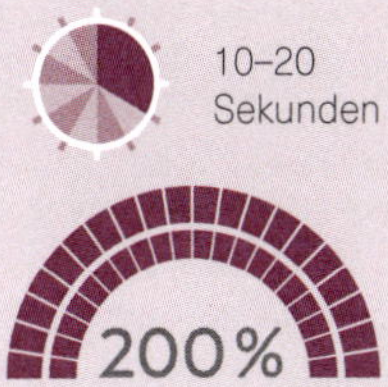

Beispielhafte Trainingseinheiten

Die Beispiele zeigen typische Intervalltrainingseinheiten aus verschiedenen Trainingsprogrammen. Jede Einheit sollte mit Aufwärmen beginnen, Erholungsphasen enthalten und mit einem Cool-down abgeschlossen werden.

VO$_2$MAX-TRAINING

Z5 Zone 5

5 x 5 Min. @ 110 % der FTP mit **5 Min.** Erholung

SCHWELLENTRAINING

Z4 Zone 4

3 x 15 Min. @ 95 % der FTP mit **10 Min.** Pause

ANAEROBE KAPAZITÄT

Z5 Zone 5

8 x 1 Min. Belastung @ 150 % der FTP mit **5 Min.** Erholung nach jeder Belastung

SPRINTS

Z6 Zone 6

3 x 15 Min. @ 95 % der FTP mit **10 Min.** Pause

TEMPO, OPTIMALER BEREICH ODER ZONE 2

Z3 Zone 3

5 x 5 Min. @ 110 % der FTP mit **5 Min.** Erholung

Z2 Zone 2

5 x 5 Min. @ 110 % der FTP mit **5 Min.** Erholung

KRAFTTRAINING

Krafttraining ist ein wesentlicher Bestandteil des Radsport-Trainings. Während es früher als unnötig oder sogar nachteilig galt, ist es heute als geeignetes Mittel zur Leistungssteigerung und Verletzungsprävention für alle Disziplinen des Radsports anerkannt.

Korrekt ausgeführtes Krafttraining verbessert Leistung, Effizienz, Ermüdungsresistenz und allgemeine Robustheit. Diese Eigenschaften nützen allen Radfahrern, von Sprintern über Etappenfahrer bis hin zu technisch versierten Offroad-Spezialisten.

Die Grundprinzipien des effektiven Krafttrainings im Radsport sind dieselben wie in anderen Sportarten: Spezifität, progressive Belastungssteigerung, Individualisierung und Erholung. Angestrebt wird nicht maximale Muskelmasse (Hypertrophie), sondern verbesserte Maximalkraft, Kraftentfaltungsgeschwindigkeit und neuromuskuläre Koordination. Trainingsprogramme stellen in der Regel Grundübungen wie Kniebeugen, Kreuzheben, Ausfallschritte und Step-ups in den Mittelpunkt, die Gesäßmuskeln, Quadrizepse, Oberschenkelrückseiten und Core ansprechen. Sie sind direkt auf die Tretdynamik übertragbar und lassen sich unter progressiver Belastung ausführen.

Ein gut strukturiertes Programm umfasst drei Phasen: eine Anpassungsphase, die das Krafttraining einführt und korrekte Bewegungsmuster einübt, eine Maximalkraftphase mit höheren Lasten und eine Erhaltungsphase innerhalb der Saison, die bei reduziertem Trainingsvolumen die Kraft erhält. Ideal ist ein Krafttraining 1–3 Mal pro Woche, je nach Jahreszeit, Trainingsbelastung und Wettkampfplan.

VERSCHIEDENE DISZIPLINEN

Das Krafttraining variiert je nach Radsportdisziplin (siehe unten). In allen Disziplinen fördert es die Pedaltechnik, die Resilienz gegenüber Stürzen oder Überlastungsverletzungen sowie die langfristige Entwicklung. Wird es sinnvoll mit dem Radtraining kombiniert, verbessert es die Leistung und die Gesundheit der Fahrer über ihre gesamte Radsportkarriere.

Beispielhafte Trainingseinheit

Dieses beispielhafte Krafttraining (Maximalkraftphase) kombiniert verschiedene Übungen, die Muskulatur aufbauen, ohne die Muskelgröße zu maximieren.

ÜBUNG	SETS/ WDH.	BELASTUNG	FOKUS
Front Squat m. Langhantel (S. 154–155)	4 × 5	80–85 % 1 RM (= 1 Wiederholungsmaximum)	Maximale Unterkörperkraft
Kreuzheben m. Hex-Bar (S. 160–161)	3 × 8	Moderat	Hintere Oberschenkel- und Gesäßmuskulatur
Split Squat (S. 156–157)	3 × 6 je Bein	Körpergewicht oder leicht	Einbeinige Kraft und Stabilität
Klimmzug (S. 176–177)	3 × 8	Körpergewicht oder moderat	Zugkraft im Oberkörper
Schulterbrücke (S. 192–193)	3 × 10	Moderat	Hüftstreckung, Aktivierung der hinteren Kette
Plank mit Schulter-Taps (S. 184–185)	3 × 30 Sek.	Körpergewicht	Core-Stabilität und Rotationswiderstand
Russian Twist (S. 188–189)	3 × 12 je Seite	Leicht bis moderat (Medizinball)	Rotationskontrolle im Core

STRASSEN-RADFAHRER

Straßenradfahrer erhöhen ihre Ermüdungsresistenz und verbessern ihre Sprintleistung sowie die muskuläre Belastbarkeit insbesondere während langer Etappen oder bei Angriffen unter Last.

GANZKÖRPERTRAINING

Zwar konzentriert sich das Krafttraining im Radsport auf den Unterkörper, aber zur Unterstützung der maximalen Leistung und der Vorbeugung von Verletzungen ist auch ein trainierter Oberkörper wichtig.

Ein kräftiger Oberkörper ermöglicht eine gute Haltung auf dem Rad, insbesondere wenn bei langen Fahrten der Oberkörper mit zunehmender Ermüdung einzusinken droht. Neben der Haltung verbessert er auch Radkontrolle und Resilienz. Die Radfahrer können Vibrationen auf unebenem Terrain besser abfedern, das Lenkrad bei Sprints oder Abfahrten stabilisieren und in Kurven oder im Peloton effektiver manövrieren. Starke Schulter-, Arm- und Rumpfmuskeln verhindern Überlastungsverletzungen insbesondere in Nacken, Schultern und Handgelenken, die infolge von langem statischem Sitzen häufig auftreten. Insgesamt kann ausgewogenes Oberkörpertraining Komfort, Kontrolle und Belastbarkeit verbessern – entscheidende Faktoren sowohl für die Leistung und als auch für langfristige Gesundheit im Radsport.

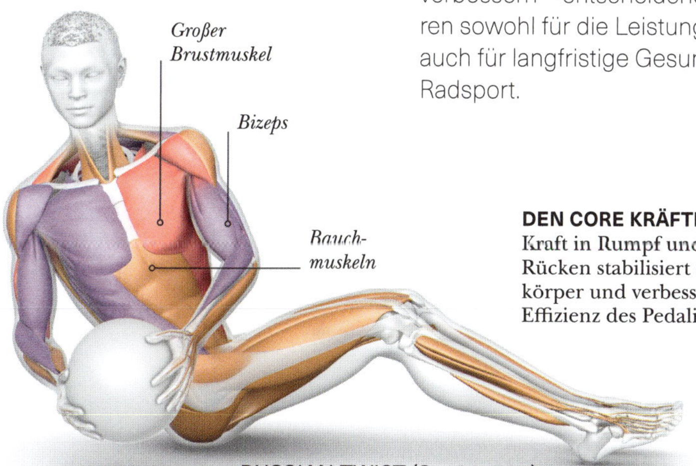

DEN CORE KRÄFTIGEN
Kraft in Rumpf und oberem Rücken stabilisiert den Oberkörper und verbessert die Effizienz des Pedalierens.

RUSSIAN TWIST (S. 188–189)

Dehnen

Lange starr vorgeneigt zu sitzen, kann Verspannungen und Dysbalancen zur Folge haben – vor allem in Hüftbeugern, Oberschenkelrückseiten, unterem Rücken und Brust. Regelmäßiges Dehnen fördert die Flexibilität und Gelenkbeweglichkeit. Zudem beugt es Verletzungen vor, fördert die Erholung und senkt das Risiko von Zerrungen und Überlastungen, die für den Radsport typisch sind, wie Rückenschmerzen oder Knieprobleme. Nach dem Fahren lockert Dehnen die Muskeln, unterstützt den Abtransport von Stoffwechselabbauprodukten und beschleunigt die Regeneration.

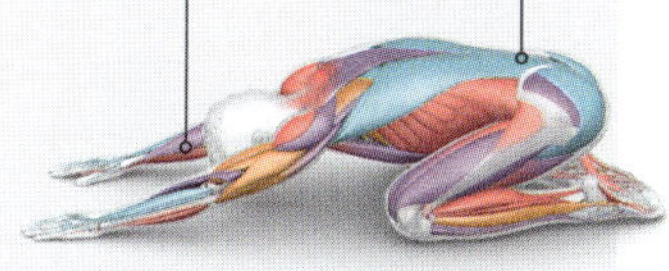

KINDHALTUNG

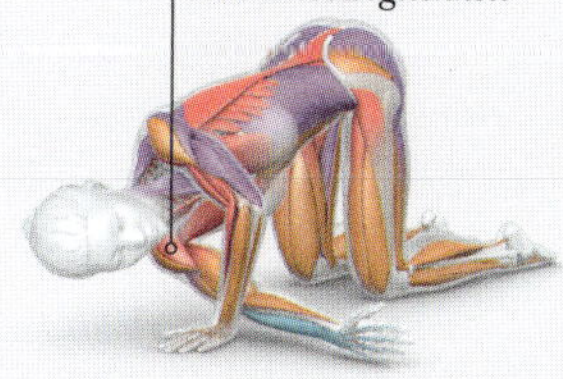

THREAD THE NEEDLE

BAHNRAD- UND BMX-FAHREN

Bahnrad- und BMX-Fahrer, die stark auf Explosivkraft angewiesen sind, trainieren mit Fokus auf Maximalkraft mit olympischem Gewichtheben und plyometrischen Übungen, um Beschleunigung und Drehmoment zu optimieren.

MOUNTAINBIKEN UND CYCLOCROSS

Mountainbiker und Cyclocross-Fahrer müssen Oberkörper und Core entwickeln, um technisches Gelände und Passagen zu Fuß zu bewältigen, sowie Griffkraft, Schulterstabilität und dynamische Rumpfkontrolle.

GRAVEL- UND ULTRA-AUSDAUER

Krafttraining verbessert bei Gravel- und Ultra-Ausdauer- oder Etappenfahrern die Effizienz, die Widerstandsfähigkeit gegen Verletzungen und die Körperhaltung bei längeren Fahrten.

DIE TRAININGS-PROGRAMME

Trainingsprogramme im Radsport müssen der Erfahrung und der Fitness des Sportlers sowie den Anforderungen der Disziplin oder Veranstaltung entsprechen. Variablen wie Trainingshistorie, technisches Können und verfügbare Trainingszeit werden berücksichtigt. Die physiologischen und taktischen Anforderungen der verschiedenen Wettkämpfe erfordern spezifische Vorbereitung.

Die Trainingsprogramme in diesem Buch sind für Amateurradsportler konzipiert, die sich auf ein bestimmtes Ereignis in der Disziplin ihrer Wahl vorbereiten. Zugrunde liegen zentrale Prinzipien wie progressive Belastungssteigerung, Spezifität und Periodisierung. Es wird in verschiedenen Trainingszonen gearbeitet, um die aerobe Ausdauer, die Laktatschwelle und die neuromuskuläre Leistung zu verbessern. Erholung, Ernährung und praktische Aspekte spielen ebenfalls eine Rolle, um nachhaltigen Fortschritt zu erzielen.

DIE TRAININGSEINHEITEN

Jeder Trainingsplan enthält Workouts für spezifische physiologische Kapazitäten und technische Fähigkeiten, die für das vorbereitete Ereignis relevant sind. Die Trainingsintensitäten richten sich nach vordefinierten Zonen, die auf den in diesem Buch beschriebenen Leistungstests beruhen. Diese Zonen orientieren sich in der Regel an der individuellen funktionalen Schwellenleistung (FTP), angegeben in Prozent, um Trainingsreize für unterschiedliche Fahrertypen zu standardisieren. So lassen sich Trainingsbelastung und physiologischer Stress präzise kontrollieren.

Trainingsintensitäten

ZONEN	BEZEICHNUNG	INTENSITÄT	LEISTUNG (% FTP)
Z1 Zone 1	Erholung	Sehr gering, aktive Erholung	< 55 %
Z2 Zone 2	Ausdauer	Leicht aerob	56–75 %
Z3 Zone 3	Aerob	Moderat aerob (sehr gering bei polarisiertem Training)	76–90 %
Z4 Zone 4	Schwelle	Hoch, knapp unterhalb oder bei FTP	91–105 %
Z5 Zone 5	VO_2max/ anaerob	Sehr hoch, rennspezifische Leistungsspitzen	>105 %
Z6 Zone 6	Neuromuskulär	Maximaler Sprint	>150 %

WEITERE SYMBOLE

- Gruppenfahrten
- Leistungsausbrüche
- Rennsimulation
- Rennstart
- Bahnübungen
- @ Tempofahren
- (R) Ruhen

UNTERHALB DER FTP

Die Trainingszonen unterhalb und nahe der FTP sind relativ klar definiert und entsprechen bestimmten Stoffwechselreaktionen. Diese Anpassungen sind wichtig für nachhaltige Leistungsabgabe und Ermüdungsresilienz während längerer Belastungen.

OBERHALB DER FTP

Die Trainingszonen oberhalb der FTP sind weniger klar definiert, da sie je nach Intensität und Dauer der Belastung überlappende physiologische Systeme unterschiedlich stark aktivieren. Hochintensive Intervalle zielen auf unterschiedlich kombinierte zentrale und periphere Anpassungen ab.

ANPASSUNGEN

Die Trainingszonen müssen entsprechend den Anpassungen neu kalibriert werden, damit die Intensitäten weiterhin den beabsichtigten Trainingsreiz setzen. Andernfalls kann Unter- oder Überlastung auftreten und die Trainingswirkung sowie die Belastungssteuerung beeinträchtigen. Zur Anpassung der Zonen werden regelmäßig standardisierte Leistungstests durchgeführt.

Eine Möglichkeit ist die konstante Überwachung der Leistungskurve, die die Spitzenleistungen eines Radfahrers bei unterschiedlich langen Belastungen aufzeigt. Verschiebungen im Bereich von 20 bis 60 Minuten liefern gute Hinweise auf eine Veränderung der FTP. Solcherart aktualisierte Trainingsprogramme bleiben angemessen anspruchsvoll, entsprechen dem sich entwickelnden physiologischen Profil des Fahrers und optimieren sowohl das Tempo als auch die Qualität der Anpassungen.

Die **FTP** ist die *höchste Durchschnittsleistung* **über 60 MINUTEN.**

TRAININGSVOLUMEN

Alle Programme arbeiten systematisch mit progressiver Belastungssteigerung, indem sie Umfang, Intensität und Trainingshäufigkeit über die Trainingswochen variieren. In der Regel steigt die Belastung über zwei bis drei Wochen an, dann folgt entsprechend dem Modell der Blockperiodisierung eine Regenerationswoche. Dieses Wellenmuster von Be- und Entlastung steigert die Leistung langfristig und minimiert das Übertrainingsrisiko. Jeder Plan enthält zusätzliche Elemente wie Krafttraining mit Schwerpunkt auf Core-Stabilität, neuromuskulärer Kontrolle und Kraft der unteren Extremitäten. Diese verbessern die Kraftübertragung, beugen Verletzungen vor und verbessern die Körperhaltung auf dem Rad.

TRAININGSPHASEN

- Grundphase
- Erholung
- Rennspezifisches Training
- Tapering
- Rennwoche

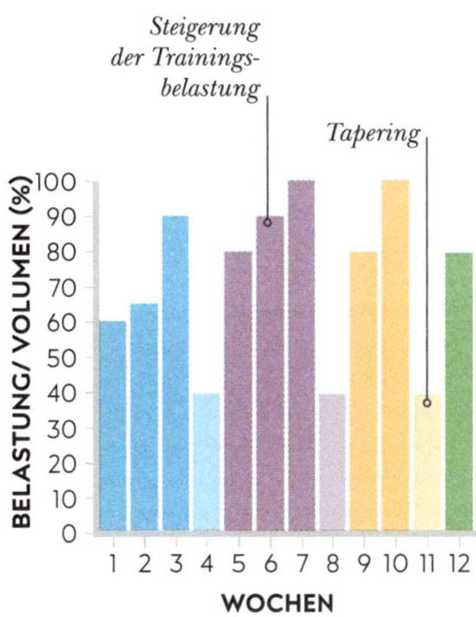

BELASTUNGSMANAGEMENT
Das Verhältnis von harten und leichten Trainingstagen, Regenerationswochen und Tapering vor wichtigen Wettkämpfen ist essentiell für effektives Training und optimale Erholung.

TRAININGSPHASEN UND PERIODISIERUNG

Alle Trainingspläne basieren auf Prinzipien der aktuellen Ausdauersportwissenschaft. Unabhängig von Renndauer, Terrain und taktischen Anforderungen folgen sie einem kohärenten Rahmen, der Intensität, Spezifität und Erholung ins Gleichgewicht bringt, um physiologische Anpassungen zu optimieren und Spitzenleistungen vorzubereiten.

GENERELLE AUSDAUERFITNESS

Entwickeln Sie Ihre allgemeine Radsportfitness durch eine Mischung aus aeroben Ausdauerfahrten, anaeroben Intervallen und technikorientierten Einheiten. Dieser ausgewogene Ansatz macht Sie zu einem ausgereiften, vielseitigen Radfahrer.

STEIGERN DER INTENSITÄT

Workouts werden gesteigert, indem entweder ihre Intensität erhöht, ihre Dauer verlängert, die hohe Belastung im Verhältnis zu Erholungszeit verlängert oder die Erholungsintervalle bei leicht erhöhter Intensität gefahren werden.

STEIGERN DES VOLUMENS

Steigern Sie das Trainingsvolumen im Verlauf des Programms schrittweise bis zum geplanten Höhepunkt. Planen Sie regelmäßig Wochen mit geringerem Volumen ein, damit sich der Körper von der angesammelten Ermüdung erholen und anpassen kann.

PROGRESSIVE ANPASSUNG

Führen Sie verschiedene Trainingsreize zu körperlichen Anpassungen ein, indem Sie im Verlauf des Programms Umfang, Intensität oder Häufigkeit der Radsporteinheiten verändern.

TRAININGSBELASTUNG OPTIMIEREN

Die Trainingsbelastung sollte so gesteigert werden, das der Körper sich anpassen kann. Reagieren Sie auf Anzeichen von Übertraining, um konstanten Fortschritt und Erholung zu gewährleisten.

POLARISIERTE INTENSITÄT

Die Programme polarisieren die Trainingsintensität. Der Großteil der Trainingszeit wird bei niedriger Intensität (Zonen 1–2) angesammelt, in der Regel 80–90 Prozent des Gesamtvolumens. Die verbleibenden 10–20 Prozent sind für hochintensive Belastungen (Zonen 4–5) vorgesehen. Gestützt wird dieser Ansatz durch eine wachsende Zahl wissenschaftlicher Studien, denen zufolge häufiges, qualitativ hochwertiges Training an beiden Enden des Intensitätsspektrums weitaus höhere Ausdaueranpassungen bewirkt als umfangreiches Training bei mittleren Intensitäten. Daraus ergibt sich ein Trainingsreiz, der sowohl die aerobe Effizienz als auch die Spitzenfitness fördert und zugleich das Risiko von Fehlanpassungen, übermäßiger Ermüdung oder Stagnation senkt.

Alle Pläne bestehen aus aufeinanderfolgenden Trainingsphasen, die die Kapazität des Radfahrers schrittweise verbessern. In der Basisphase werden die aerobe Leistung, Muskelausdauer und Grundkraft durch längeres Fahren in Zone 2 sowie erste Schwellen- bzw. VO_2max-Belastungen gesteigert. Es folgt eine Erholungswoche mit geringerem Trainingsvolumen zur physiologischen Konsolidierung und Reparatur. In der anschließenden Aufbau- oder rennspezifischen Phase steigen Intensität und Spezifität durch rennsimulierende Einheiten, höhere Trainingsbelastungen und terrainspezifisches Training. Die letzten ein bis zwei Wochen sind die Tapering-Phase, in der das Gesamtvolumen verringert und Intensität beibehalten wird, was vollständige Erholung, Glykogenspeicherauffüllung und Spitzenfitness am Wettkampftag ermöglicht.

BELASTUNGEN

Jeder Plan enthält verschiedene strukturierte Trainingseinheiten, die spezifische physiologische Anpassungen gemäß den Anforderungen des Zielwettkampfs bewirken. VO_2max-Intervalle (z. B. 4–6 x 3–5 Minuten in Zone 5 mit ebenso langer Erholung) stimulieren die maximale Sauerstoffaufnahme und zentrale kardiovaskuläre Anpassungen. Schwellenintervalle (z. B. 2–3 x 10–20 Minuten in Zone 4) steigern die nachhaltige aerobe Leistung und die Stoffwechseleffizienz. Sprint- und anaerobe Intervalle (z. B. 8–12 x 30 Sekunden bei Maximalleistung) sind Teil von Plänen für Rennen, bei denen explosive Kraft und wiederholte Hochintensitätsbelastungen entscheidend sind, z. B. Kriterien oder Cyclocross. Lange Fahrten in Zone 2 bilden das Rückgrat aller Pläne. Sie fördern die Ermüdungsresistenz, die Kapillarisierung sowie die Fähigkeit, Fettsäuren als Energiequelle zu mobilisieren und zu nutzen.

ERHOLUNG

Erholungsphasen sind keine passiven Pausen zwischen den Belastungen, sondern beeinflussen aktiv den Stoffwechsel sowie die neuromuskuläre und kardiovaskuläre Belastung einer Einheit. Alle Trainingspläne sehen in der Regel einen Ruhetag pro Woche vor, je nach Aufbau der Trainingswoche. Es sind entweder vollständige Ruhetage oder sehr lockere Fahrten. Ihr Zweck ist es, Erholung und Anpassung zu unterstützen. Ziel ist, für wichtige Trainingseinheiten frisch zu bleiben. Erholungswochen und Tapering-Phasen enthalten zusätzliche Ruhe- oder Erholungstage, um die kumulative Ermüdung zu verringern und die Leistung vor Wettkämpfen zu optimieren.

SCHLAF UND ERNÄHRUNG

Im Schlaf werden Wachstumshormone ausgeschüttet, Muskeln repariert, das Immunsystem regeneriert und die kognitive Leistungsfähigkeit wiederhergestellt. Schlechter Schlaf beeinträchtigt die Erholung unabhängig von anderen Maßnahmen, daher sollte guter Schlaf für alle Radfahrer Priorität haben. Auf Platz zwei folgt die Ernährung. Eine zeitgerechte Aufnahme von Kohlenhydraten und Proteinen nach Training und Wettkampf beschleunigt die Glykogenauffüllung und die Muskelreparatur (siehe S. 62–63). Ebenso wichtig ist die Flüssigkeitszufuhr, insbesondere bei Hitze oder in großer Höhe.

»Erholung zwischen den Intervallen ist fundamentaler Bestandteil des Trainingsreizes.«

Weitere Strategien

Unter Umständen können zusätzliche Erholungsstrategien sinnvoll sein. Aktive Erholung bzw. lockeres Fahren verbessert die Durchblutung und verringert Muskelkater. Massage, Kompressionskleidung, Kaltwasserbäder und Beweglichkeitsübungen können die Regeneration fördern, wirken jedoch von Person zu Person unterschiedlich. Diese Strategien eignen sich besonders für Phasen hoher Trainings- oder Wettkampfbelastung. Eine dauerhafte Anwendung anti-entzündlicher Maßnahmen (wie Kaltwasserbäder, Wechselduschen, Kryotherapie) kann jedoch die Trainingsanpassung abschwächen, da die Entzündungsreaktion Voraussetzung für die Trainingsanpassung ist.

Aufwärmen und Cool-down

Etablieren Sie eine Aufwärm- und eine Cool-down-Routine vor und nach jeder Trainingseinheit und planen Sie genügend Zeit für diese Phasen ein. Beginnen Sie Ihre Trainingseinheiten mit dynamischem Aufwärmen, das Dehnungen und Übungen umfasst, die den Körper auf die Anforderungen des Radsports vorbereiten, Verletzungen vorbeugen und die Leistungsfähigkeit verbessern. Besonders am Wettkampftag ist ausreichendes Aufwärmen wichtig, damit Sie körperlich und mental optimal darauf vorbereitet sind, Bestleistung zu liefern. Ein Cool-down nach der Trainingseinheit leitet den Erholungsprozess ein.

8-WOCHEN-TRAININGSPLAN FÜR KRITERIUMSRENNEN

Dies ist ein polarisierter 8-Wochen-Trainingsplan, mit dem sich Amateurradsportler auf kurze Kriteriumsrennen (etwa 1 Stunde) vorbereiten können. Ziel ist es, die aerobe Kapazität zu steigern, die Wiederholbarkeit hochintensiver Belastungen zu verbessern und die anaerobe Leistung zu erhöhen, während die polarisierte Trainingsverteilung beibehalten wird.

Der Plan besteht aus Phasen, die aufeinander aufbauen. Woche 1–3 bauen mit VO_2max-Intervallen und Sprintarbeit die aerobe Fitness auf. Woche 4 dient der Erholung. Woche 5 und 6 führen rennspezifische Belastungen ein, u. a. anaerobe Intervalle, Sprintstarts und Simulationsfahrten. Woche 7 verringert das Trainingsvolumen (Tapering) und bereitet auf das Rennen in Woche 8 vor. Zentral sind VO_2max-Intervalle, kurze Sprints und Schwellentraining, ergänzt um längere Fahrten in Zone 2. Intervalle finden an wichtigen Trainingstagen statt, leichtere Einheiten und Ruhetage bieten Erholung. Die progressive Steigerung von Intensität und Spezifität trainiert die Anforderungen von Kriteriumsrennen: häufige Beschleunigungen, schnelle Kurven, Temposerschärfungen und Sprint-Finals, Fitness und taktische Resilienz.

Phase		WOCHE	MONTAG	DIENSTAG	MITTWOCH
Grundphase	Aerobe Basis + VO_2max	1	R	1,5 Std. @ Z2	1 Std. @ Z1
Grundphase	Sprintleistung + Ausdauer	2	R	1,5 Std. @ Z2 + 5 x 20 Sek. Sprints *(2 Min. Erholung)*	1 Std. @ Z1
Grundphase	VO_2max-Intervalle	3	R	1,5 Std. @ Z2 + 5 x 3 Min. @ Z5 *(5 Min. Erholung)*	1 Std. @ Z1
Grundphase	Erholung	4	R	1 Std. @ Z2	45 Min. @ Z1
Spezifizierungsphase	Schwelle + Kriteriumstraining	5	R	2 Std. @ Z2 + 3 x 10 Min. @ Z4 *(10 Min. Erholung)*	1 Std. @ Z1
Spezifizierungsphase	Anaerobe Leistung	6	R	2 Std. @ Z2 + 4 x 30 Sek. bei Maximalleistung *(3 Min. Erholung)*	45 Min. @ Z1
	Beginn Tapering	7	R	1,5 Std. @ Z2 +2 x 5 Min. @ Z5 *(5 Min. Erholung)*	1 Std. @ Z1
	Rennwoche	8	R	1 Std. @ Z1 oder Z2	R

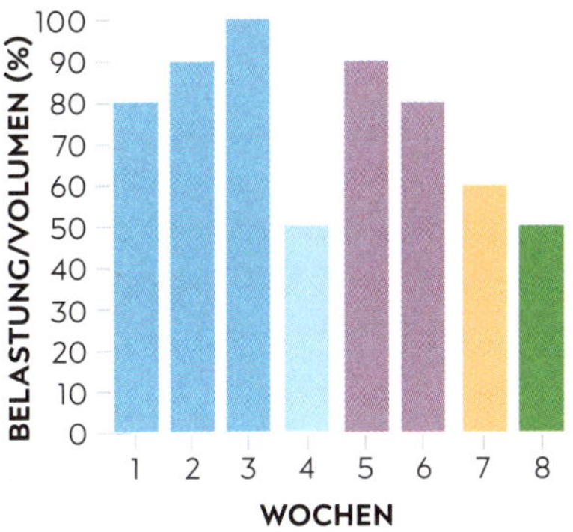

TRAININGSPHASEN

- **Wochen 1–3 (Grundphase):** Gemischter Fokus auf allgemeine aerobe Kapazität und hochintensives Intervalltraining
- **Woche 4 (Erholung):** Reduzierte Belastung zur Anpassung an die ersten Wochen
- **Wochen 5–6 (rennspezifisches Training):** Vermehrt hochintensive Einheiten, Fokus auf rennspezifische Intervalle
- **Woche 7 (Tapering):** Reduzierte Belastung zur Anpassung an die letzten Wochen
- **Woche 8 (Rennwoche):** Rennvorbereitung und Rennen

Trainingshinweise

Krafttraining (1–2 x pro Woche)
Fokus auf Core, Stabilität und Beinkraft

Ernährung und Hydration
Ernährungsstrategie während langer Fahrten üben.

Effektives Tapering
Trainingsvolumen in den letzten zwei Wochen reduzieren für Spitzenleistung am Wettkampftag.

DONNERSTAG	FREITAG	SAMSTAG	SONNTAG
1,5 Std. @ Z2 + 4 x 3 Min. @ Z5 *(5 Min. Erholung)*	R	2 Std. @ Z2 + 3 x 30 Sek. Sprints	1,5 Std. @ Z1
1,5 Std. @ Z2 + 4 x 4 Min. @ Z5 *(5 Min. Erholung)*	R	2,5 Std. @ Z2	1,5 Std. @ Z1
1,5 Std. @ Z2 + 4 x 2 Min. @ Z5 *(4 Min. Erholung)*	R	2 Std. @ Z2 + 4 x 15 Sek. Rennstarts	1,5 Std. @ Z1
1 Std. @ Z2	R	1,5 Std. @ Z2	1 Std. @ Z1
1,5 Std. @ Z2 + 6 x 2 Min. @ Z5 *(5 Min. Erholung)*	R	2 Std. Gruppenfahrt + Leistungsausbrüche	1,5 Std. @ Z1
1,5 Std. @ Z2 + 5 x 3 Min. @ Z5 *(5 Min. Erholung)*	R	1 Std. Rennsimulation	1,5 Std. @ Z1
1 Std. @ Z2	R	1,5 Std. @ Z2 + 3 x 1 min @ Z5 *(vollständige Erholung)*	1,5 Std. @ Z1
1,5 Std. @ Z2 + 2 x 1 Min. @ Z5 *(vollständige Erholung)*	R	Kriteriumsrennen (1 Std.)	1 Std. @ Z1

8-WOCHEN-TRAININGSPLAN FÜR CROSS-COUNTRY MOUNTAINBIKE-RENNEN

Der 8-wöchige polarisierte Trainingsplan bereitet Amateurradsportler auf Cross-Country (XC) Mountainbike-Rennen von etwa einer Stunde Dauer vor. Der Plan verbessert die aerobe Effizienz, die technische Konsistenz unter Ermüdung und die hochintensive Toleranz.

Der Plan beginnt mit drei Basiswochen, die auf aerobe Grundlagenausdauer, VO_2max-Belastungen und Mountainbike-Techniken ausgerichtet sind. Woche 4 ist eine Erholungswoche, die der Anpassung dient. In Woche 5 und 6 wird die Spezifität durch Offroad-Intervalle, Rennsimulationen und technische Anstiege erhöht. In Woche 7 wird das Trainingsvolumen reduziert (Tapering), um die Ermüdung zu verringern und auf das Rennen in Woche 8 vorzubereiten. Zentral sind die Zone-5-Intervalle, Schwellenbelastungen auf welligem Gelände, Sprintstarts und technische Drills. Diese werden durch längere MTB-Ausdauerfahrten in Zone 2 unterstützt. In dieser Struktur sind Intensität, Volumen und Erholung im Gleichgewicht, um Mountainbiker auf die wiederholten Tempoverschärfungen, das variierende Gelände und die technischen Anforderungen des Sports optimal vorzubereiten.

Phase		WOCHE	MONTAG	DIENSTAG	MITTWOCH
Grundphase	Basisausdauer + Technik	1	R	1,5 Std. @ Z2 + MTB-Technik	1 Std. @ Z1
Grundphase	VO_2max-Entwicklung	2	R	1,5 Std. @ Z2 + 4 x 4 Min. @ Z5 Offroad *(5 Min. Erholung)*	1 Std. @ Z1
Grundphase	Schwellenleistung	3	R	1,5 Std. @ Z2 + 2 x 10 Min. @ Z4	1 Std. @ Z1
Grundphase	Erholungswoche	4	R	1 Std. @ Z2	45 Min. @ Z1
Spezifizierungsphase	XC-spezifisches Intensivtraining	5	R	2 Std. @ Z2 + 5 x 3 Min. @ Z5 *(3 Min. Erholung)*	1 Std. @ Z1
Spezifizierungsphase	Anaerobe Wiederholungen	6	R	2 Std. @ Z2 + 6 x 2 Min. @ Z5 *(2 Min. Erholung)*	45 Min. @ Z1
	Beginn Tapering	7	R	1,5 Std. @ Z2 + 2 x 5 Min. @ Z5 *(5 Min. Erholung)*	1 Std. @ Z1
	Rennwoche	8	R	1 Std. @ Z1 oder Z2	R

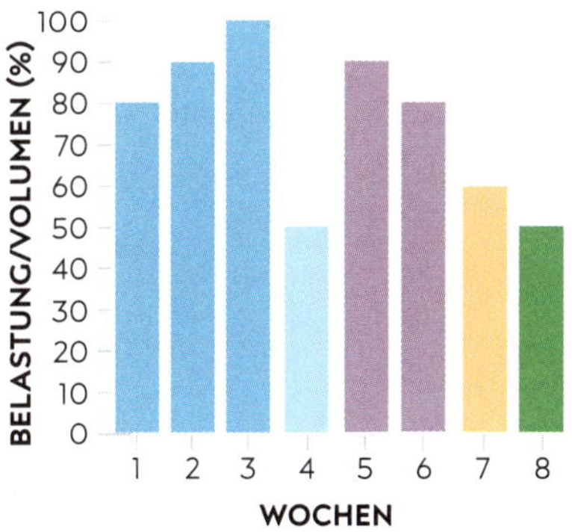

TRAININGSPHASEN

- **Wochen 1–3 (Grundphase):** Gemischter Fokus auf allgemeine aerobe Kapazität und intensiveres Intervalltraining kombiniert mit MTB-Techniken
- **Woche 4 (Erholung):** Reduzierte Belastung zur Anpassung an die ersten Wochen
- **Wochen 5–6 (rennspezifisches Training):** Verstärkt hochintensives Training, Fokus auf rennspezifische Intervalle auf MTB-Renngelände
- **Woche 7 (Tapering):** Reduzierte Belastung zur Anpassung an die letzten Wochen
- **Woche 8 (Rennwoche):** Rennvorbereitung und Rennen

Trainingshinweise

Krafttraining (1–2 x pro Woche)
Fokus auf Core, Stabilität und Beinkraft

Ernährung und Hydration
Ernährungsstrategie während langer Fahrten üben.

Effektives Tapering
Trainingsvolumen in den letzten zwei Wochen reduzieren für Spitzenleistung am Wettkampftag.

DONNERSTAG	FREITAG	SAMSTAG	SONNTAG
1,5 Std. @ Z2 + 3 x 3 Min. @ Z5 Offroad *(5 Min. Erholung)*	R	2 Std. @ Z2 + 3 x 30 Sek. Sprints auf MTB	1,5 Std. @ Z2
1,5 Std. @ Z2 + MTB-Technik	R	2,5 Std. @ Z2 + 4 x 1 Min. @ Z5 auf MTB *(vollständige Erholung)*	2 Std. @ Z1
1,5 Std. @ Z2 + 3 x 6 Min. @ Z4 technische Anstiege *(5 Min. Erholung)*	R	2,5 Std. @ Z2 auf MTB	1,5 Std. @ Z1
1 Std. @ Z2	R	1,5 Std. @ Z2 auf MTB	1 Std. @ Z1
1,5 Std. @ Z2 + 3 x 10 Min. @ Z4 MTB-Parcours *(5 Min. Erholung)*	R	1,5 Std. MTB Rennsimulation	2 Std. @ Z1
1,5 Std. @ Z2 + 4 x 30 Sek. Sprints + MTB-Technik	R	2 Std. Rennpacing-Simulation + 3 x 15 Min. hohe/niedrige Intensität	1 Std. @ Z1
1 Std. @ Z2	R	1,5 Std. @ Z2 + 3 x 1 Min. @ Z5 *(vollständige Erholung)*	1,5 Std. @ Z2
1,5 Std. @ Z2 + 2 x 1 min @ Z5 *(vollständige Erholung)*	R	MTB-XC-Rennen	1 Std. @ Z1

8-WOCHEN-TRAININGSPLAN FÜR CYCLOCROSS-RENNEN

Der 8-wöchige polarisierte Trainingsplan bereitet Amateurradsportler auf ein einstündiges Cyclocross-Rennen vor. Cyclocross (CX) erfordert eine Kombination aus anaerober Leistung, Wiederholbarkeit, Fahrtechnik und Belastbarkeit auf unterschiedlichem Gelände.

In den ersten drei Wochen stehen aerobe Ausdauer, VO_2max-Entwicklung und grundlegende CX-Techniken wie Ab- und Aufsteigen im Mittelpunkt. Woche 4 ist eine Erholungsphase. In den Wochen 5 und 6 wird es spezifisch: Intervalle auf Schlamm oder Gras, wiederholte kurze Tempoverschärfungen und Cyclocross-Strecken-Simulationen. Woche 7 reduziert die Trainingsbelastung (Tapering), um Ermüdung zu verringern. In Woche 8 erfolgen die Rennvorbereitung und der Wettkampf. Der Plan umfasst Intervalle in Zone 5, Schwellenbelastungen, Offroad-Sprints und Einheiten mit Fokus auf Fahrtechnik. Diese werden durch längere Fahrten in Zone 2 und strukturierte Erholungsphasen unterstützt. Die Progression entwickelt die physischen und technischen Fähigkeiten, die für die für CX typischen häufigen Beschleunigungen, variierenden Terrains und komplexen Rennsituationen erforderlich sind.

		WOCHE	MONTAG	DIENSTAG	MITTWOCH
Grundphase	Basis + CX-Techniken	1	R	1,5 Std. @ Z2 + Absteigen/Aufsteigen	1 Std. @ Z1
Grundphase	VO_2max + CX-Handling	2	R	1,5 Std. @ Z2 + 4 x 4 Min. @ Z5 Schlamm *(5 Min. Erholung)*	1 Std. @ Z1
Grundphase	Steigerung Schwellenleistung	3	R	2 Std. @ Z2 + 2 x 10 Min. @ Z4 welliges Gelände *(10 Min. Erholung)*	1 Std. @ Z1
Grundphase	Erholung	4	R	1 Std. @ Z2	45 Min. @ Z1
Spezifizierungsphase	CX-spezifisches Intensivtraining	5	R	2 Std. @ Z2 + 5 x 3 Min. @ Z5 *(3 Min. Erholung)*	1 Std. @ Z1
Spezifizierungsphase	Anaerobe Wiederholungen	6	R	2 Std. @ Z2 + 6 x 2 Min. @ Z5 *(5 Min. Erholung)*	45 Min. @ Z1
	Beginn Tapering	7	R	1,5 Std. @ Z2 + 2 x 5min @ Z5 *(5 Min. Erholung)*	1 Std. @ Z1
	Rennwoche	8	R	1 Std. @ Z1 oder Z2	R

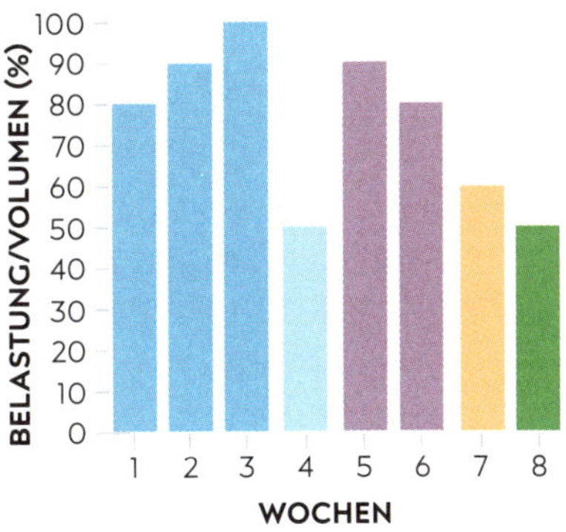

TRAININGSPHASEN

- **Wochen 1–3 (Grundphase):** Gemischter Fokus auf allgemeine aerobe Kapazität und hochintensives Intervalltraining kombiniert mit Cyclocross-Fahrtechnik
- **Woche 4 (Erholung):** Reduzierte Belastung zur Anpassung an die ersten Wochen
- **Wochen 5–6 (rennspezifisches Training):** Vermehrt hochintensive Trainingseinheiten mit Fokus auf rennspezifische Intervalle auf Cyclocross-Rennstrecken
- **Woche 7 (Tapering):** Reduzierte Belastung zur Anpassung an die letzten Wochen
- **Woche 8 (Rennwoche):** Rennvorbereitung und Rennen

Trainingshinweise

Krafttraining (1–2 x pro Woche)
Fokus auf Core, Stabilität, Beinkraft und Leistung

Ernährung und Hydration
Ernährungsstrategie während langer Fahrten üben.

Effektives Tapering
Trainingsvolumen in den letzten zwei Wochen reduzieren für Spitzenleistung am Wettkampftag.

DONNERSTAG	FREITAG	SAMSTAG	SONNTAG
1,5 Std. @ Z2 + 3 x 5min @ Z4 auf Gras oder Matsch *(5 Min. Erholung)*	R	2 Std. @ Z2 + 3 x 30 Sek. Offroad-Sprints	1,5 Std. @ Z2
1,5 Std. @ Z2 + Kurven, Hürden, Anstiege	R	2,5 Std. @ Z2 + 5 x 1 Min. @ Z5 *(vollständige Erholung)*	2 Std. @ Z1
1,5 Std. @ Z2 + 3 x 6 Min. @ Z4 + CX-Techniken *(5 Min. Erholung)*	R	2 Std. @ Z2 + 3 x 10 Min. @ Z4 CX-Parcours *(10 Min. Erholung)*	1 Std. @ Z1
1 Std. @ Z2	R	1,5 Std. @ Z2	1 Std. @ Z1
1,5 Std. @ Z2 + 3 x 10 Min. @ Z4 CX-Parcours *(5 Min. Erholung)*	R	1,5 Std. @ Z2 + 2 x 20 Min. @ Z4 Rennsimulation	2 Std. @ Z1
1,5 Std. @ Z2 + 4 x 30 Sek. Sprints + CX-Techniken	R	1,5 Std. @ Z2 + 2 x 12 Min. Rennbelastung @ Z4 *(vollständige Erholung)*	2,5 Std. @ Z1
1 Std. @ Z2	R	1,5 Std. @ Z2 + 3 x 1 Min. @ Z5 *(vollständige Erholung)*	1 Std. @ Z2
1,5 Std. @ Z2 + 2 x 1 Min. @ Z5 *(vollständige Erholung)*	R	Cyclocross-Rennen	1 Std. @ Z1

8-WOCHEN-TRAININGSPLAN FÜR ZEITFAHREN

Der 8-wöchige Trainingsplan bereitet Amateurradsportler auf 20 Kilometer Zeitfahren von etwa 30–40 Minuten Dauer vor. Das 5-Zonen-Modell hat zum Ziel, die aerobe Kapazität, die nachhaltige Schwellenleistung und die Toleranz der aerodynamischen Position zu verbessern. Es kombiniert polarisiertes Training mit rennspezifischem Schwellentraining.

In den ersten drei Wochen stehen die aerobe Entwicklung, VO_2max-Intervalle und Schwellenarbeit im Zentrum, um die Leistungsabgabe zu steigern. Woche 4 ist eine Erholungsphase. Woche 5 und 6 erhöhen die rennspezifischen Belastungen auf dem Zeitfahrrad, u. a. mit Intervallen bei und über Renntempo. Tapering in Woche 7 reduziert die Ermüdung bei Erhalt der Intensität und leitet zur abschließenden Rennvorbereitung und dem Wettkampf in Woche 8 über. Zentrale Trainingseinheiten sind Schwellenintervalle in Zone 4, VO_2max-Belastungen in Zone 5 sowie anhaltende Belastungen in aerodynamischer Position. Längere Fahrten in Zone 2 und aktive Erholung dienen der Unterstützung. Der Trainingsplan entwickelt Kraft, Tempo und aerodynamische Belastbarkeit für erfolgreiches Zeitfahren.

		WOCHE	MONTAG	DIENSTAG	MITTWOCH
Grundphase	Aerobe Basis	1	R	1,5 Std. @ Z2	1 Std. @ Z1
Grundphase	Aufbau Schwellen-leistung	2	R	2 Std. @ Z2 + 2 x 10 Min. Z4 @ Z4 *(10 Min. Erholung)*	1 Std. @ Z1
Grundphase	VO_2max im Fokus	3	R	1,5 Std. @ Z2 + 4 x 4 Min. @ Z4 *(5 Min. Erholung)*	1 Std. @ Z1
Grundphase	Erholungs-woche	4	R	1 Std. @ Z2	45 Min. @ Z1
Spezifizierungsphase	Steigerung Schwellen-leistung	5	R	2 Std. @ Z2 + 3 x 12 Min. @ Z4 *(10 Min. Erholung)*	1 Std. @ Z1
Spezifizierungsphase	VO_2max + renn-spezifisches Training	6	R	1,5 Std. @ Z2 + 5 x 3 Min. @ Z5 *(5 Min. Erholung)*	45 Min. @ Z1
	Beginn Tapering	7	R	1,5 Std. @ Z2 + 2 x 6 Min. @ Z4 *(5 Min. Erholung)*	1 Std. @ Z1
	Rennwoche	8	R	1 Std. @ Z1 oder Z2	R

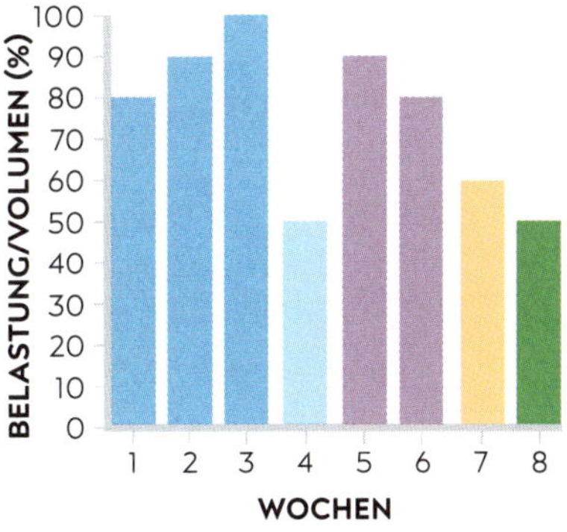

TRAININGSPHASEN

- **Wochen 1–3 (Grundphase):** Fokus auf den Aufbau der Schwellenleistung sowie die Steigerung der VO_2max spezifisch für die Leistung im Zeitfahren
- **Woche 4 (Erholung):** Reduzierte Belastung zur Anpassung an die ersten Wochen
- **Wochen 5–6 (rennspezifisches Training):** Vermehrt hochintensive Trainingseinheiten mit Fokus auf rennspezifische Intervalle auf dem Zeitfahrrad
- **Woche 7 (Tapering):** Reduzierte Belastung zur Anpassung an die letzten Wochen
- **Woche 8 (Rennwoche):** Rennvorbereitung und Rennen

Trainingshinweise

Krafttraining (1–2 x pro Woche)
Fokus auf Core, Stabilität, Beinkraft/-leistung

Ernährung und Hydration
Ernährungsstrategie während langer Fahrten üben.

Effektives Tapering
Trainingsvolumen in den letzten zwei Wochen reduzieren für Spitzenleistung am Wettkampftag.

DONNERSTAG	FREITAG	SAMSTAG	SONNTAG
1,5 Std. @ Z2 + 3 x 3 Min. @ Z5 *(3 Min. Erholung)*	R	2,5 Std. @ Z2 Langstrecke	1,5 Std. @ Z2
1,5 Std. @ Z2 + 3 x 6 Min. @ Z4 *(5 Min. Erholung)*	R	1 Std. @ Z2 Langstrecke	1,5 Std. @ Z2
1,5 Std. @ Z2 + 6 x 2 Min. @ Z5 *(5 Min. Erholung)*	R	1 Std. @ Z2 + 3 x 30 Sek. Sprints *(vollständige Erholung)*	2 Std. @ Z2
1 Std. @ Z2	R	1,5 Std. @ Z2	1,5 Std. @ Z2
1,5 Std. @ Z2 + 2 x 15 Min. @ Z4 (in Aero-Position)	R	40 Min. @ Z4 Belastung im Renntempo (Zeitfahrrad)	1,5 Std. @ Z2
1 Std. @ Z2 + 20 Min. Ausdauer @ Z4 (Zeitfahrrad)	R	1,5 Std. @ Z2 + 2 x 10 Min. @ Z4 Zeitfahren Renntempo *(vollständige Erholung)*	2 Std. @ Z2
1 Std. @ Z2	R	1 Std. @ Z2 + 3 x 1 Min. @ Z5 *(vollständige Erholung)*	20 Min. Zeitfahrbelastung @ Z4
1 Std. @ Z2 + 2 x 1 Min. @ Z5 *(vollständige Erholung)*	R	20 km Zeitfahren	1 Std. @ Z1

8-WOCHEN-TRAININGSPLAN FÜR BAHNRADFAHREN

Dies ist ein 8-wöchiger Trainingsplan für Zeitfahren im Bahnradsport, ob Einerverfolgung oder Massenstartrennen (z. B. Scratch, Punktefahren, Ausscheidungsfahren). Trainiert werden die Anforderungen beider Disziplinen: die gleichmäßige, hohe Leistung und das Pacing bei der Verfolgung sowie die hochintensiven Wiederholungen und taktischen Tempoverschärfungen beim Massenstart.

In den ersten drei Wochen werden aerobe Kapazität, Schwellenleistung und Sprinttoleranz aufgebaut. Woche 4 reduziert die Trainingsbelastung zur Anpassung. Woche 5 und 6 steigern Intensität und Spezifität mit anaeroben Intervallen, Verfolgungstraining und Rennsimulationen. Das Tapering in Woche 7 verringert das Trainingsvolumen bei gleicher Intensität und Schärfe. In Woche 8 erfolgt die finale Rennvorbereitung und -ausführung. Zentrale Trainingseinheiten sind Verfolgungsintervalle in Zone 4, Sprints und Starts in den Zonen 5 und 6, Massenstart-Rennsimulationen und bahnspezifische technische Drills. Anfangs stehen Kraft- und Techniktraining im Vordergrund, vor der Rennwoche Tapering. Das Programm entwickelt die Kraft und die Kontrolle, die zeitbasierte und taktische Bahnrennen erfordern.

		WOCHE	MONTAG	DIENSTAG	MITTWOCH
Grundphase	Aerobe + Sprintbasis	1	R	1,5 Std. @ Z2 + 5 x 15 Sek. Z6 Sprints *(3 Min. Erholung)*	1 Std. @ Z1
	Schwelle + aerobe Kapazität	2	R	2 Std. @ Z2 + 3 x 8 Min. @ Z4 *(5 Min. Erholung)*	1 Std. @ Z1
	VO_2max im Fokus	3	R	1,5 Std. @ Z2 + 4 x 4 Min. @ Z5	1 Std. @ Z1
	Erholungswoche	4	R	1 Std. @ Z2	1 Std. @ Z1
Spezifizierungsphase	Renn-spezifisches Training	5	R	2 Std. @ Z2 + 3 x 6 Min. @ Z4 (Verfolgung, Aerodynamik)	1 Std. @ Z1
	Anaerobes Tempo	6	R	1,5 Std. @ Z2 + 6 x 1 Min. @ Z5 / Z6	1 Std. @ Z1
	Tapering	7	R	1,5 Std. @ Z2 + 2 x 3 Min.@ Z4 + 2 x 30 Sek. @ Z6	1 Std. @ Z1
	Rennwoche	8	R	1 Std. @ Z1 oder Z2	R

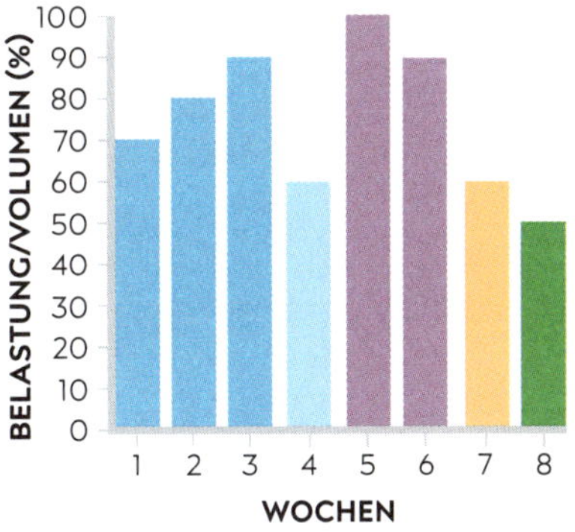

TRAININGSPHASEN

- **Wochen 1–3 (Grundphase):** Aufbau von Schwelle und aerober Kapazität, Beginn mit hochintensiven Sprints
- **Woche 4 (Erholung):** Belastung reduzieren, um Anpassung zu ermöglichen.
- **Wochen 5–6 (rennspezifisches Training):** Hochgeschwindigkeits-, anaerobes und Verfolgungstraining
- **Woche 7 (Tapering):** Trainingsvolumen verringern, Intensität erhalten.
- **Woche 8 (Rennwoche):** Rennsimulation und Tapering

Trainingshinweise

Krafttraining (1–2 x pro Woche)
Fokus auf Core, Stabilität, Beinkraft/-leistung

Ernährung und Hydration
Ernährungsstrategie während langer Fahrten üben.

Effektives Tapering
Trainingsvolumen in den letzten zwei Wochen reduzieren für Spitzenleistung am Wettkampftag.

DONNERSTAG	FREITAG	SAMSTAG	SONNTAG
1 Std. @ Z2 + 4 x 4 Min. @ Z5 *(5 Min. Erholung)*	R	Bahnradtechniken + 3 x 2 km @ Z4 (Rennausrüstung)	2 Std. @ Z2
1 Std. @ Z2 + 6 x 30 Sek. Sprints sitzend *(4 Min. Erholung)*	R	Bahn: Massenstartsimulation + 5 x 1 km Verfolgungstraining	1,5 Std. @ Z2
1 Std. @ Z2 + 4 x 3 Min. @ Z5 (sitzende Starts)	R	Bahn: 2 x 3 km Verfolgung + fliegende Runde + Renndrills	1,5 Std. @ Z2
1 Std. @ Z2	R	1 Std. Techniken + 3 x 30 Sek. @ Z6 *(vollständige Erholung)*	1,5 Std. @ Z2
1 Std. @ Z2 + 5 x 30 Sek. Sprint + 3 x 1 km Verfolgungstempo	R	Bahn: Simulation Punktefahren 3 x 2 km Verfolgungstraining	1,5 Std. @ Z2
1 Std. @ Z2 + fliegende 500 m Starts (5 x)	R	Bahn: 4 x 1 km Verfolgungs- und Scratch-Belastung	1,5 Std. @ Z2
1 Std. @ Z2	R	1 Std. Bahn: 1 x 2 km Verfolgung, 1x fliegende Runde	1 Std. @ Z2
1 Std. @ Z2 + 2 x 1 Min. @ Z5	R	Bahnradrennen: Einerverfolgung oder Massenstartrennen	Erholungsrunde

12-WOCHEN-TRAININGSPLAN FÜR EIN GRAN FONDO/CYCLOSPORTIVE

Der Trainingsplan ist stark polarisiert: Der größte Anteil des Trainings erfolgt bei niedriger(Zonen 1–2) und hoher Intensität (Zonen 4–5), während das Training bei moderater Intensität (Zone 3) minimiert wird. Ziel ist es, Ausdauer und Leistungsfähigkeit zu optimieren.

Der Plan ist in vier Phasen unterteilt. Woche 1 bis 4 (Grundphase) verbessern die aerobe Kapazität und die muskuläre Ausdauer. Woche 5 bis 8 (Aufbauphase) intensivieren die Belastungen bei gleichem Trainingsvolumen. Woche 9 bis 11 (rennspezifische Phase) simulieren Langstreckenrennen mit ausgedehnten Ausdauerfahrten und gezielten Intervallen. Tapering in Woche 11 verringert die Ermüdung und bereitet auf die Spitzenleistung vor.

Zentrale Trainingseinheiten sind VO_2max- und längere Schwellenintervalle und bis zu 6-Stunden-Fahrten in Zone 2 zum Ausdauertraining. Sprints und Anstiege bereiten auf anspruchsvolles Gelände vor. Die Wochenstruktur hält Intensität und Erholung in Balance, mit Tagen in Zone 1 und Ruhetagen zur Anpassung. Gefördert werden die aerobe Belastbarkeit sowie die Pacing- und Energieaufnahmestrategien, die für ein Gran Fondo notwendig sind.

Trainingshinweise

Krafttraining (1–2 x pro Woche)
Fokus auf Core, Stabilität, Beinkraft/-leistung

Ernährung und Hydration
Ernährungsstrategie während langer Fahrten üben.

Effektives Tapering
Trainingsvolumen in den letzten zwei Wochen reduzieren für Spitzenleistung am Wettkampftag.

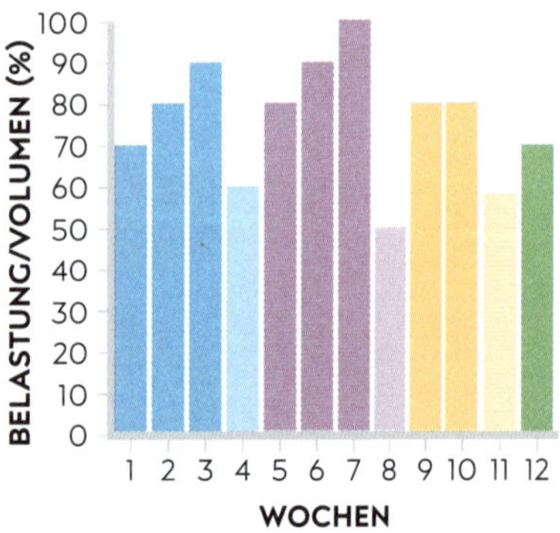

TRAININGSPHASEN

- **Wochen 1–4 (Grundphase):** Aufbau von Ausdauer mit einem kleinen Anteil Intensivtraining
- **Wochen 5–8 (Aufbauphase):** Vermehrt hochintensive Trainingseinheiten bei gleichbleibendem Ausdauer-Volumen
- **Wochen 9–11 (rennspezifisches):** Rennsimulationen und spezifische Belastungen
- **Woche 12 (Tapering und Rennwoche):** Verringertes Volumen bei gleichbleibender Intensität, Erholung zum Erbringen der Spitzenleistung

»Gran Fondos sind Langstrecken-Radsportrennen für die Masse.«

Phase		**WOCHE**	MONTAG	DIENSTAG	MITTWOCH
Grundphase	Erholung	1	R	2 Std. @ Z2 + 4 x 4 Min. @ Z5 *(5 Min. Erholung)*	2,5 Std. @ Z2
		2	R	2 Std. @ Z2 + 5 x 3 Min. @ Z5 *(5 Min. Erholung)*	3 Std. @ Z2
		3	R	2 Std. @ Z2 + 4 x 5 Min. @ Z5 *(5 Min. Erholung)*	3,5 Std. @ Z2
	Erholung	4	R	2 Std. @ Z2 + 2 x 8 Min. @ Z4 *(5 Min. Erholung)*	2,5 Std. @ Z2
Aufbauphase		5	R	2 Std. @ Z2 + 6 x 3 Min. @ Z5 *(5 Min. Erholung)*	3,5 Std. @ Z2
		6	R	2 Std. @ Z2 + 7 x 3 Min. @ Z5 *(5 Min. Erholung)*	4 Std. @ Z2
		7	R	2 Std. @ Z2 + 4 x 6 Min. @ Z5 *(5 Min. Erholung)*	4,5 Std. @ Z2
	Erholung	8	R	2 Std. @ Z2 + 4 x 3 Min. @ Z5 *(5 Min. Erholung)*	3 Std. @ Z2
Spezifizierungsphase		9	R	2 Std. @ Z2 + 4 x 8 Min. @ Z4 *(5 Min. Erholung)*	4 Std. @ Z2
		10	R	2 Std. @ Z2 + 3 x 10min @ Z4 *(10 Min. Erholung)*	4 Std. @ Z2
	Tapering	11	R	2 Std. @ Z2 + 4 x 4 Min. @ Z5 *(5 Min. Erholung)*	3,5 Std. @ Z2
	Rennwoche	12	R	2 Std. @ Z2 + 3 x 5min @ Z5 *(5 Min. Erholung)*	2 Std. @ Z2

WOCHE	DONNERSTAG	FREITAG	SAMSTAG	SONNTAG
1	1,5 Std. @ Z2 + 10 x 30 Sek. @ Z5 *(30 Sek. Erholung)*	1,5 Std. @ Z1	3 Std. @ Z2	1,5 Std. @ Z1
2	1,5 Std. @ Z2 + 12 x 40 Sek. @ Z5 *(20 Sek. Erholung)*	1,5 Std. @ Z1	3,5 Std. @ Z2	1,5 Std. @ Z1
3	1,5 Std. @ Z2 + 5 x 2min @ Z5 *(2 Min. Erholung)*	1,5 Std. @ Z1	4 Std. @ Z2	1,5 Std. @ Z1
4	1,5 Std. @ Z2 + 12 x 20 Sek. @ Z5 *(10 Sek. Erholung)*	1,5 Std. @ Z1	3 Std. @ Z2	1 Std. @ Z1
5	1,5 Std. @ Z2 + 5 x 2min @ Z5 *(2 Min. Erholung)*	1,5 Std. @ Z1	4,5 Std. @ Z2	1,5 Std. @ Z1
6	1,5 Std. @ Z2 + 12 x 30 Sek. @ Z5 *(30 Sek. Erholung)*	1,5 Std. @ Z1	5 Std. @ Z2	1,5 Std. @ Z1
7	1,5 Std. @ Z2 + 5x2 min @ Z5 *(2 Min. Erholung)*	1,5 Std. @ Z1	5,5 Std. @ Z2	1,5 Std. @ Z1
8	1,5 Std. @ Z2 + 8 x 40s @ Z5 *(20 Sek. Erholung)*	1,5 Std. @ Z1	4 Std. @ Z2	1 Std. @ Z1
9	1,5 Std. @ Z2 + 5 x 2 Min. @ Z5 *(2 Min. Erholung)*	1,5 Std. @ Z1	6 Std. @ Z2 (Rennsimulation)	1,5 Std. @ Z1
10	1,5 Std. @ Z2 + 12 x 20 Sek. @ Z5 *(10 Sek. Erholung)*	1,5 Std. @ Z1	5 Std. @ Z2	1,5 Std. @ Z1
11	1,5 Std. @ Z2 + 10 x 40 Sek. @ Z5 *(20 Sek. Erholung)*	1,5 Std. @ Z1	4 Std. @ Z2	1,5 Std. @ Z1
12	1 Std. @ Z2	R	1,5 Std. @ Z2	Wettkampftag

12-WOCHEN-TRAININGSPLAN FÜR STRASSENRENNEN

Der 12-Wochen-Plan bereitet mit polarisiertem Training Amateurradsportler auf 3-4-stündige Straßenrennen vor. Er arbeitet mit 5 Trainingszonen. 80–90 Prozent des Trainings erfolgen bei niedriger, 10–20 Prozent bei hoher Intensität. Bei mittlerer Intensität wird kaum trainiert.

Der Plan beginnt mit drei Grundlagenwochen zum Aufbau der aeroben Fitness, gefolgt von einer Erholungswoche. In der mittleren Phase werden Schwellen- und VO_2max-Intervalle eingeführt und lange Ausdauerfahrten beibehalten. Zwei rennspezifische Phasen enthalten Simulationsfahrten, Gruppenanstiege und hochintensive Spezialeinheiten. Tapering in den letzten zwei Wochen verringert die Ermüdung, um Spitzenleistung am Renntag zu gewährleisten. Zentral sind VO_2max-Intervalle, lange Schwellenbelastungen und Wochenend-Gruppenfahrten mit Leistungsausbrüchen. Wöchentlich sind strukturierte Erholungsfahrten und vollständige Ruhetage vorgesehen.

Trainingshinweise

Krafttraining (1–2 x pro Woche)
Fokus auf Core, Stabilität, Beinkraft/-leistung

Ernährung und Hydration
Ernährungsstrategie während langer Fahrten üben.

Effektives Tapering
Trainingsvolumen in den letzten zwei Wochen reduzieren für Spitzenleistung am Wettkampftag.

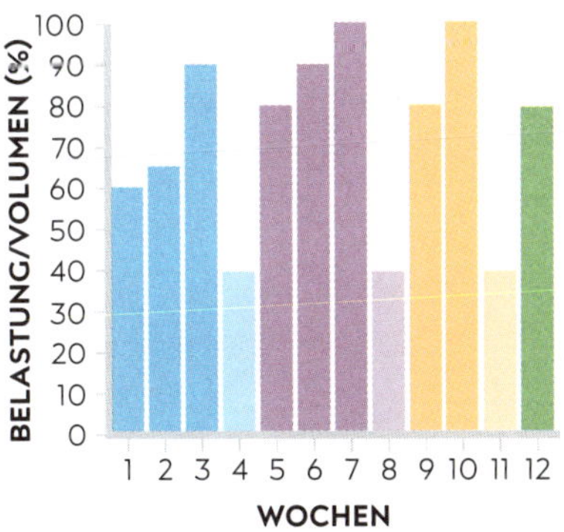

TRAININGSPHASEN

- **Wochen 1–3 (Grundphase):** Aufbau von Ausdauer mit einem kleinen Anteil Intensivtraining
- **Woche 4 (Erholung):** Reduzierte Belastung zur Anpassung an die ersten Wochen
- **Wochen 5–7 (rennspezifisches Training):** Vermehrt hochintensive Einheiten bei gleichbleibendem Ausdauervolumen.
- **Woche 8 (Erholung):** Verringert Belastung zur Anpassung an die letzten Wochen
- **Wochen 9–10 (rennspezifisch):** Rennsimulationen und zielgerichtete Belastungen
- **Wochen 11–12 (Tapering und Rennwoche):** Reduziertes Volumen, Erhalt der Intensität, Erholung für Spitzenleistung

»Der Plan entwickelt die aerobe Maschine, Intensitätstoleranz und Taktik, die erfolgreicher Straßenradsport erfordert.«

	WOCHE	MONTAG	DIENSTAG	MITTWOCH
Grundphase: Grundphase	1	1,5 Std. @ Z2	1 Std. @ Z1	2 Std. @ Z2 + 3 x 3 Min. @ Z5 *(3 Min. Erholung)*
Grundphase: Aerobe Ausdauer	2	2 Std. @ Z2	1 Std. @ Z1	2 Std. @ Z2 + 4 x 4 Min. @ Z5 *(4 Min. Erholung)*
Grundphase: Basis und Schwelle	3	2 Std. @ Z2 + 2 x 10 Min. @ Z4 *(10 Min. Erholung)*	1,5 Std. @ Z1	2 Std. @ Z2 + 3 x 6 Min. @ Z4 *(5 Min. Erholung)*
Grundphase: Erholung	4	1,5 Std. @ Z2	1 Std. @ Z1	1,5 Std. @ Z2
Aufbauphase: Steigerung Schwellen-leistung	5	2 Std. @ Z2 + 4 x 8 Min. @ Z4 *(10 Min. Erholung)*	1,5 Std. @ Z1	2 Std. @ Z2 + 3 x 10 Min. @ Z4 *(10 Min. Erholung)*
Aufbauphase: VO_2max-Aufbau	6	2 Std. @ Z2 + 4 x 4 Min. @ Z5 *(5 Min. Erholung)*	1 Std. @ Z1	2 Std. @ Z2 + 5 x 3 Min. @ Z5 *(3 Min. Erholung)*
Aufbauphase: Gemischt hochintensiv	7	2 Std. @ Z2 + 3 x 10 Min. @ Z4 *(10 Min. Erholung)*	1,5 Std. @ Z1	2 Std. @ Z2 + 4 x 3 Min. @ Z5 *(3 Min. Erholung)*
Aufbauphase: Erholung	8	1,5 Std. @ Z2	1 Std. @ Z1	1,5 Std. @ Z2
Spezifizierungsphase: Spezifi-zierung	9	2 Std. @ Z2 + 5 x 5 Min. @ Z5 *(5 Min. Erholung)*	1 Std. @ Z1	2 Std. @ Z2 + 2 x 15 Min. @ Z4 *(10 Min. Erholung)*
Spezifizierungsphase: Spezifi-zierung	10	2 Std. @ Z2 + 6 x 3 Min. @ Z5 *(5 Min. Erholung)*	1 Std. @ Z1	2 Std. @ Z2 + 3 x 8 Min. @ Z4 *(8 Min. Erholung)*
Spezifizierungsphase: Tapering	11	2 Std. @ Z2 + 2x 10 Min. @ Z4 *(10 Min. Erholung)*	1 Std. @ Z1	1,5 Std. @ Z2
Rennwoche	12	1,5 Std. @ Z1 oder Z2	R	1 Std. @ Z2 + 2 x 1 Min. @ Z5 *(5 Min. Erholung)*

DONNERSTAG	FREITAG	SAMSTAG	SONNTAG
R	3 Std. @ Z2	2 Std. @ Z2	1,5 Std. @ Z2
R	3,5 Std. @ Z2	1,5 Std. @ Z1 oder Z2	2 Std. @ Z2
R	3,5 Std. @ Z2	2 Std. @ Z2	2 Std. @ Z2 + 2 x 10 Min. @ Z4 *(10 Min. Erholung)*
R	2 Std. @ Z2	1,5 Std. @ Z1 oder Z2	1,5 Std. @ Z2
R	4 Std. @ Z2	2 Std. @ Z2	2 Std. @ Z2 + 4 x 8 Min. @ Z4 *(10 Min. Erholung)*
R	3-Std. Gruppenfahrt oder Z2 + Leistungsausbrüche	4 Std. @ Z2	2 Std. @ Z2 + 4 x 4 Min. @ Z5 *(5 Min. Erholung)*
R	4-Std. Gruppenfahrt oder Z2 + Leistungsausbrüche	4 Std. @ Z2	2 Std. @ Z2 + 3 x 10 Min. @ Z4 *(10 Min. Erholung)*
R	2 Std. @ Z2	1,5 Std. @ Z1 oder Z2	1,5 Std. @ Z2
R	4-Std. Gruppenfahrt oder Z2 + Leistungsausbrüche	4 Std. @ Z2	2 Std. @ Z2 + 5 x 5 Min. @ Z5 *(5 Min. Erholung)*
R	3-Std. Rennsimulation	4 Std. @ Z2	2 Std. @ Z2 + 6 x 3 Min. @ Z5 *(5 Min. Erholung)*
R	2 Std. @ Z2 + 3 x 1 Min. @ Z5 *(5 Min. Erholung)*	2,5 Std. Rennsimulation + Leistungsausbrüche	2 Std. @ Z2 + 2 x 10 Min. @ Z5 *(10 Min. Erholung)*
R	Wettkampftag	1 Std. @ Z1	1,5 Std. @ Z1 oder Z2

KRAFT- UND DEHN- ÜBUNGEN

Krafttraining ist heute ein wesentlicher Bestandteil des Radsports. Es dient nicht nur der Verletzungsprävention, sondern verbessert auch die Leistung auf dem Rad. Durch gezieltes Training der beim Pedalieren am meisten beanspruchten Muskeln können Radsportler ihre Leistung und Ausdauer steigern und die physischen Anforderungen von Training und Wettkampf besser bewältigen. Das folgende Kapitel stellt eine Reihe von Übungen vor, die speziell die Radsportleistung verbessern. Die Dehnübungen lösen Verspannungen, senken die Verletzungsanfälligkeit und fördern die Erholung.

WARUM OHNE RAD TRAINIEREN?

Durch Kraftübungen verbessern Amateur- und Profiradsportler ihre Leistung und senken das Verletzungsrisiko. Die Übungen werden Schritt für Schritt erklärt. Es werden leichtere und schwierigere Varianten vorgestellt. Das Ziel ist ein stärkerer, resilienter Körper, der den repetitiven Belastungen beim Radfahren standhält und verletzungsresistent ist.

HAUPTÜBUNGEN UND VARIANTEN

Die Übungen sind nach Muskelgruppen geordnet. Es gibt Hauptübungen und Varianten. Die Hauptübungen sprechen wirksam alle Muskelgruppen an, die für das Radfahren relevant sind. Häufig handelt es sich um Mehrgelenksübungen, die Kraft und Koordination verbessern. Die Varianten bieten Alternativen, die dieselben Muskelgruppen trainieren und die funktionelle Kraft verbessern. Zur Veranschaulichung sind die wichtigsten beteiligten Muskeln in anatomischen Zeichnungen dargestellt. Schritt-für-Schritt-Anleitungen erklären, wie die Übungen sicher und effektiv ausgeführt werden.

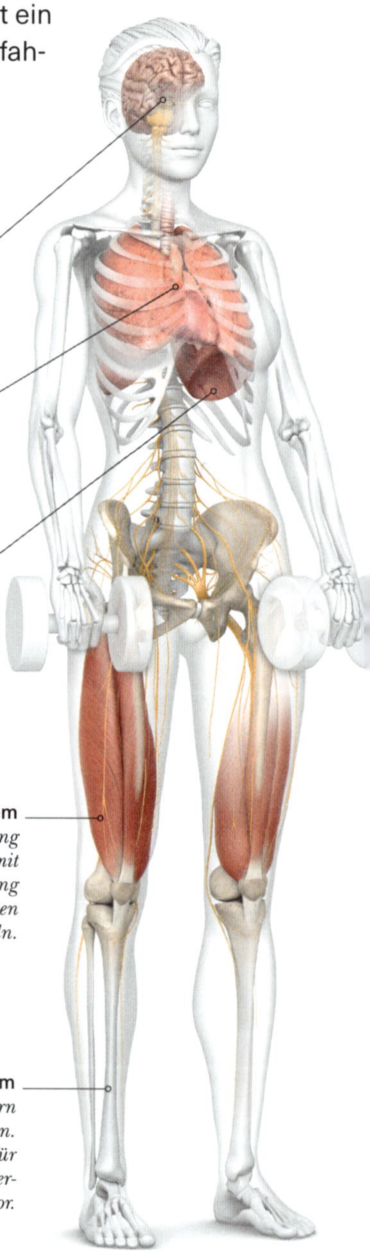

! Vorsicht

Diese Kästen mit Sicherheitshinweisen verweisen auf häufige Fehler oder auf Trainingsgrundsätze, die Sie beachten sollten, um Unfälle oder Fehler zu vermeiden.

KORREKTE AUSFÜHRUNG DER ÜBUNGEN

Zur korrekten Ausführung gehören eine gute Körperhaltung, kontrollierte Bewegungen und die richtige Gewichtsverteilung. Technik, Ausrichtung und Atmung maximieren den Trainingseffekt.

DIE BEDEUTUNG DER ATMUNG

Die Atmung ist ein wichtiger Bestandteil des Krafttrainings, da sie die Muskeln mit Sauerstoff versorgt und während der Übung für eine effiziente Energieproduktion sorgt. Eine gute Atemtechnik verbessert die Konzentration, die Ausdauer und die Fähigkeit, unter Belastung Kraft zu erzeugen. Zudem reguliert sie die Herzfrequenz, steuert die Ermüdung und beugt Schwindel vor, insbesondere bei komplexen Bewegungen oder hoher Belastung.

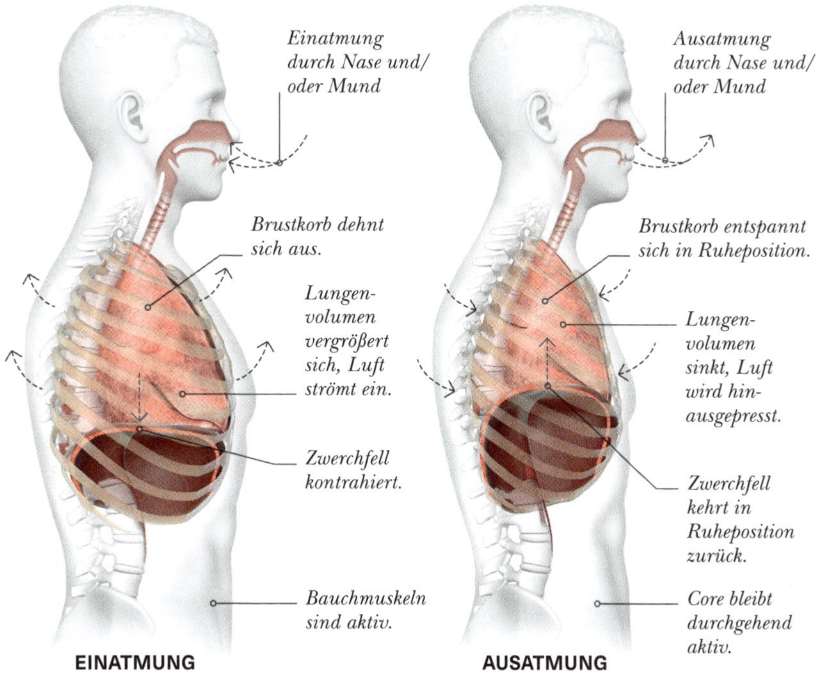

Trainingsausrüstung

Für viele Übungen ist nur eine minimale Ausrüstung erforderlich. Sie lassen sich mit der unten gezeigten Ausstattung zu Hause durchführen. Hex-Bars und Beinpressen sind dagegen nur in Fitnessstudios verfügbar.

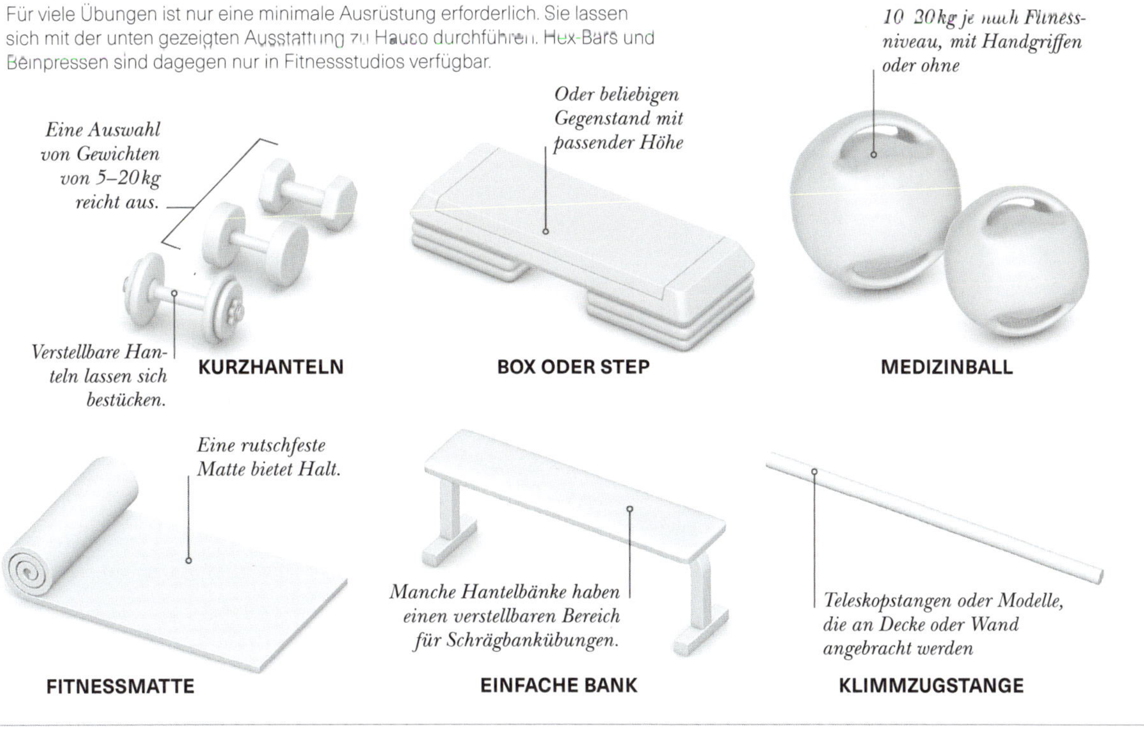

EMPFOHLENES VORGEHEN

Verwenden Sie anfangs leichte Gewichte und konzentrieren Sie sich darauf, die korrekte Ausführung der Übungen zu erlernen. Beginnen Sie mit Aufwärmen und steigern Sie die Gewichte und die Belastung mit zunehmender Erfahrung.

DIE WAHL DES GEWICHTS

Die Technik hat stets Vorrang vor der Belastung. Mit der RIR-Methode (Reps in Reserve) steuern Sie das Belastungsniveau effektiv. Dabei beenden Sie jeden Übungssatz mit 2–3 Wiederholungen »in Reserve«. So vermeiden Sie übermäßige Ermüdung, die Ihr Training auf dem Rad beeinträchtigen könnte.

Wenn sich Ihre Technik verbessert hat und Ihr Selbstvertrauen gestiegen ist, setzen Sie progressive Trainingsanreize, indem Sie die Gewichte allmählich erhöhen. Das Trainingsziel definiert Wiederholungszahl und Belastungsbereich: Für Kraftaufbau eignen sich 3–6 Wdh. bei 80–90 Prozent des 1RM (One-Repetition-Maximum). Zur Kraftentwicklung heben Sie moderate Lasten mit hohem Tempo, in der Regel 3–5 Wdh. bei 60–75 Prozent des 1 RM. Für Stabilitäts- oder Rehabilitationsübungen nutzen Sie leichtere Gewichte mit 10–15 Wdh.

HEBETECHNIK

Zu Beginn jeder Trainingseinheit sollten die wichtigsten Muskelgruppen gut aufgewärmt werden, insbesondere in Gesäß und Core. Senken Sie die Gewichte langsam und heben Sie sie mit Kraft und Kontrolle. Das verbessert die Muskelaktivierung und verringert das Verletzungsrisiko. Den vollständigen Bewegungsumfang zu nutzen ist ebenfalls wichtig, sofern Ihre Beweglichkeit nicht eingeschränkt ist oder Sie verletzt sind. Eine gute Körperhaltung ist unabdingbar: Halten Sie die Wirbelsäule neutral, die Schultern hinten und den Core durchgehend angespannt.

AUSRÜSTUNG VERWENDEN

Die meisten Übungen sind zu Hause durchführbar, aber Zugang zu verschiedenen Kurzhanteln, einer Hex-Bar oder Langhantel erweitert die Trainingsmöglichkeiten. Einbeinige Übungen wie Split Squats oder Step-ups gleichen Kraftunterschiede zwischen den Beinen aus. Kraftbasierte Übungen wie Box Jumps oder explosive Bewegungen führt man am besten zu Beginn des Trainings und mit wenig Wiederholungen aus, um Qualität zu gewährleisten.

GERÄTETRAINING

Fitnessgeräte, an denen Sie trainieren, sollten auf Ihren Körperbau eingestellt sein. Wenn ein Gerät für Sie neu ist, bitten Sie das Trainerpersonal, Sie einzuweisen und Ihnen die optimale Einstellung zu zeigen. Üblicherweise werden Sitzfläche, Rückenlehne und Oberschenkelpolsterung eingestellt. Es ist außerdem wichtig, Knie und Füße in einer Linie auszurichten. Fühlen sich die ersten Wiederholungen etwas unangenehm an, korrigieren Sie die Einstellungen, bis alles passt.

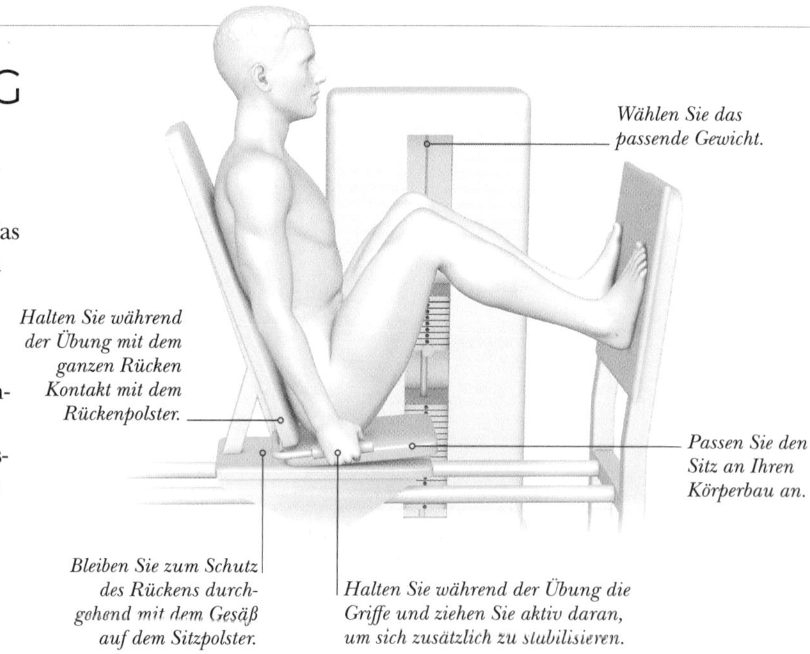

BEISPIEL FÜR WORKOUTS

Folgende Beispielprogramme ermöglichen Radfahrern, das Krafttraining effektiv auf das Radtraining abzustimmen.

Die Programme stammen jeweils aus einer anderen Phase des Trainingsjahres: vom Einstieg über den Kraftaufbau in der Nebensaison bis zum Leistungserhalt in der Wettkampfphase. Die Trainingseinheiten sind zeiteffizient gestaltet und enthalten Übungen, die radsportspezifische Anforderungen fördern, wie Kraft im Unterkörper, eine gute Haltung und einen stabilen Core. Sie können die Übungen entsprechend Ihrer Ausrüstung und Erfahrung verändern oder austauschen, sodass sie Ihren individuellen Bedürfnissen entsprechen.

3–6 Wdh. bei
80–90 %
des One-Repition-Maximum
bauen Kraft auf.

Einstiegsphase (2 x Woche)

Ziel: Bewegungskompetenz und Core-Stabilität aufbauen

Workout 1: Unterkörper + Core

- Kelch-Squat: 3 x 10
- Step-ups (Körpergewicht oder leichte Kurzhanteln): 3 x 8 pro Bein
- Schulterbrücke: 3 x 15
- Plank mit Schulter-Taps: 3 x 30 Sek.
- Käfer: 3 x 10 je Seite

Workout 2: Oberkörper + Beweglichkeit

- Liegestütze: 3 x 10
- Kurzhantel-Rudern vorgebeugt: 3 x 10
- Schulterdrücken (Kurzhanteln 5–10 kg): 3 x 8
- Katze-Kuh / Gesäßmuskeln dehnen: 2 x 30 Sek.
- Hüftbeuger dehnen im Knien: 2 x 30 Sek. je Seite

Kraftaufbau/Nebensaison (2–3 x Woche)

Ziel: Kraftaufbau und Core-Kontrolle

Workout 1: Kraft

- Kelch-Squat: 3 x 10
- Front Squat oder Kreuzheben mit Hex-Bar: 4 x 5
- Split Squat: 3 x 6 pro Bein
- Beckenlift mit Langhantel: 3 x 10
- Knieheben hängend: 3 x 10
- Plank: 3 x 45 Sek.

Workout 2: Kraft + Oberkörper

- Liegestütze: 3 x 10
- Box Jump: 3 x 5
- Box Jump einbeinig: 3 x 3 pro Bein
- Klimmzüge: 3 x 8
- Schulterdrücken: 3 x 10
- Russian Twist: 3 x 20
- Thread the Needle: 30 Sek. je Seite

Workout 3*: Core + Beweglichkeit

- Bärenstütz: 3 x 20 Sek.
- Schulterbrücke: 3 x 12
- Plank mit Fuß vorstellen: 3 x 10
- Oberschenkelrückseite dehnen: 2 x 30 Sek.

*optional

Leistungserhalt in der Rennsaison (1–2 x Woche)

Ziel: Kraft erhalten und die Erholung unterstützen, ohne die Radsportleistung zu beeinträchtigen

Ganzkörpertraining (45 Min.)

- Kelch-Squat: 3 x 10
- Kelch-Squat mit Kurzhantel: 3 x 8
- Split Squat: 3 x 6 pro Bein
- Klimmzüge oder Rudern: 3 x 8
- Liegestütze: 2 x 15
- Unterarmstütz: 2 x 45 Sek.
- Kindhaltung und Hüftbeuger dehnen: 2 x 30

»Radsportler können ihre Kraft effektiv zu Hause oder im Fitnessstudio trainieren.«

FRONT SQUAT MIT LANGHANTEL

Der Front Squat mit Langhantel ist eine mehrgelenkige Kraftübung für den Unterkörper mit besonderem Fokus auf Oberschenkelvorderseiten (Quadrizepsen), Core-Stabilität und oberem Rücken. Radsportler profitieren durch eine gekräftigte Beinmuskulatur, bessere Hüftmobilität und erhöhte Tritteffizienz unter Belastung.

Die Übung kräftigt die Quadrizepse. Die vor dem Körper gehaltene Langhantel fördert eine aufrechte Körperhaltung und aktiviert den Core stärker. Das verbessert die Wirbelsäulenhaltung und die Stabilität auf dem Fahrrad. Front Squats fördern die Beweglichkeit von Hüften und Sprunggelenken und können die Tritteffizienz und den Komfort bei langen Fahrten steigern. Einsteiger beginnen am besten mit 3 Sätzen à 8–10 Wdh.

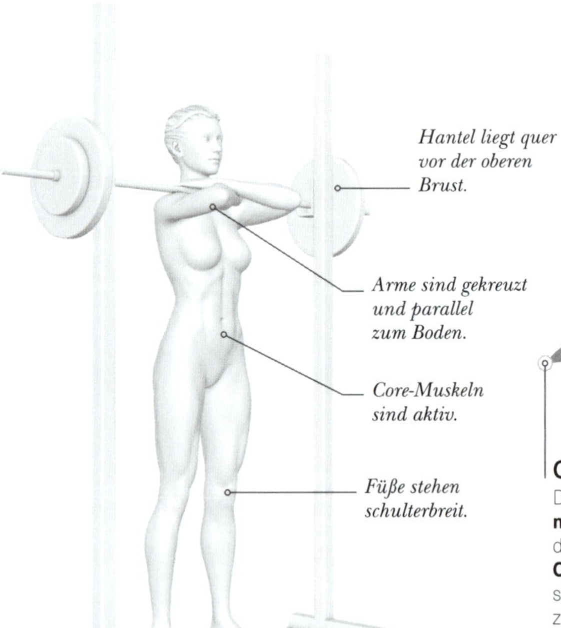

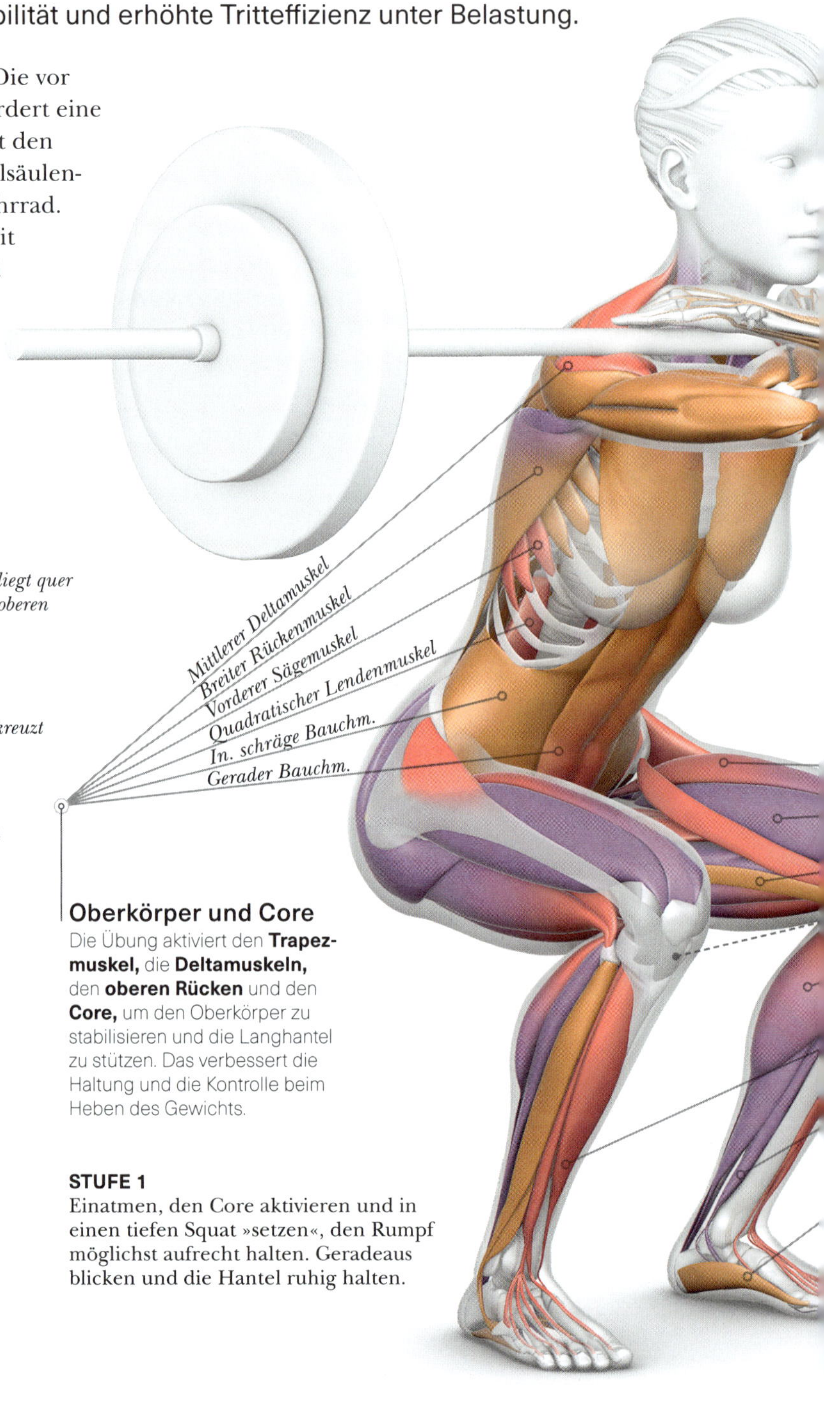

Oberkörper und Core
Die Übung aktiviert den **Trapezmuskel,** die **Deltamuskeln,** den **oberen Rücken** und den **Core,** um den Oberkörper zu stabilisieren und die Langhantel zu stützen. Das verbessert die Haltung und die Kontrolle beim Heben des Gewichts.

VORBEREITUNG
Stehen Sie aufrecht, die Füße etwa schulterbreit. Heben Sie die Langhantel und legen Sie sie auf den Schultern, über den Schlüsselbeinen, ab.

STUFE 1
Einatmen, den Core aktivieren und in einen tiefen Squat »setzen«, den Rumpf möglichst aufrecht halten. Geradeaus blicken und die Hantel ruhig halten.

LEGENDE

- ●-- *Gelenke*
- ○— *Muskeln*
- Verkürzt sich unter Spannung
- Verlängert sich unter Spannung
- Verlängert sich ohne Spannung
- Haltend-statisch

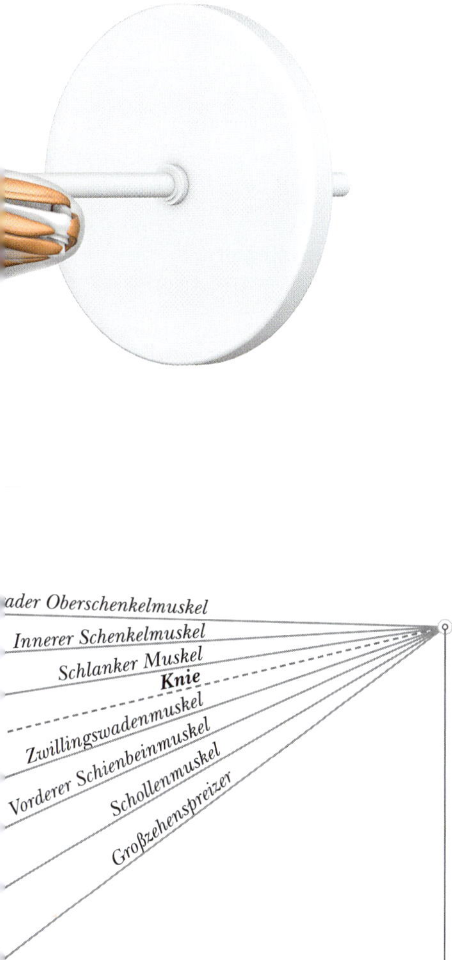

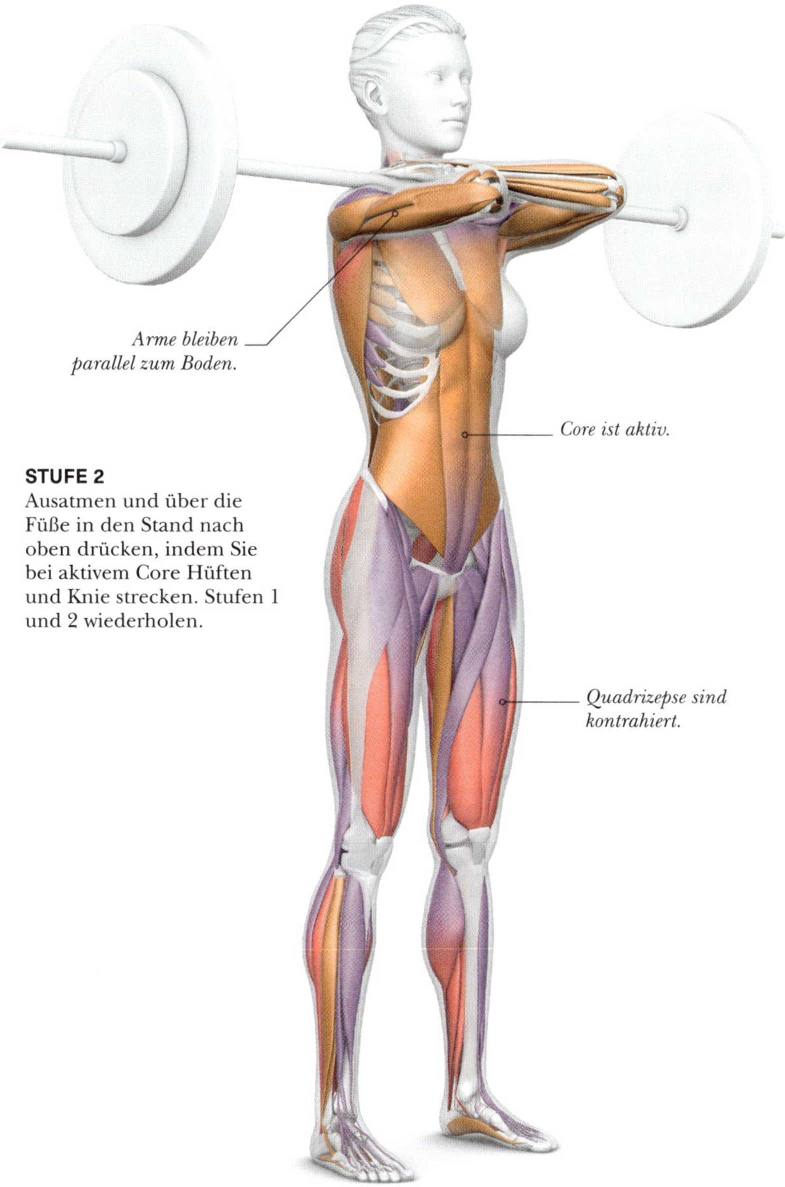

STUFE 2
Ausatmen und über die Füße in den Stand nach oben drücken, indem Sie bei aktivem Core Hüften und Knie strecken. Stufen 1 und 2 wiederholen.

Unterkörper

Die Übung zielt hauptsächlich auf die **Quadrizepse,** die durch die **Gesäßmuskeln,** die **hintere Oberschenkelmuskulatur** und die **Waden** unterstützt werden. Gleichzeitig kontrollieren die Hüftbeuger und die Adduktoren die Bewegung und erzeugen Kraft.

» Der Front Squat mit Langhantel entwickelt Kraft und Beweglichkeit für intensiveres und längeres Radfahren. «

SPLIT SQUAT

Der Split Squat ist eine einbeinige Übung, die Kraft und Stabilität aufbaut und die Hüftbeweglichkeit verbessert, was der Radfahrleistung zugute kommt. Die Übung aktiviert die hintere Oberschenkelmuskulatur, Quadrizepse, Gesäß- und Core-Muskeln. Die Oberschenkelrückseiten sind in der Abwärtsbewegung besonders aktiv, da sie für Gleichgewicht und Stabilität sorgen. Muskelkraft und Muskelwachstum werden gefördert.

Durch das einseitige Training jedes Beins wird eine Bewegung nachgeahmt, wie sie beim Radfahren typisch ist. Ziel ist es, das Risiko von Überlastungsverletzungen in dieser Muskelgruppe zu verringern. Der richtige Stand ist entscheidend. Platzieren Sie die Beine weder zu nah beieinander noch zu weit auseinander. Halten Sie die Schultern hinten, vermeiden Sie einen Rundrücken, aktivieren Sie den Core und achten Sie darauf, dass das vordere Knie in einer Linie über den Zehen steht und nicht über sie hinausragt. Einsteiger beginnen mit 1 Satz à 8–12 Wdh. pro Bein und steigern sich nach und nach auf 3–4 Sätze, sobald sie die Bewegung beherrschen. Um die Belastung zu erhöhen, können Sie in jeder Hand eine Kurzhantel (unter 15 kg) halten.

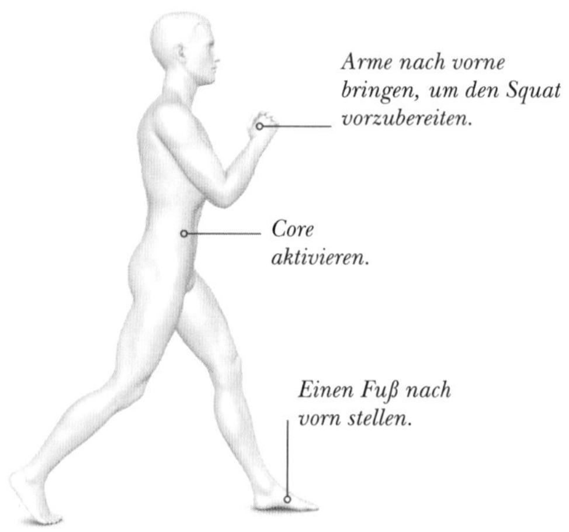

VORBEREITUNG
Stehen Sie aufrecht, die Füße hüft- bis schulterbreit geöffnet, die Zehen zeigen geradeaus. Falten Sie die Hände locker vor der Brust. Setzen Sie ein Bein einen Schritt nach vorn. Wenn Sie stabil stehen, aktivieren Sie den Core, um die Bewegung vorzubereiten.

STUFE 1
Mit dem Einatmen langsam in den Squat senken. Die Brust angehoben und den Rumpf aufrecht lassen. Absenken, bis das hintere Knie fast den Boden berührt, dabei die hintere Ferse anheben und das Gewicht auf den Zehen ausbalancieren. Der Core bleibt durchgehend aktiv, das vordere Knie ist 90 Grad gebeugt. Kurz halten.

Oberkörper

Im Rumpf sind vor allem die **schrägen** und der **gerade Bauchmuskel** zentral für die Core-Stabilität und stützen die Wirbelsäule beim Squat. Das sichert die korrekte Hüftposition und wirkt Rotationskräften entgegen. Nimmt man Kurzhanteln hinzu, aktiviert man zusätzlich die Arme durch Spannung und fördert die Ganzkörperstabilität.

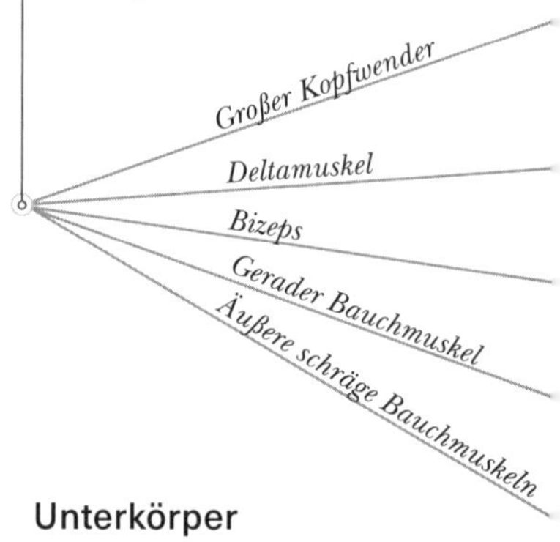

Unterkörper

Die Gesäßmuskeln strecken die Hüften und stabilisieren das Becken in der Schrittstellung. Der **Quadrizeps** streckt das Knie und initiiert die Bewegung mit, die **Oberschenkelrückseiten** unterstützen das Gleichgewicht und das kontrollierte Absenken. Die Wadenmuskeln stabilisieren die Sprunggelenke und die allgemeine Körperhaltung.

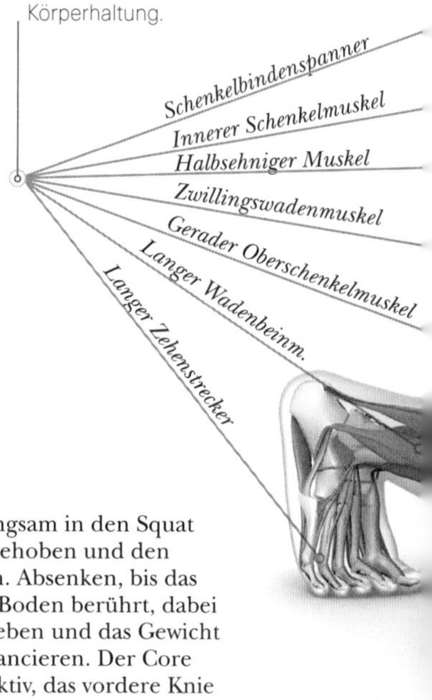

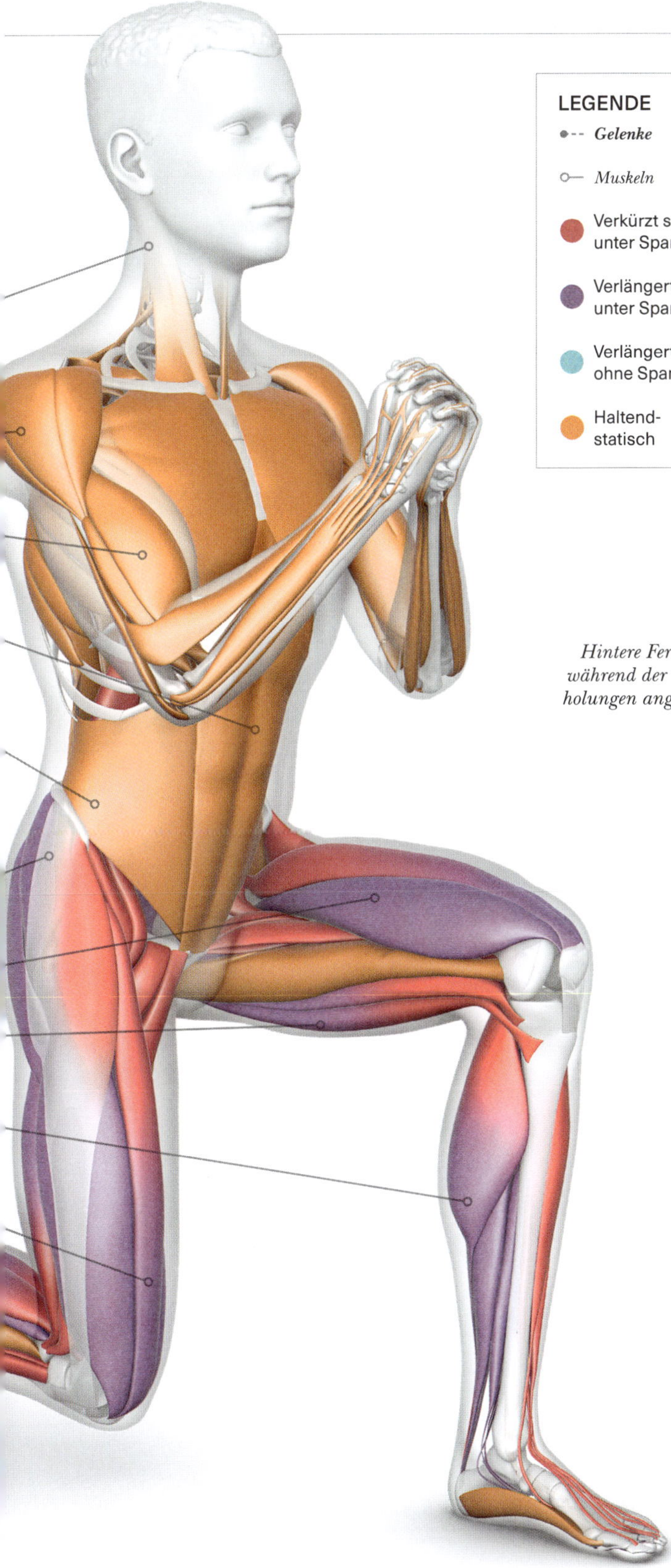

LEGENDE
- *Gelenke*
- *Muskeln*
- Verkürzt sich unter Spannung
- Verlängert sich unter Spannung
- Verlängert sich ohne Spannung
- Haltend-statisch

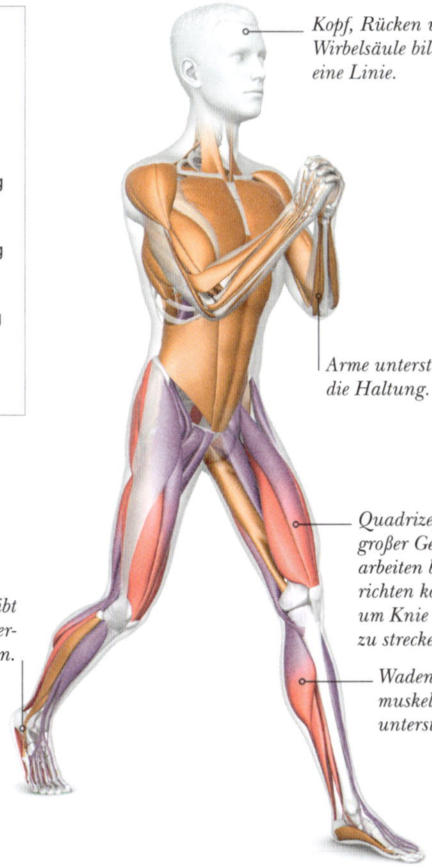

STUFE 2

Das vordere Bein trägt das meiste Gewicht. Arme, Core und Rücken aktivieren und mit dem Ausatmen langsam beide Beine strecken, um in die Ausgangsposition zurückzukehren. Die Schrittstellung beibehalten, die hintere Ferse angehoben lassen und das Gewicht weiterhin mit den Zehen ausbalancieren.

»Zeigen die Zehen nach vorn, ist die Hüfte korrekt ausgerichtet und dreht sich nicht nach innen.«

» SQUAT-VARIANTEN

Die Squat-Varianten trainieren Gesäßmuskeln, Quadrizepse und die hintere Oberschenkelmuskulatur. Durch Veränderung der Körperhaltung werden unterschiedliche Muskeln und Bewegungsmuster trainiert. Die Varianten bewirken nicht nur gleichmäßige Kraft und Beweglichkeit, sie fördern auch eine saubere Technik und beugen Überlastungsverletzungen vor.

»Squat-Varianten kräftigen die Beine gleichmäßig und verbessern Beweglichkeit und Kontrolle.«

BULGARIAN SPLIT SQUATS

Die einbeinige Kraftübung zielt auf Quadrizepse, Gesäßmuskeln und hintere Oberschenkelmuskulatur und trainiert zugleich das Gleichgewicht und die Rumpfstabilität. Indem sie die einseitige Bewegung des Pedaltretens beim Radfahren nachahmt, kann sie Dysbalancen korrigieren. Sie verbessert die Stabilität in Hüften und Knien und entwickelt die Kraft in jedem Bein einzeln.

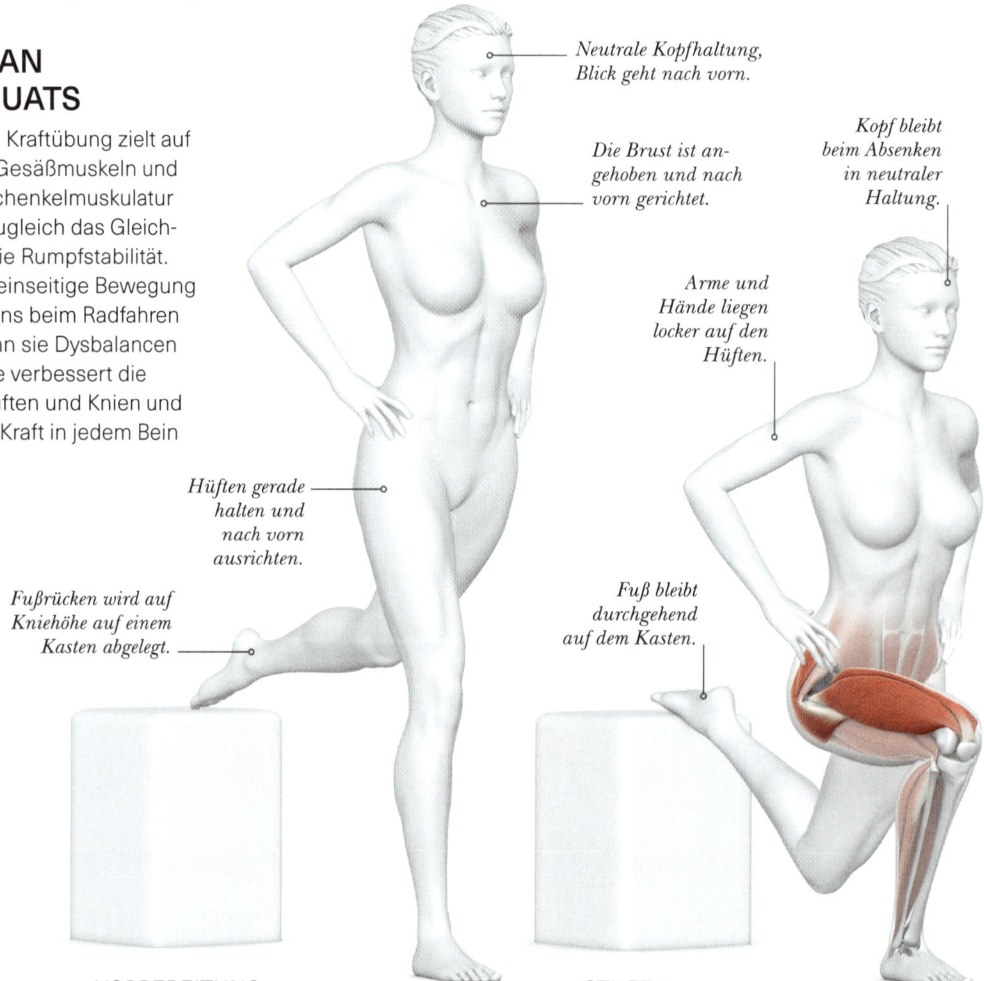

VORBEREITUNG

STUFE 1

VORBEREITUNG
Stehen Sie mit etwas Abstand vor einer Bank oder einem Kasten und legen Sie einen Fuß nach hinten darauf ab. Halten Sie den Fuß flach und so positioniert, dass er über dem Sprunggelenk ist, wenn Sie sich absenken.

STUFE 1
Das vordere Knie beugen und dabei den Oberkörper aufrecht und die Hüften gerade halten. Senken Sie sich, bis der vordere Oberschenkel fast parallel zum Boden ist, sofern Ihnen das möglich ist.

STUFE 2
Über die vordere Ferse in die Ausgangsposition drücken und dabei durchgehend das Gleichgewicht halten und den Körper kontrolliert absenken.

LEGENDE
Primäre Zielmuskeln
Sekundäre Zielmuskeln

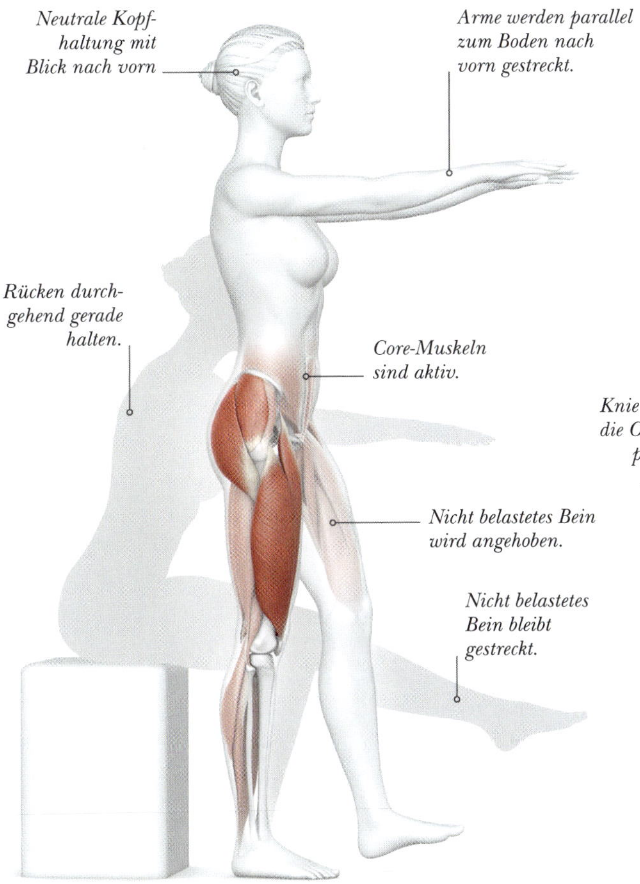

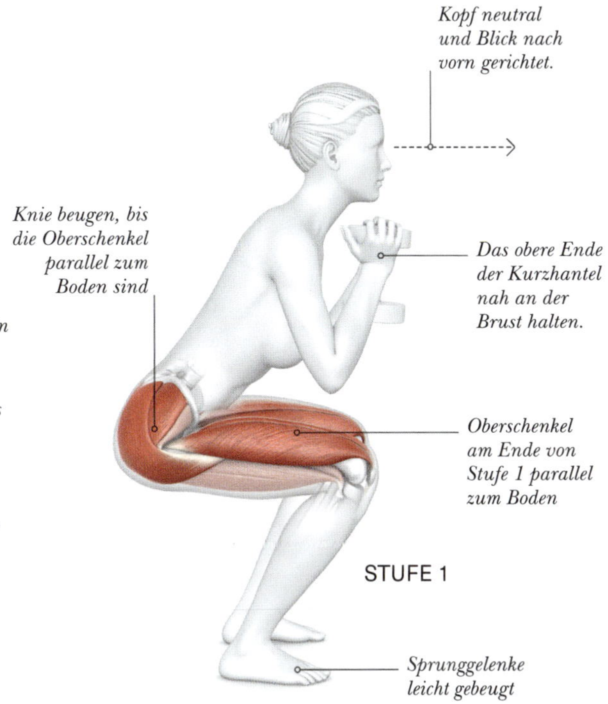

PISTOL-SQUAT (MIT KASTEN)

Eine anspruchsvolle einbeinige Körpergewichtsübung, die in Quadrizepsen, Gesäß, Oberschenkelrückseiten und Core Kraft und Stabilität aufbaut. Radsportler profitieren von stabilen Knien und Sprunggelenken.

VORBEREITUNG
Stehen Sie auf einem Bein, das andere Bein ist vor dem Körper gestreckt. Zum Ausbalancieren werden die Arme vorgestreckt, die Brust aufgerichtet, der Core aktiviert.

STUFE 1
Das Standbein langsam beugen, die Hüften senken, dabei das vorgestreckte Bein über dem Boden halten. Im kontrollierten Gleichgewicht so weit senken wie möglich.

STUFE 2
Über die Ferse des Standbeins wieder nach oben drücken, das gestreckte Bein und die Arme stabil halten. Die ganze Übung hindurch korrekt ausgerichtet bleiben.

KELCH-SQUAT MIT KURZHANTEL

Eine gute Kraftübung für Radsportler, da sie die Beinkraft, die Core-Stabilität und die Hüftbeweglichkeit stärkt. Das Gewicht vor der Brust fördert verbessert die Körperhaltung und -kontrolle. Die Übung stärkt die Haltung und entwickelt gleichmäßige Kraft für effizientes Pedalieren.

VORBEREITUNG
Halten Sie die Kurzhantel senkrecht mit beiden Händen vor der Brust. Die Füße stehen schulterbreit, die Brust ist angehoben.

STUFE 1
Knie und Hüften beugen, die Ellbogen innerhalb der Knie und den Oberkörper aufrecht halten.

STUFE 2
Über die Fersen in den Stand drücken, den Core aktiviert lassen und das Gleichgewicht halten.

KREUZHEBEN MIT HEX-BAR

Bei dieser Mehrgelenksübung verringern der aufrechte Oberkörper und der neutrale Griff die Belastung des unteren Rückens. Sie aktiviert die Gesäßmuskeln, die hintere Oberschenkelmuskulatur, Quadrizepse und Core sowie sekundär Trapezmuskel, Rückenstrecker und Unterarme.

Kreuzheben mit Hex-Bar stärkt die Hüft- und Beinkraft für Sprints und Bergfahrten. Es kräftigt die hintere Muskelkette, stabilisiert den Core und die Gelenke, beugt Verletzungen vor und verbessert die Tritteffizienz generell. Dank ausgewogener Belastung baut die Übung sicher und effektiv radsportspezifische Kraft auf. Einsteiger beginnen am besten mit 4 Sätzen à 6–8 Wdh.

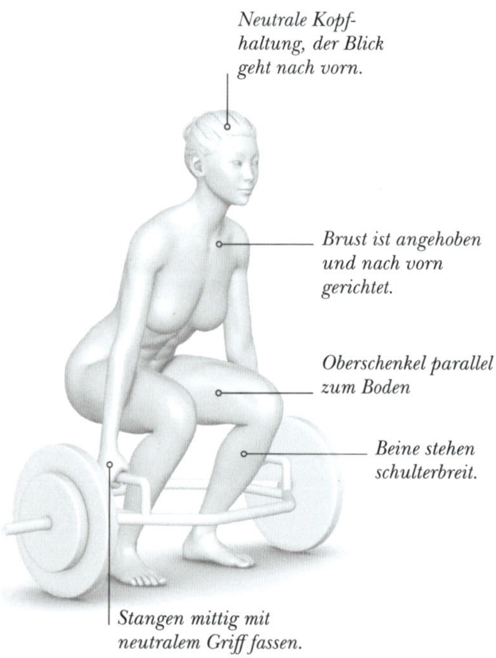

VORBEREITUNG
Legen Sie die Gewichte auf und treten Sie in die Hex-Bar. Drehen Sie die Füße leicht nach außen. Beugen Sie die Knie, schieben Sie die Hüften nach hinten und fassen Sie die Griffe.

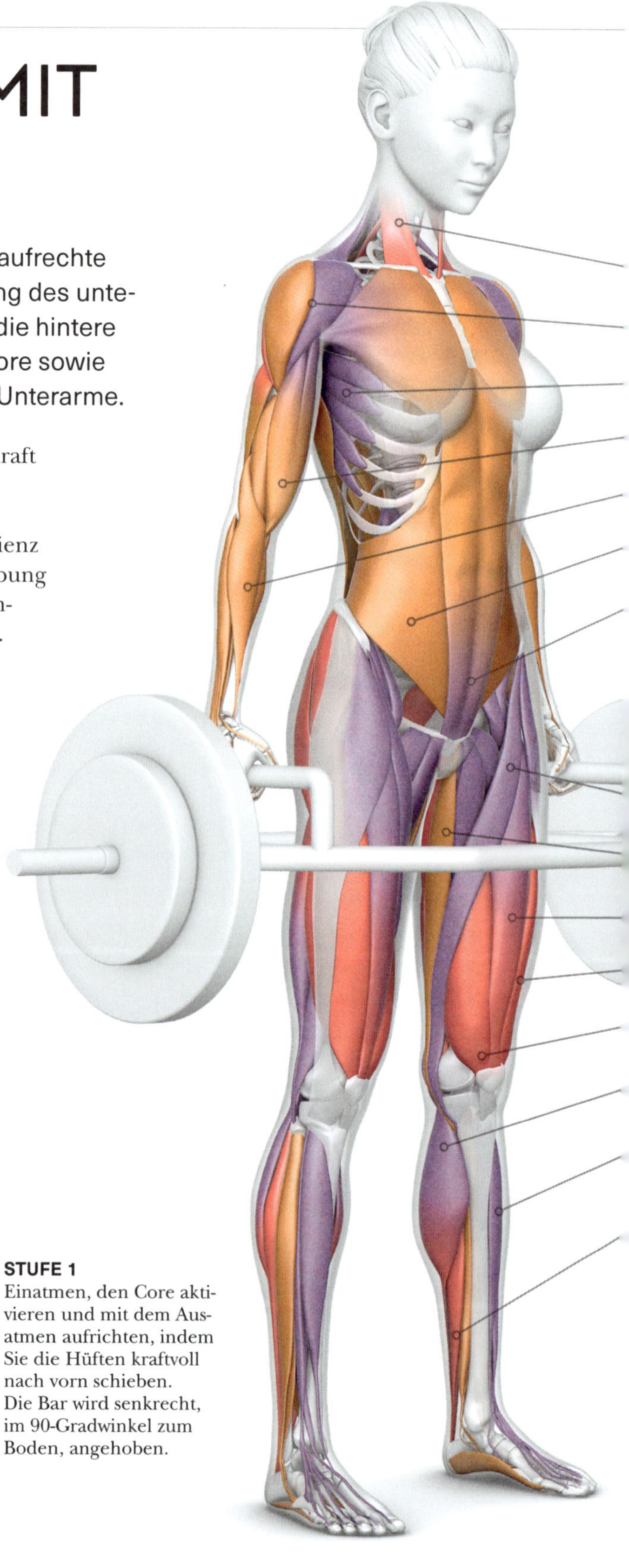

STUFE 1
Einatmen, den Core aktivieren und mit dem Ausatmen aufrichten, indem Sie die Hüften kraftvoll nach vorn schieben.
Die Bar wird senkrecht, im 90-Gradwinkel zum Boden, angehoben.

Oberkörper und Core

Trapezmuskel und **Rautenmuskeln** halten die Schultern hinten und unterstützen den oberen Rücken, während die **Rückenstrecker** die Wirbelsäule korrekt ausrichten. Unterarme und Handmuskeln halten die Griffe kraftvoll, der Core – u. a. **gerader** und **schräge Bauchmuskeln** – stabilisiert den Oberkörper beim Anheben.

Unterkörper

Die Übung aktiviert die **Gesäßmuskeln, die hintere Oberschenkelmuskulatur** und die **Quadrizepse,** die Hüften und Knie in der Bewegung strecken. Die **Wadenmuskeln** stabilisieren unterstützend die Sprunggelenke, während die **Hüftadduktoren** und **-abduktoren** zu Gleichgewicht und Kontrolle beitragen.

LEGENDE

- *Gelenke*
- *Muskeln*
- Verkürzt sich unter Spannung
- Verlängert sich unter Spannung
- Verlängert sich ohne Spannung
- Haltend-statisch

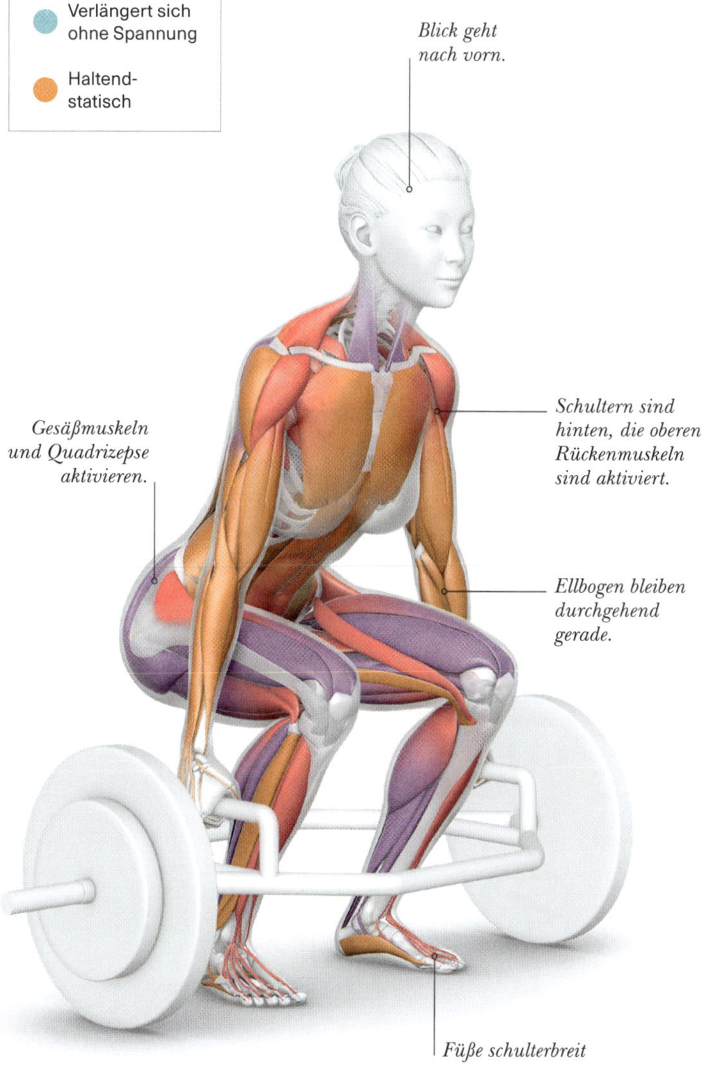

Vorsicht

Häufige Fehler beim Kreuzheben mit Hex-Bar sind ein Rundrücken, zu frühes Anheben der Hüften und mangelnde Core-Spannung. Halten Sie die Wirbelsäule neutral, heben Sie die Last gleichmäßig mit Hüften und Schultern und halten Sie den Core aktiv. Kontrolle ist wichtiger als viel Gewicht.

STUFE 2

Die Hüften nach hinten schieben, um in die Ausgangsposition zurückzukehren, dabei die Schultern hinten und den Blick nach vorn gerichtet lassen. Stufe 1 und 2 wiederholen.

STEP-UP MIT KURZHANTELN

Diese Übung aktiviert den Core und zielt auf Gesäßmuskeln, Quadrizepse, hintere Oberschenkelmuskulatur und Waden. Sie ahmt die einseitige Kraftentfaltung beim Radfahren nach und verbessert dadurch die Beinkraft, das Gleichgewicht und die Koordination.

Verwenden Sie einen Step von mindestens 30 cm Höhe. Konzentrieren Sie sich auf das vordere Bein und halten Sie den Core durchgehend aktiv. Stehen Sie mit dem ganzen vorderen Fuß durchgehend auf dem Step, die Füße sind etwa schulterbreit geöffnet. Drücken Sie sich mit dem vorderen Bein hoch, statt sich mit dem hinteren Fuß abzustoßen. Wechseln Sie das Bein mit jeder Wiederholung oder erst nach einem vollständig absolvierten Satz. Einsteiger beginnen mit 4 Sätzen mit 8–10 Wdh.

Hüfte und Bein

Aktivieren Sie beim Step-up Gesäßmuskeln und Quadrizepse. Die konzentrische Phase kräftigt **Gesäßmuskeln, Quadrizepse** und die **obere hintere Oberschenkelmuskulatur,** wenn Sie sich über das vordere Bein nach oben drücken und Hüfte sowie Knie vollständig strecken; die Waden unterstützen das Gleichgewicht. Für eine kontrollierte Abwärtsbewegung bleiben die Muskeln im vorderen Bein aktiv.

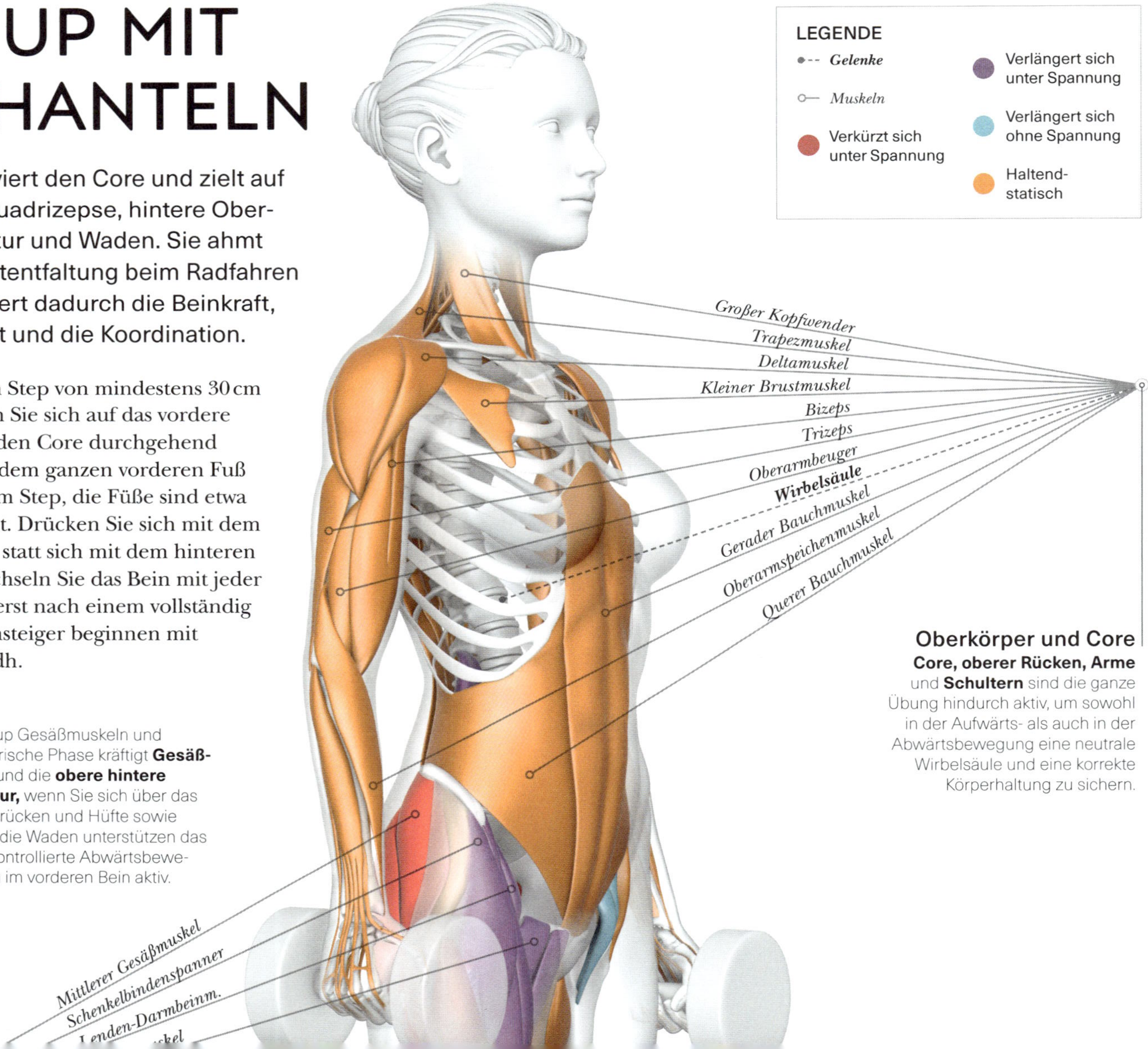

Oberkörper und Core

Core, oberer Rücken, Arme und **Schultern** sind die ganze Übung hindurch aktiv, um sowohl in der Aufwärts- als auch in der Abwärtsbewegung eine neutrale Wirbelsäule und eine korrekte Körperhaltung zu sichern.

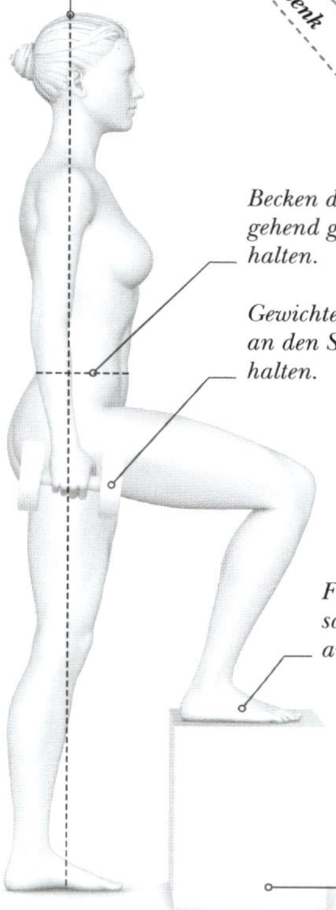

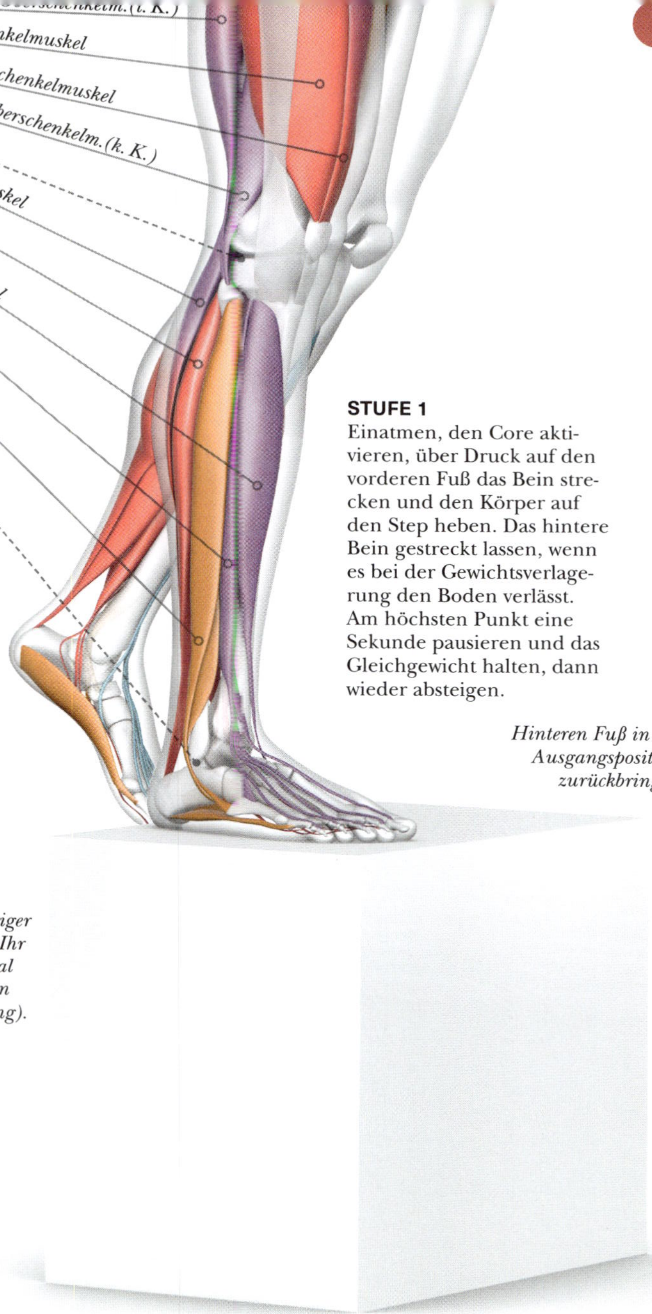

VORBEREITUNG
Stehen Sie gerade vor dem Step und halten Sie die Gewichte seitlich am Körper. Stellen Sie einen Fuß mit der ganzen Fußsohle auf den Step. Das hintere Bein ist durchgehend aktiv, um für Gleichgewicht und ein stabiles Becken zu sorgen.

STUFE 1
Einatmen, den Core aktivieren, über Druck auf den vorderen Fuß das Bein strecken und den Körper auf den Step heben. Das hintere Bein gestreckt lassen, wenn es bei der Gewichtsverlagerung den Boden verlässt. Am höchsten Punkt eine Sekunde pausieren und das Gleichgewicht halten, dann wieder absteigen.

Häufige Fehler

Stößt man sich mit dem hinteren Bein ab, statt sich mit dem vorderen Bein hochzudrücken, sind die Zielmuskeln weniger aktiv. Eventuell sind die Hanteln zu schwer für eine korrekte Übungsausführung.

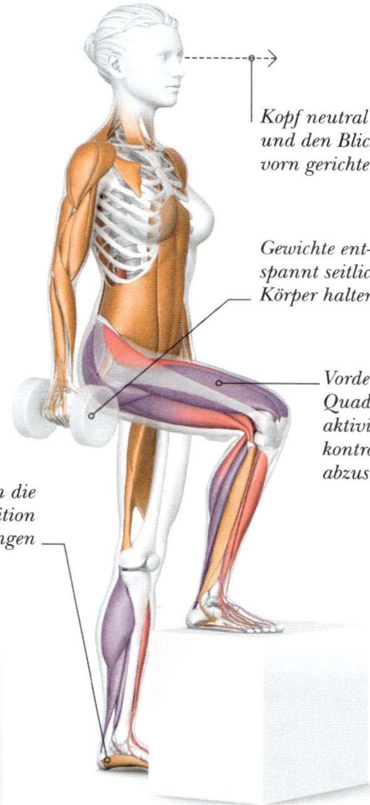

STUFE 2
Mit dem Ausatmen den Körper absenken, indem Sie Hüfte und Knie des vorderen Beins beugen und das hintere Bein zum Boden zurückführen. Den Atem beruhigen, fokussieren, den Core aktivieren und die Übung wiederholen.

BECKENLIFT MIT LANGHANTEL

Die Unterkörper-Übung trainiert den großen Gesäßmuskel, der von der hinteren Oberschenkelmuskulatur, Quadrizepsen und Core-Muskeln unterstützt wird. Die Übung stärkt die Hüftstreckung, stabilisiert das Becken und fördert kraftvolle, effiziente Bewegungsmuster, die im Radsport besonders bei Sprints und Anstiegen eine wichtige Rolle spielen.

Stützen Sie den Rücken mit einer stabilen Bank oder einem Kasten. Platzieren Sie die Langhantel sicher in der Hüftbeuge und heben und senken Sie Ihren Körper durch Hüftstrecken und -beugen. Wenn die Stange sich unangenehm anfühlt, legen Sie ein Polster unter. Für eine flüssige Ausführung der Bewegungen und um Verletzungen vorzubeugen, müssen Füße, Knie und Sprunggelenke korrekt ausgerichtet sein. Einsteiger beginnen am besten mit 4 Sätzen à 8–10 Wdh.

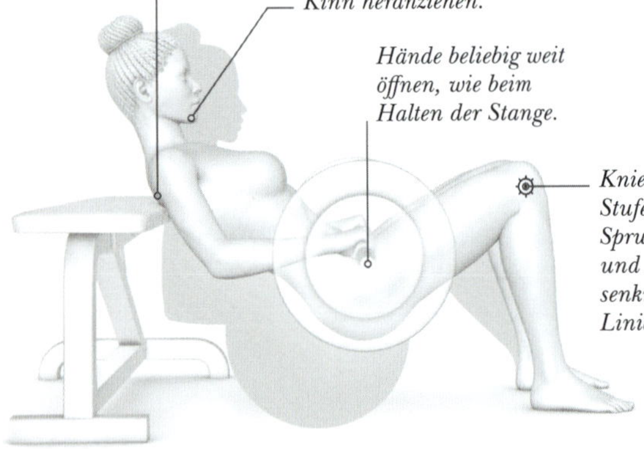

VORBEREITUNG
Setzen Sie sich vor eine Bank und lehnen Sie sich mit dem oberen Rücken an. Die Knie sind gebeugt, die Füße stehen etwas mehr als schulterbreit. Legen Sie sich die Langhantel rutschfest in die Hüftbeuge, aktivieren Sie die Gesäßmuskeln und heben Sie die Hüften in die Ausgangsposition an. Aktivieren Sie mit dem Einatmen den Core.

Oberkörper und Arme
Die **Bauchmuskeln** spielen eine zentrale Rolle bei der Stabilisierung von Wirbelsäule und Becken und sorgen für eine gute Koordination zwischen Ober- und Unterkörper. Die Arme und Schultern tragen dazu bei, die Last während der Bewegung zu kontrollieren.

Beine
Die **Gesäßmuskeln** sind die Hauptmuskeln unter Spannung. Schieben Sie die Hüften durch die Stange nach oben, indem Sie die **Gesäßmuskeln** aktivieren, während der Core aktiv bleibt. Gute Koordination von Rumpf und Becken verbessert die Aktivierung der Gesäßmuskeln. Die **hintere Oberschenkelmuskulatur** und die **Waden** unterstützen die Stabilisierung der Last, die auf den Unterkörper wirkt.

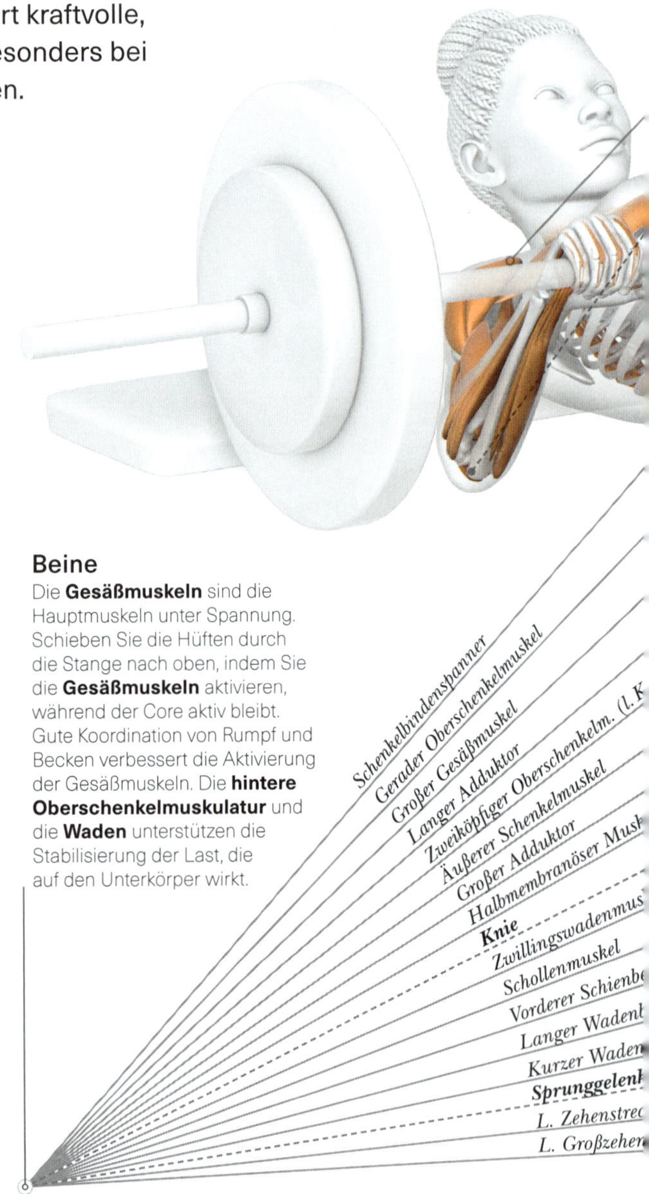

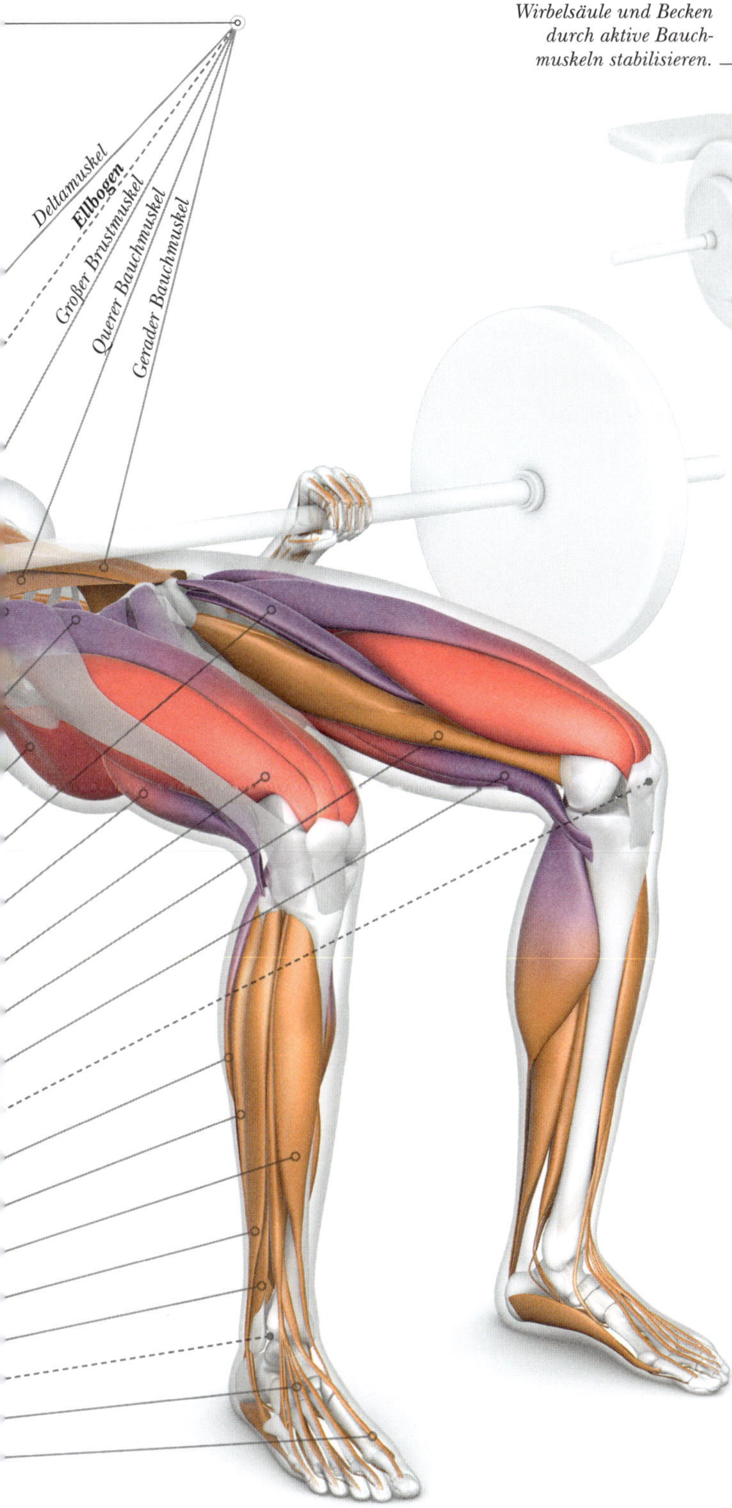

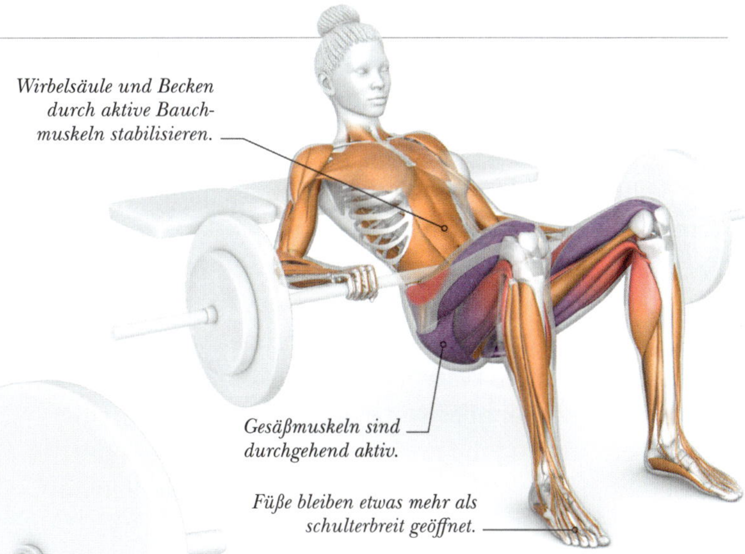

STUFE 2
Hüfte und Langhantel kontrolliert senken. Der Core bleibt aktiv, das Kinn leicht zur Brust geneigt. Anhalten, sobald sich die Knie hinter die Sprunggelenke bewegen – dies ist der tiefste Punkt der Wiederholung. Eine Sekunde halten, um den Atem zu beruhigen, dann wieder kontrolliert und stabil anheben.

LEGENDE

- •-- *Gelenke*
- ○— *Muskeln*
- Verkürzt sich unter Spannung
- Verlängert sich unter Spannung
- Verlängert sich ohne Spannung
- Haltend-statisch

Häufige Fehler

Halten Sie die Hüfte zu Beginn der Übung nicht zu tief. Gehen Sie beim Absenken direkt nach unten und nicht nach hinten, um korrekt ausgerichtet zu bleiben und die Gesäßmuskeln optimal zu aktivieren.

STUFE 1
Gesäß- und Bauchmuskeln aktivieren, ausatmen und die Füße fest in den Boden drücken, um die Langhantel mit der Hüfte anzuheben, bis der Rumpf parallel zum Boden ist. Zur Steigerung der Intensität die Position 1–2 Sekunden halten. Die Gesäßmuskeln sind aktiv.

BEINPRESSE

LEGENDE

- Gelenke
- Muskeln
- Verkürzt sich unter Spannung
- Verlängert sich unter Spannung
- Verlängert sich ohne Spannung
- Haltend-statisch

Die Beinpresse ist eine Mehrgelenksübung für den Unterkörper, die an einem Gerät ausgeführt wird. Dabei drücken Sie eine gewichtete Plattform mit den Beinen von sich weg. Trainiert werden in erster Linie die Quadrizepse, die großen Gesäßmuskeln und die hintere Oberschenkelmuskulatur, unterstützt von den Waden und den Hüftadduktoren. Da der Oberkörper abgestützt ist, ermöglicht die Beinpresse ein Training mit hohen Gewichten bei geringer Belastung des unteren Rückens. Sie entwickelt Beinkraft, Explosivität und Muskelausdauer.

Die Übung trainiert den gesamten Unterkörper. Stellen Sie das Gewicht ein, lehnen Sie sich mit dem Rücken an das Polster und bringen Sie die Fußplattform in die korrekte Position. Konzentrieren Sie sich auf die Bewegung aus Hüfte und Kniegelenken. Halten Sie die Griffe fest, um den Oberkörper zu stabilisieren, und behalten Sie durchgehend den Kontakt mit dem Sitz bei. Einsteiger beginnen am besten mit 4 Sätzen à 8–10 Wdh.

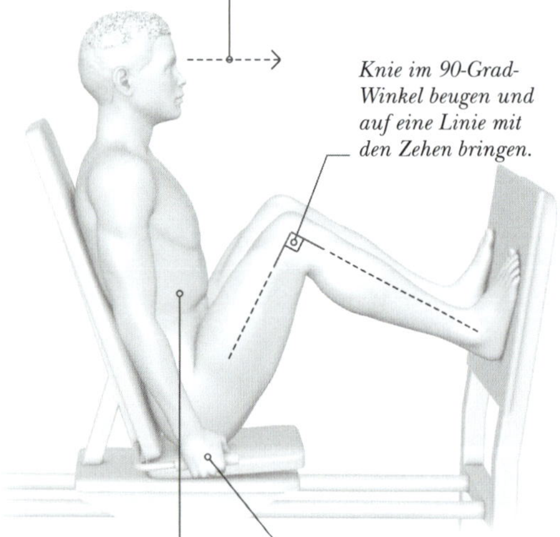

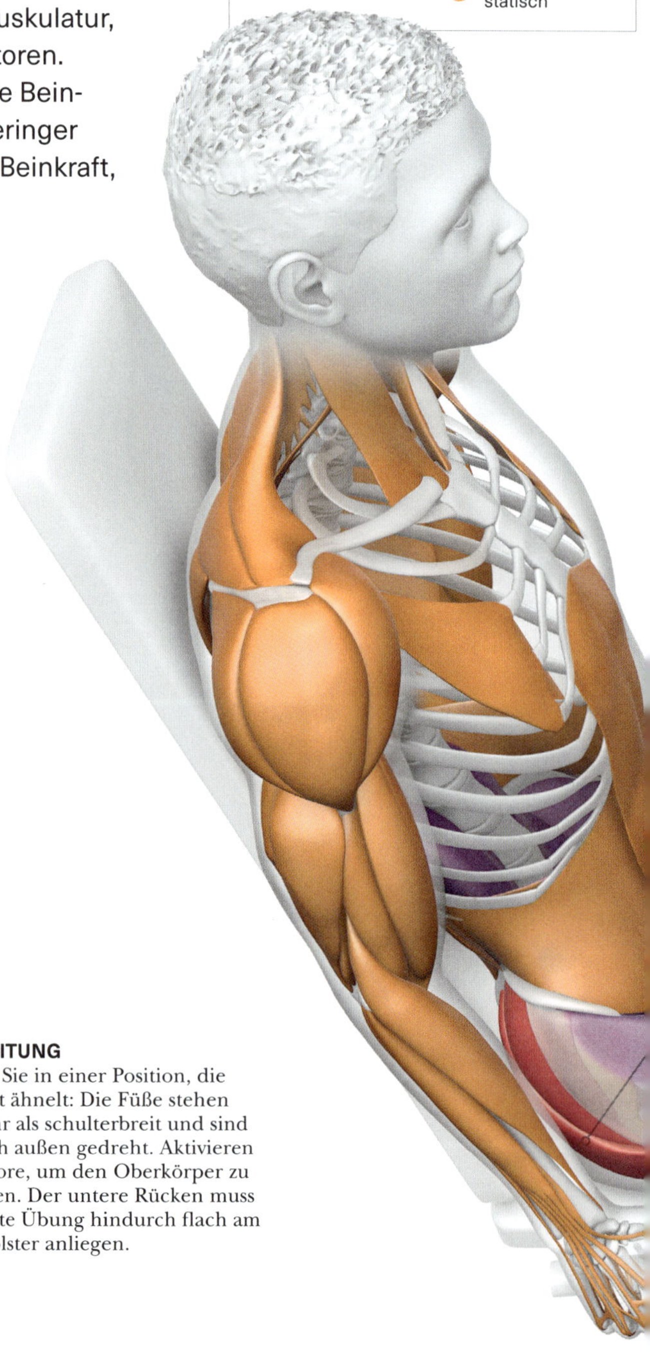

VORBEREITUNG
Beginnen Sie in einer Position, die dem Squat ähnelt: Die Füße stehen etwas mehr als schulterbreit und sind leicht nach außen gedreht. Aktivieren Sie den Core, um den Oberkörper zu stabilisieren. Der untere Rücken muss die gesamte Übung hindurch flach am Rückenpolster anliegen.

Häufige Fehler

Beugen Sie die Knie nicht zu stark. Wenn das Gesäß sich anhebt oder der untere Rücken sich wölbt, riskieren Sie Verletzungen. Kontakt zu Sitz und Polster schützt die Wirbelsäule.

STUFE 2

Mit dem Einatmen Knie und Hüften beugen. Die Knie bleiben auf einer Linie mit dem großen und dem benachbarten Zeh. Die Bewegung kontrolliert ausführen und bei Annähern an die Ausgangsposition verlangsamen. Den Atem beruhigen und die Übung wiederholen.

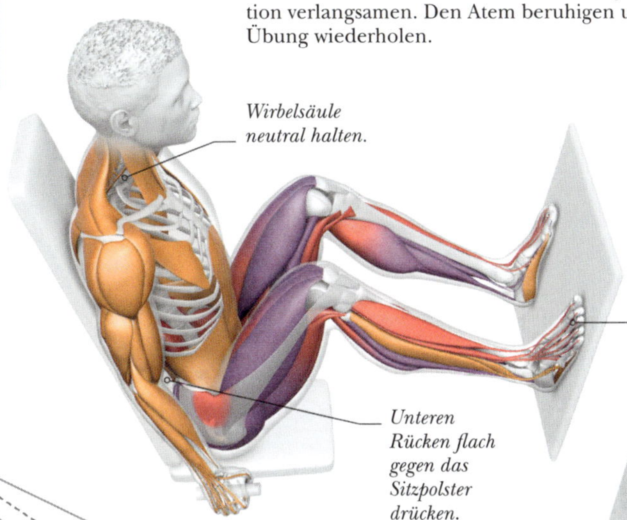

Beine

Bei der Beinpresse erledigen die Beine die Hauptarbeit, vor allem **Quadrizepse, Gesäßmuskeln** und **Adduktoren** erzeugen die Bewegung. Die **hintere Oberschenkelmuskulatur, Lendenmuskeln** und **Waden** assistieren bei der Stabilisierung von Becken und Knien. Die Druckphase ist eine konzentrische (Hebe-)Bewegung.

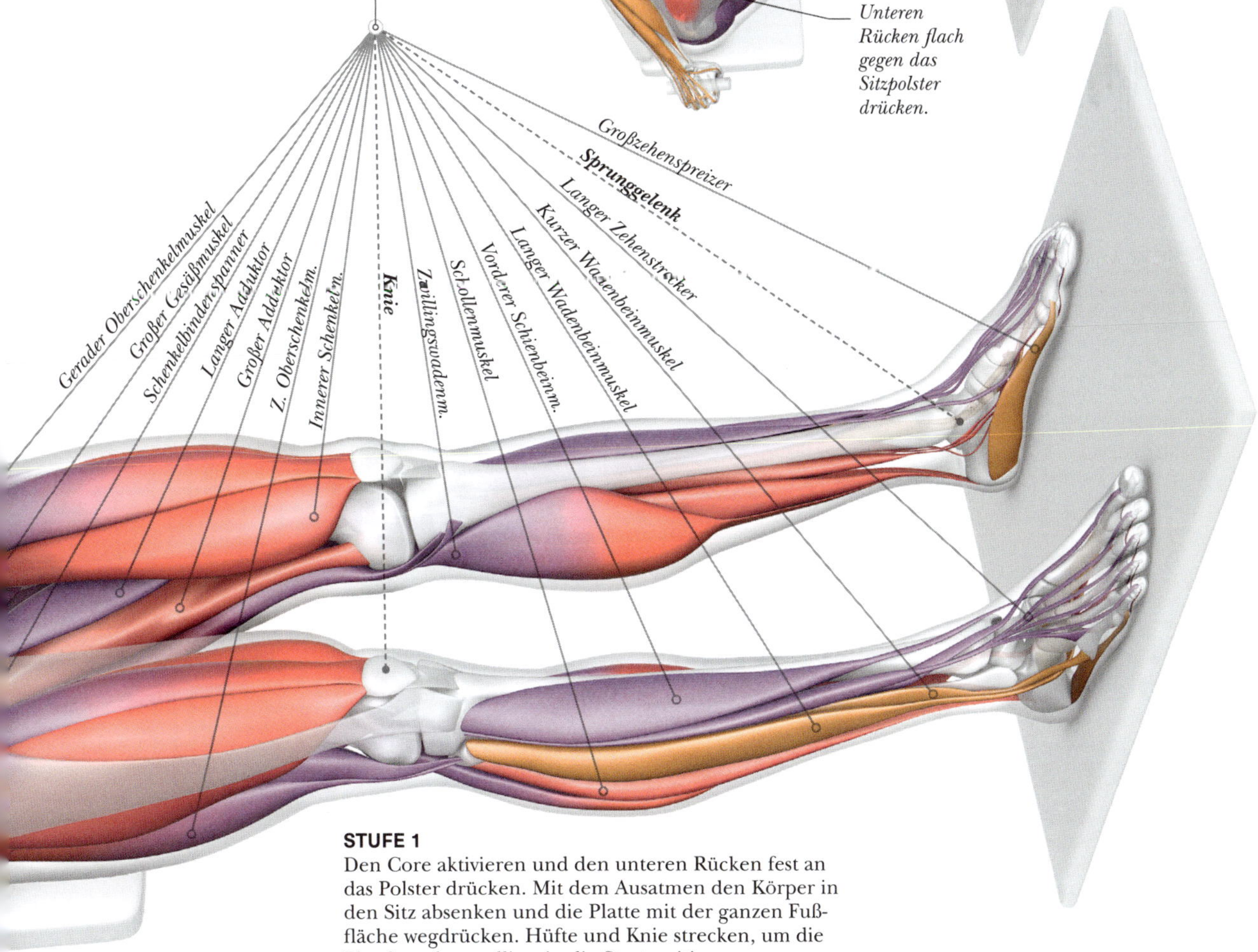

STUFE 1

Den Core aktivieren und den unteren Rücken fest an das Polster drücken. Mit dem Ausatmen den Körper in den Sitz absenken und die Platte mit der ganzen Fußfläche wegdrücken. Hüfte und Knie strecken, um die Plattform kontrolliert in die Startposition zu pressen.

WADENHEBEN MIT KURZHANTELN

Eine einfache, aber effektive Übung zur Kräftigung der Unterschenkel. Sie trainiert primär Zwillingswadenmuskel und Schollenmuskel. Sekundär werden der hintere Schienbeinmuskel und die Fußstabilisatoren aktiviert. Das verbessert das Gleichgewicht sowie die Kraftentwicklung und Verletzungsresistenz im Unterschenkel.

Das gezielte Training der Zwillingswaden- und Schollenmuskeln verbessert die Kraft und die Ausdauer der Plantarflexion. Diese ist wichtig für eine effektive Kraftübertragung beim Pedalieren, insbesondere in der konzentrischen und der isometrischen Phase der Bewegung. Eine Kräftigung dieser Muskeln stabilisiert die Sprunggelenke, optimiert die neuromuskuläre Koordination und senkt das Risiko von Überlastungsverletzungen wie Entzündungen der Achillessehne. Radsportler profitieren durch effizienteres Pedalieren, belastbarere untere Extremitäten und ökonomischeren Energieeinsatz bei längeren oder hochintensiven Belastungen.

LEGENDE

- *Gelenke*
- *Muskeln*
- Verkürzt sich unter Spannung
- Verlängert sich unter Spannung
- Verlängert sich ohne Spannung
- Haltend-statisch

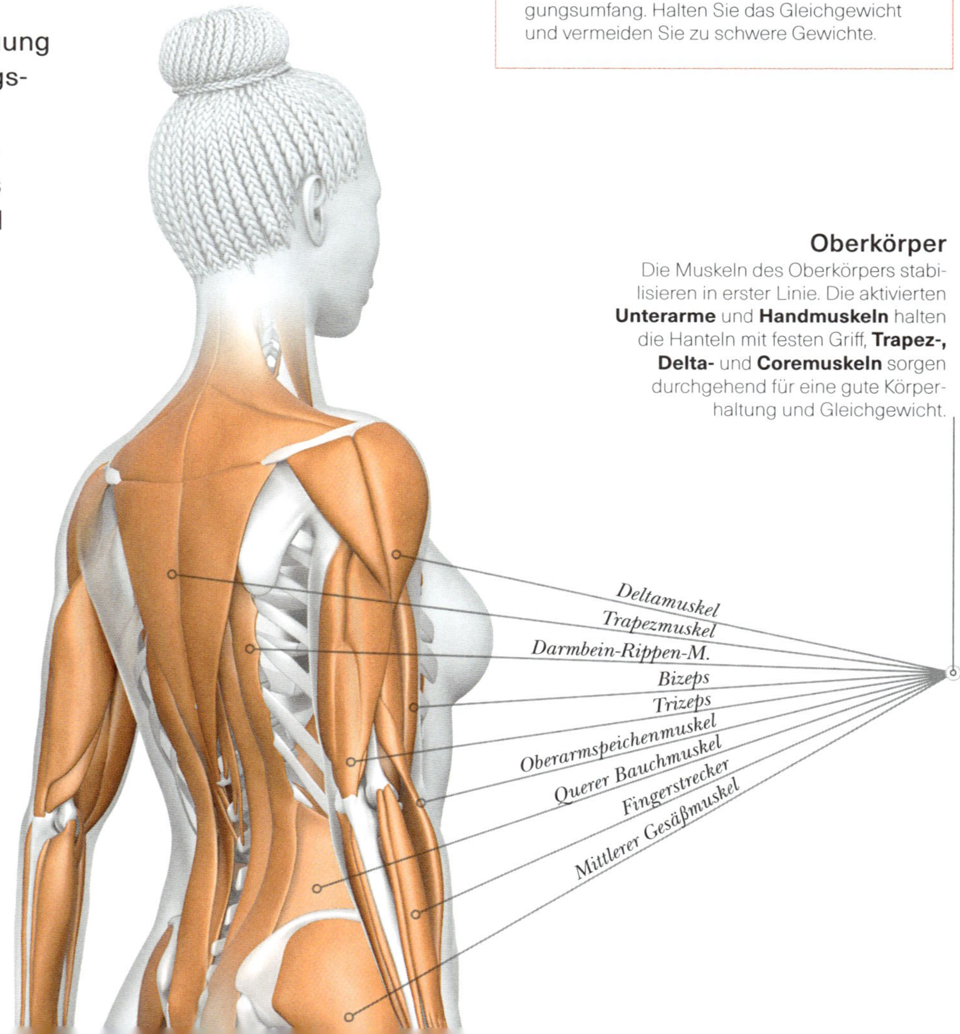

Häufige Fehler

Schnell federt man, arbeitet mit Schwung oder knickt die Sprunggelenke nach innen. Bewegen Sie sich langsam und kontrolliert, die Füße korrekt ausgerichtet, und in vollem Bewegungsumfang. Halten Sie das Gleichgewicht und vermeiden Sie zu schwere Gewichte.

Oberkörper

Die Muskeln des Oberkörpers stabilisieren in erster Linie. Die aktivierten **Unterarme** und **Handmuskeln** halten die Hanteln mit festen Griff, **Trapez-, Delta-** und **Coremuskeln** sorgen durchgehend für eine gute Körperhaltung und Gleichgewicht.

Unterkörper

Die Übung trainiert in erster Linie den **Zwillingswaden-** und den **Schollenmuskel,** die für die Plantarflexion des Sprunggelenks sorgen. Der **vordere Schienbeinmuskel,** die **Wadenbeinmuskeln** und die **intrinsischen Fußmuskeln** unterstützten das Gleichgewicht und die Sprunggelenkstabilität. Die **hintere Oberschenkelmuskulatur** und die **Gesäßmuskeln** helfen indirekt, indem sie Knie und Hüfte stabilisieren.

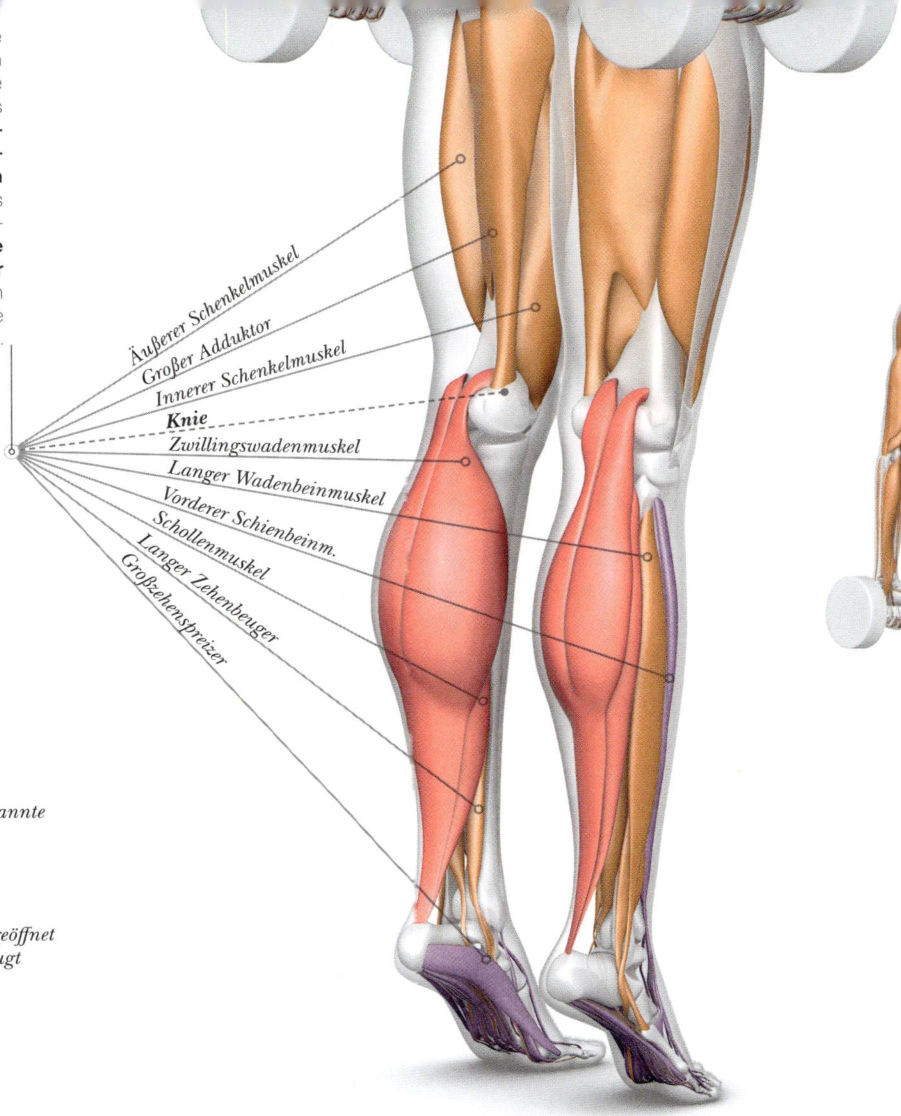

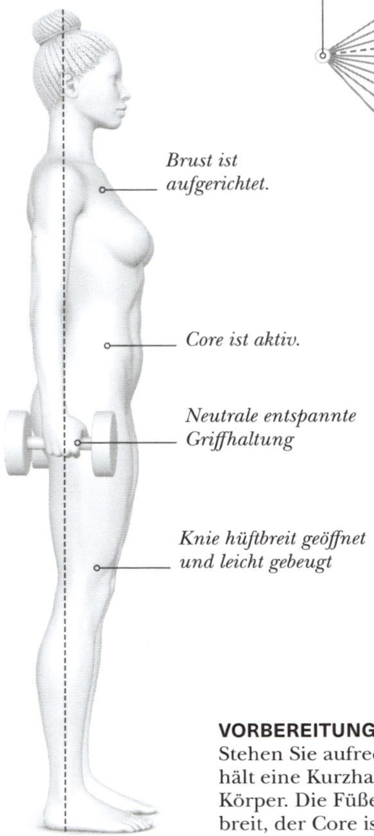

VORBEREITUNG
Stehen Sie aufrecht, jede Hand hält eine Kurzhantel seitlich am Körper. Die Füße stehen hüftbreit, der Core ist aktiv.

STUFE 1
Die Fersen durch Druck auf die Fußballen anheben, bis Sie auf den Zehen stehen. Die Bewegung langsam und kontrolliert durchführen.

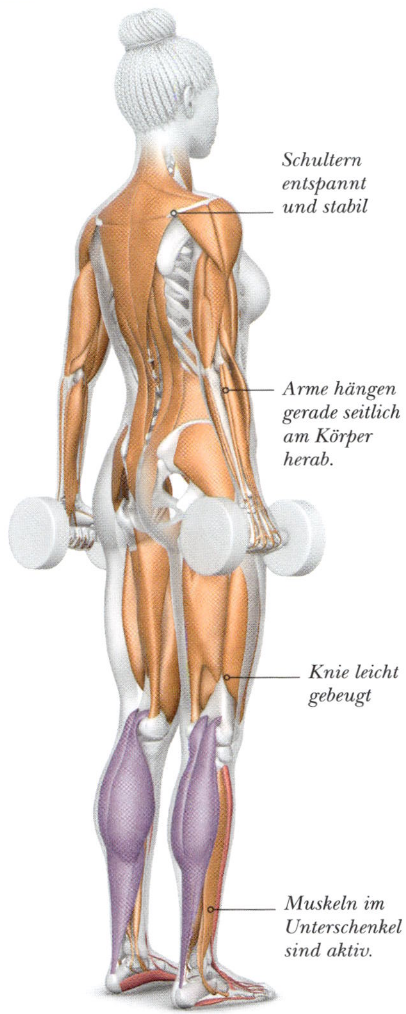

STUFE 2
Die Fersen langsam wieder absetzen, dabei das Gleichgewicht halten und auf eine korrekte Körperhaltung achten.

» VARIANTEN

Varianten können muskuläre Dysbalancen beheben, Sie steigern die Muskelausdauer und beugen Überlastungen wie Achillessehnenentzündungen vor. Sie fördern Kontrolle und Widerstandsfähigkeit der Unterschenkel.

LEGENDE
- Primäre Zielmuskeln

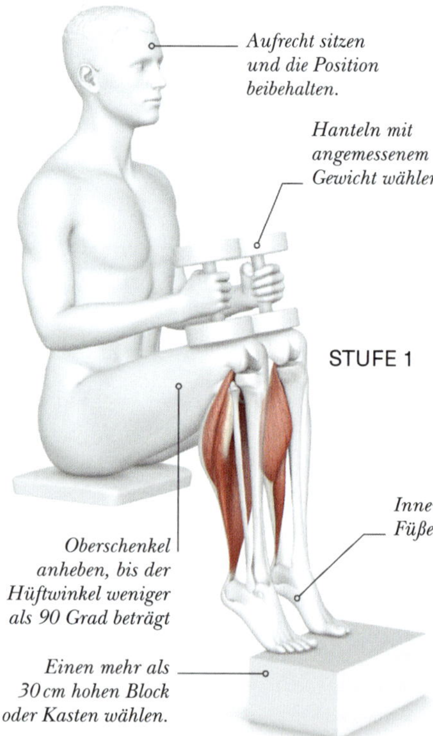

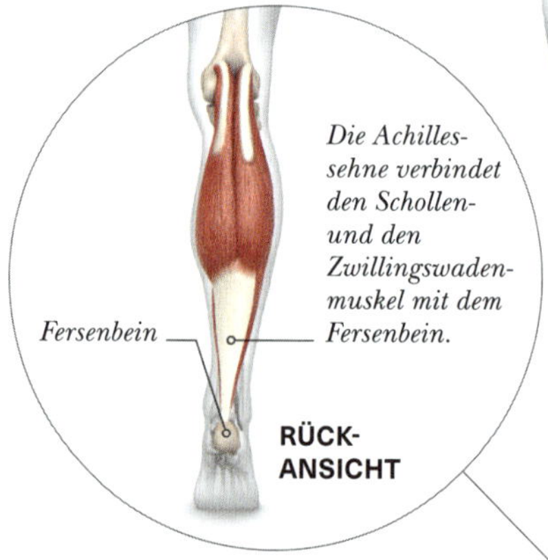

Achillessehne

Die Achillessehne ist wesentlich an der Plantarflexion beteiligt und trägt zur Elastizität des Fußes und zur Stoßdämpfung bei. Die beim Radfahren stark beanspruchte Sehne ist in der Lage, Zugkräfte von bis zu dem Zehnfachen des Körpergewichts zu absorbieren.

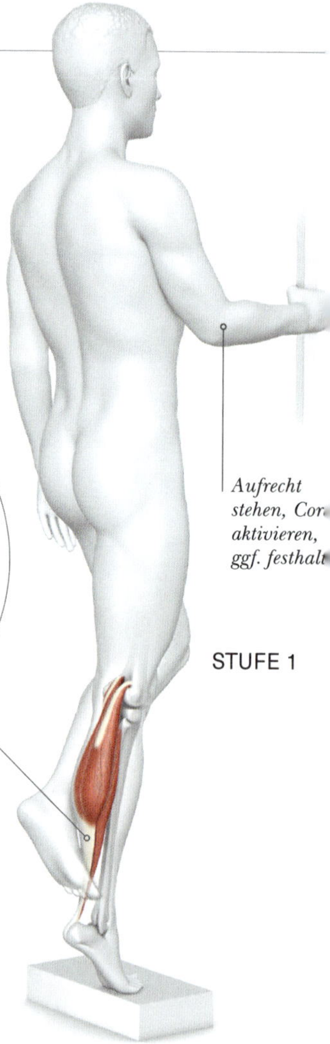

WADENHEBEN IM SITZEN

Die sitzende Variante trainiert den Schollenmuskel effektiver als den Zwillingswadenmuskel. Der wird durch die im Sitzen gebeugten Knie verkürzt wird, wodurch der Schollenmuskel stärker beansprucht wird.

VORBEREITUNG
Sitzen Sie aufrecht, die Füße hüftbreit geöffnet, die Fußballen auf einem Block oder Kasten positioniert. Halten Sie die Kurzhanteln auf den Knien.

STUFE 1
Mit dem Einatmen den Core aktivieren. Mit dem Ausatmen die Waden kontrahieren, um die Fersen zu heben. Dabei die Füße hoch und die Sprunggelenke nach vorn drücken.

STUFE 2
Mit dem Einatmen die Fersen langsam senken. Die Sprunggelenke müssen unter den Knien bleiben. Am untersten Punkt kurz halten, dann die Übung wiederholen.

WADENHEBEN EINBEINIG

Einbeiniges Wadenheben belastet die Wadenmuskulatur nur mit dem eigenen Körpergewicht. Achten Sie darauf, beide Beine gleichermaßen zu trainieren.

VORBEREITUNG
Stehen Sie aufrecht. Setzen Sie den Fußballen eines Fußes auf den Kasten und legen Sie das passive Bein um das aktive. Senken Sie die Ferse in die Ausgangsposition.

STUFE 1
Einatmen und den Core aktivieren. Mit dem Ausatmen die Ferse kraftvoll mit aktiven Wadenmuskeln anheben. Wenn nötig, an einer Stütze festhalten, um im Gleichgewicht zu bleiben.

STUFE 2
Einatmen und die Ferse langsam senken, dabei die Last auf der Fußinnenseite halten. Am untersten Punkt halten, dann die Übung wiederholen.

» Wadenübungen verbessern die Stabilität des Sprunggelenks, die Tritteffizienz und die Ausdauer der Unterschenkel. Radsportler profitieren durch gleichmäßigere Bewegungen und geringeres Verletzungsrisiko. «

BEINPRESSE MIT WADENHEBEN

Bei dieser Variante wird der Körper stabilisiert und die Wirbelsäule vollständig entlastet. Eine hervorragende Alternative für alle, die Wadenheben im Stehen als unangenehm oder instabil empfinden.

Dorsalflexion und Plantarflexion des Sprunggelenks

Die **Sprunggelenkmuskeln** ermöglichen die Dorsalflexion und die Plantarflexion. Zusammen mit der **Fußmuskulatur** stabilisieren sie den Gang und gewährleisten die gesunde Funktion von Fuß und Sprunggelenk. Gut trainierte **Zwillingswaden-, Schollen-** und weitere **Unterschenkelmuskeln** fördern gesunde Bewegungsmuster und beugen langfristig Verletzungen vor.

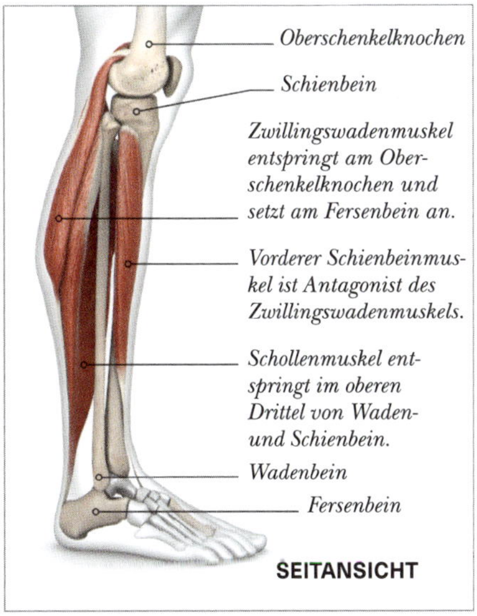

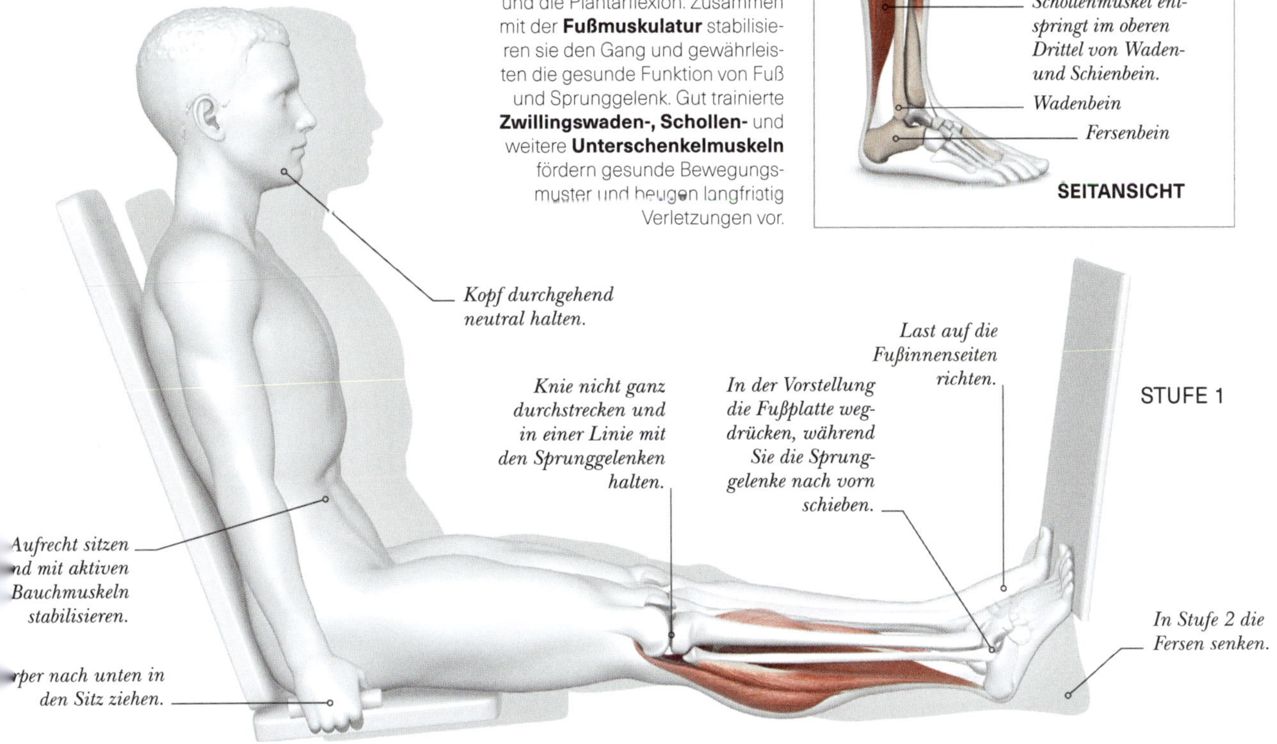

VORBEREITUNG
Stellen Sie das gewünschte Gewicht ein. Setzen Sie sich in das Gerät, platzieren Sie die Füße mit den Ballen hüftbreit auf der Platte, die Fersen gesenkt.

STUFE 1
Einatmen, den Core aktivieren und den Körper fest in den Sitz ziehen. Mit dem Ausatmen die Fußballen gegen die Platte drücken, um die Fersen zu heben.

STUFE 2
Einatmen und die Fersen langsam und kontrolliert wieder in die Ausgangsposition senken. Am untersten Punkt kurz halten, dann die Übung wiederholen.

BOX JUMP

Der Box Jump entwickelt Unterkörperkraft, Schnelligkeit und Koordination. Er zielt auf die Gesäßmuskeln, Quadrizepse, Oberschenkelrückseiten und Waden. Radsportler verbessern damit ihre Sprintleistung, den explosiven Pedaltritt und die muskuläre Reaktivität – Fähigkeiten, die besonders bei Beschleunigungen, Angriffen und Rennstarts von Vorteil sind.

Die Übung stärkt die Elastizität von Muskeln, Sehnen und Bändern der Beine und verbessert die Fähigkeit von Gesäßmuskeln, Quadrizepsen, Waden und Hüftabduktoren, Energie zu speichern und wieder freizusetzen. Beim Abstoßen und Landen sollten die Knie 45 Grad gebeugt sein. Verwenden Sie eine 30 cm hohe Box und führen Sie 3 Sätze à 10–12 Wdh. aus. Zur Steigerung erhöhen Sie die Box und senken die Anzahl der Wdh. auf 6–8.

STUFE 2
Die Beine explosiv durchdrücken, Sprunggelenke, Knie und Hüften vollständig strecken, um nach oben und vorn auf die Box zu springen. Gleichzeitig die Arme nach vorn und oben werfen, um den Schwung zu verstärken.

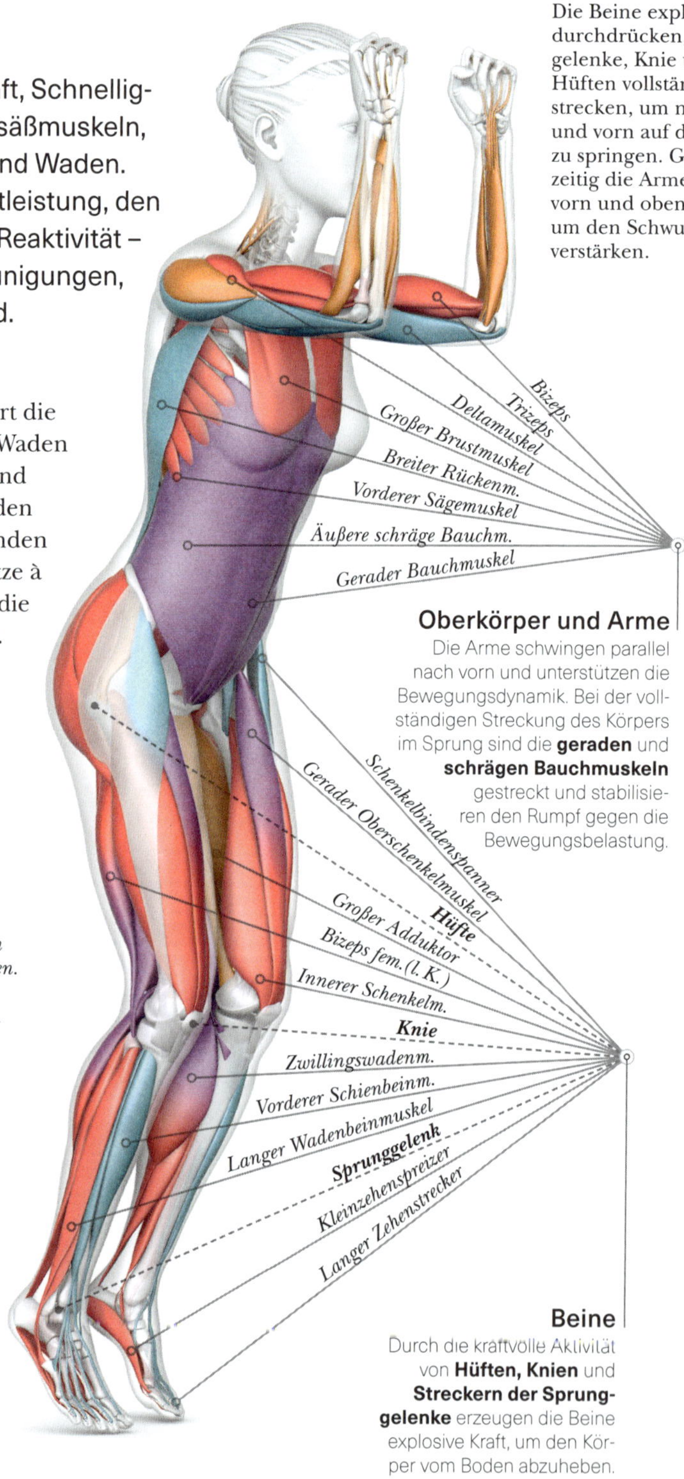

Oberkörper und Arme
Die Arme schwingen parallel nach vorn und unterstützen die Bewegungsdynamik. Bei der vollständigen Streckung des Körpers im Sprung sind die **geraden** und **schrägen Bauchmuskeln** gestreckt und stabilisieren den Rumpf gegen die Bewegungsbelastung.

Beine
Durch die kraftvolle Aktivität von **Hüften, Knien** und **Streckern der Sprunggelenke** erzeugen die Beine explosive Kraft, um den Körper vom Boden abzuheben.

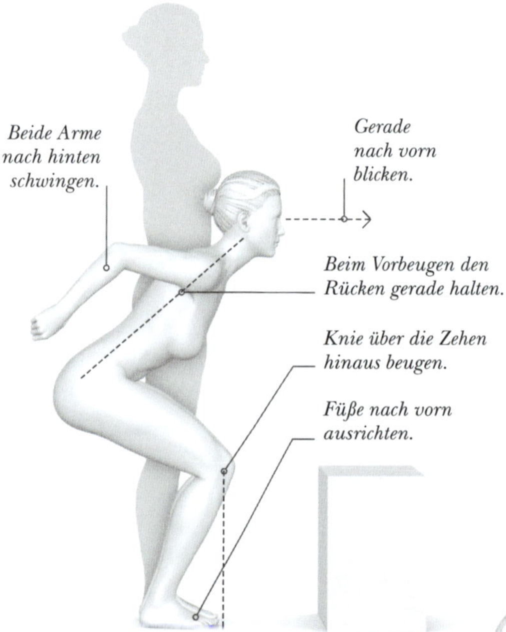

VORBEREITUNG/STUFE 1
Stehen Sie vor der Box, die Füße hüftbreit geöffnet, die Arme hängen entspannt an den Seiten. Beugen Sie die Knie, um den Sprung vorzubereiten, und ziehen Sie die Ellbogen nach hinten, bevor Sie die Arme nach vorn schnellen lassen.

STUFE 3
Zum Aufkommen die Knie ausreichend heben, um über die Kante zu kommen. Sanft landen und die Knie 45 Grad beugen, um den Aufprall abzufedern.

LEGENDE

- *Gelenke*
- *Muskeln*
- Verkürzt sich unter Spannung
- Verlängert sich unter Spannung
- Verlängert sich ohne Spannung (Dehnen)
- Haltend-statisch

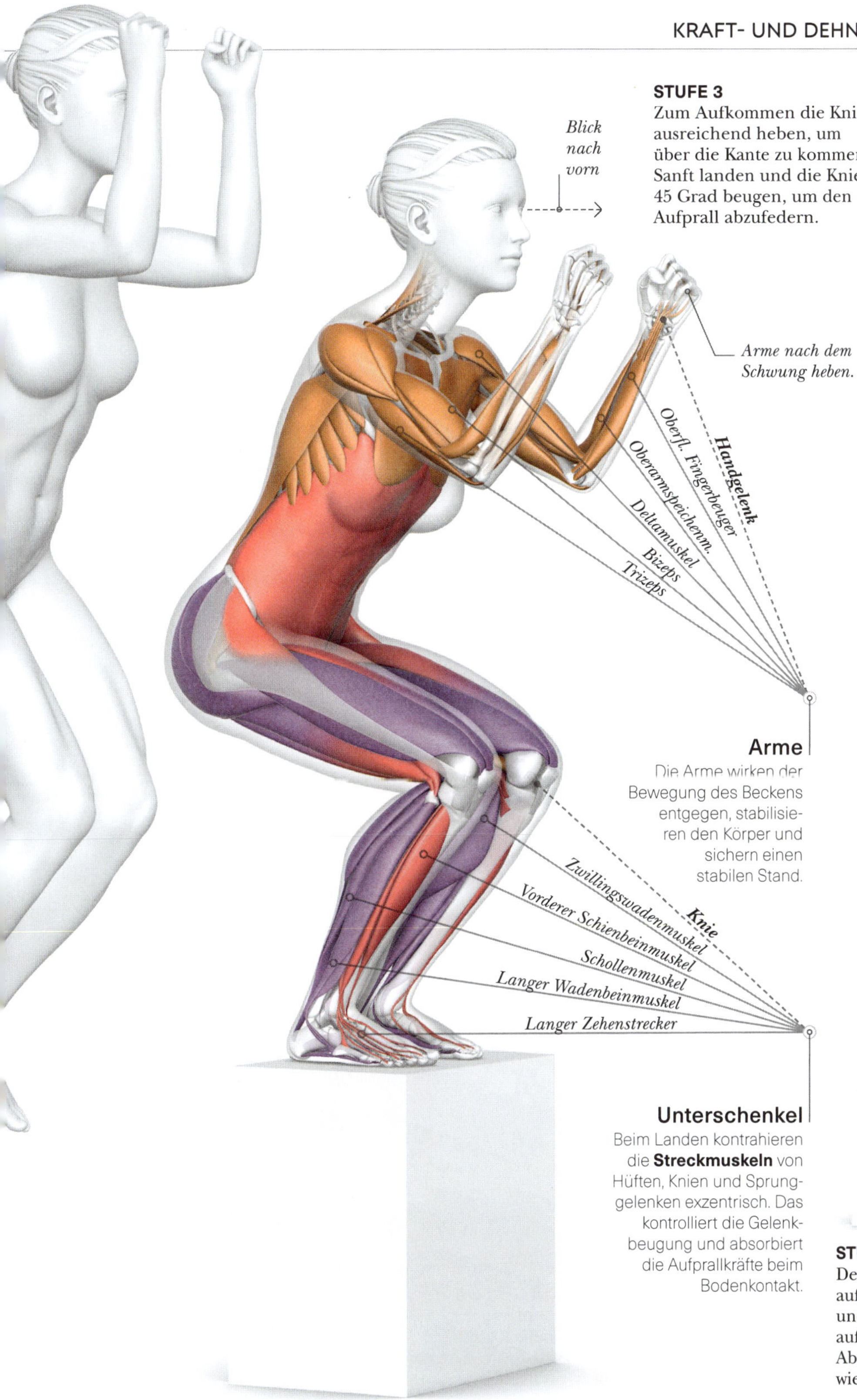

Arme

Die Arme wirken der Bewegung des Beckens entgegen, stabilisieren den Körper und sichern einen stabilen Stand.

Unterschenkel

Beim Landen kontrahieren die **Streckmuskeln** von Hüften, Knien und Sprunggelenken exzentrisch. Das kontrolliert die Gelenkbeugung und absorbiert die Aufprallkräfte beim Bodenkontakt.

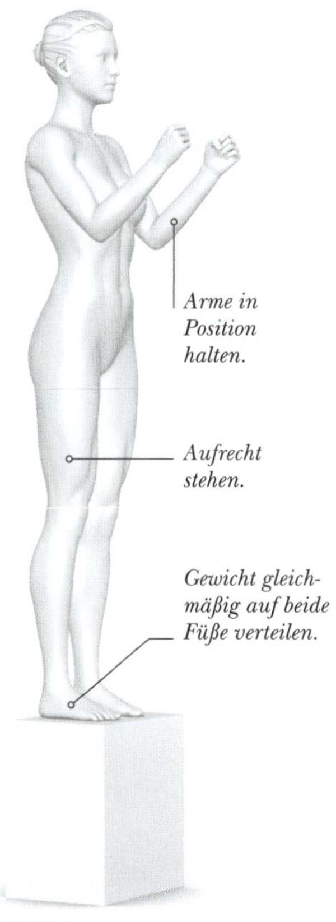

STUFE 4
Den Körper durch Druck auf Sprunggelenke, Knie und Hüften strecken, bis Sie aufrecht auf der Box stehen. Absteigen und die Übung wiederholen.

» VARIANTEN

Box Jump-Varianten verbessern explosive Beinkraft, neuromuskuläre Koordination und reaktive Stärke. Unterschiedliche Sprungarten trainieren gezielt spezifische Bewegungsmuster, verbessern Gleichgewicht und Symmetrie und simulieren Rennanforderungen wie Sprints oder plötzliche Beschleunigungen. Zudem beheben diese Varianten Kraftdysbalancen, stabilisieren die Gelenke und erhöhen die Ermüdungsresilienz – ein Beitrag zu effizienterem, kraftvollerem Pedalieren.

Box Jump einbeinig

Der einbeinige Box Jump ist eine plyometrische Übung, die explosive Kraft, Gleichgewicht und Koordination in jedem Bein einzeln entwickelt. Sie trainiert Gesäßmuskeln, Quadrizepse, hintere Oberschenkelmuskulatur und Waden. Der Core wird zur Stabilisierung aktiviert.

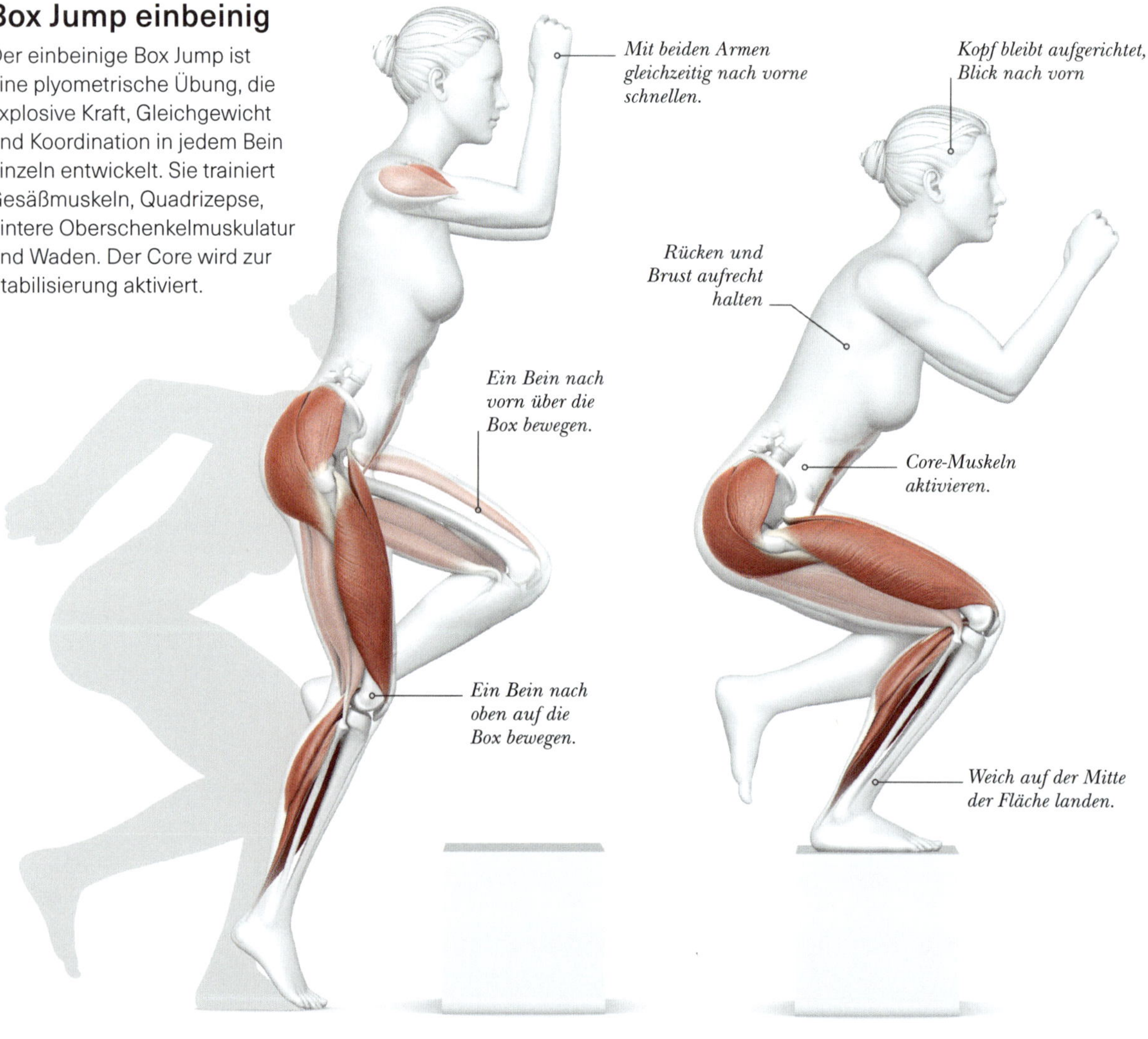

VORBEREITUNG
Stehen Sie auf einem Bein vor einer stabilen Box, das Knie leicht gebeugt, die Arme sind schwungbereit.

STUFE 1
Die Arme nach vorn schwingen und über Druck auf das Standbein explosiv nach oben auf die Box springen, dabei das Gleichgewicht halten.

STUFE 2
Sanft auf demselben Bein landen, das Knie leicht gebeugt. Auf Körperkontrolle und Stabilität achten. Vorsichtig absteigen.

Sprung von der Box

Die auch Tiefensprung genannte plyometrische Übung verbessert die reaktive Kraft, die Landekontrolle und die Explosivkraft. Man steigt von einer Box, kommt weich auf und springt unmittelbar nach dem Bodenkontakt in die Höhe oder nach vorn. Trainiert werden primär Gesäßmuskeln, Quadrizepse, hintere Oberschenkelmuskulatur und Waden. Der Core wird zur Stabilisierung stark aktiviert.

»Box Jump-Varianten entwickeln explosive Beinkraft, Gleichgewicht und neuromuskuläre Kontrolle.«

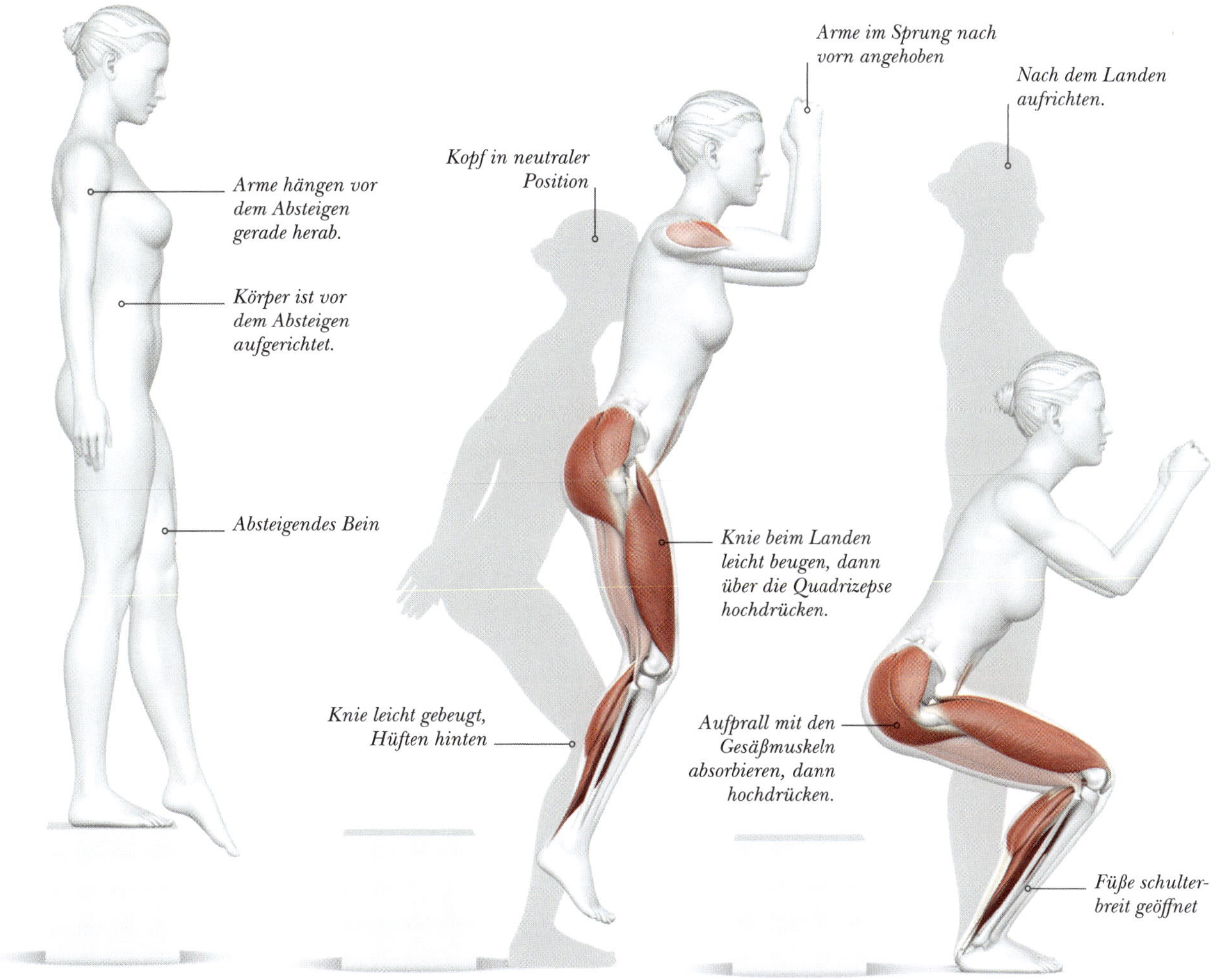

VORBEREITUNG
Stehen Sie auf der Box, die Arme hängen seitlich. Strecken Sie ein Bein vor, um das Absteigen vorzubereiten.

STUFE 1
Absteigen, weich landen und sofort explosiv nach oben oder vorn springen. Den Bodenkontakt möglichst kurz halten.

STUFE 2
Mit schulterbreit geöffneten Füßen in geringem Abstand zur Box landen, dann aufrichten.

KLIMMZUG

Klimmzüge stärken die oberen Rückenmuskeln, die Bizepse und die Schultermuskeln, die die Haltung stützen, den Lenker kontrollieren und bei langen Fahrten und anspruchsvollem Gelände den Oberkörper stabilisieren. Regelmäßiges Training verbessert die Muskelausdauer und baut gleichmäßige Kraft auf, die auch im Alltag nützlich ist.

Klimmzüge verbessern das Kraft-zu-Gewicht-Verhältnis, das im Radsport besonders beim Klettern und Sprinten entscheidend ist. Indem sie den Oberkörper stärken, verbessern sie Haltung, Fahrradkontrolle und Stabilität. Ein gutes Kraft-zu-Gewicht-Verhältnis ermöglicht auch ein effizienteres, weniger ermüdendes Fahren bei langen oder anspruchsvollen Belastungen. Beginnen Sie mit 4 Sätzen à 6–8 Wdh.

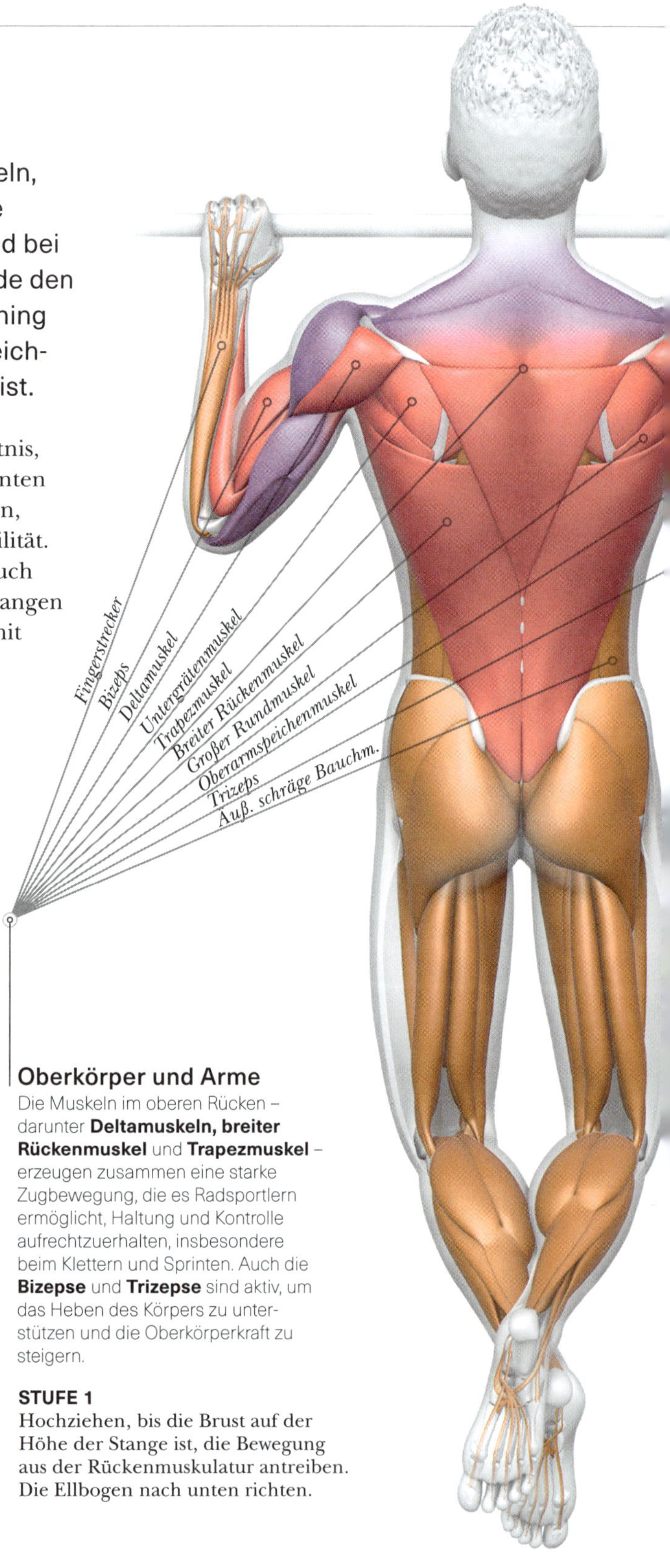

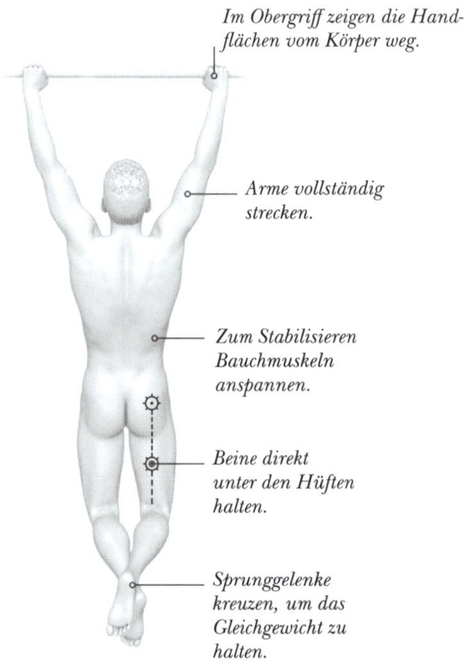

Oberkörper und Arme

Die Muskeln im oberen Rücken – darunter **Deltamuskeln, breiter Rückenmuskel** und **Trapezmuskel** – erzeugen zusammen eine starke Zugbewegung, die es Radsportlern ermöglicht, Haltung und Kontrolle aufrechtzuerhalten, insbesondere beim Klettern und Sprinten. Auch die **Bizepse** und **Trizepse** sind aktiv, um das Heben des Körpers zu unterstützen und die Oberkörperkraft zu steigern.

VORBEREITUNG
Hängen Sie sich an die Klimmzugstange, die Hände mehr als schulterbreit geöffnet. Aktivieren Sie den Core, lehnen Sie den Oberkörper leicht nach hinten und heben Sie die Brust.

STUFE 1
Hochziehen, bis die Brust auf der Höhe der Stange ist, die Bewegung aus der Rückenmuskulatur antreiben. Die Ellbogen nach unten richten.

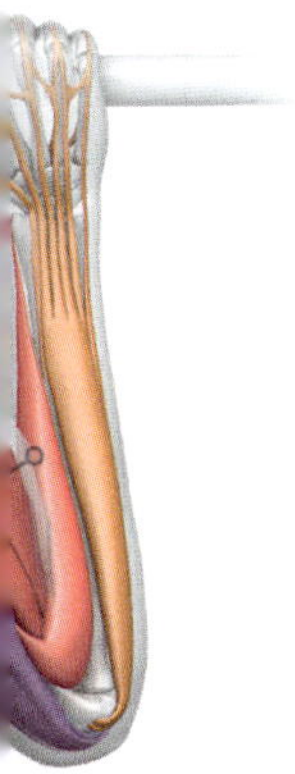

LEGENDE

●-- *Gelenke*

○— *Muskeln*

- Verkürzt sich unter Spannung
- Verlängert sich unter Spannung
- Verlängert sich ohne Spannung
- Haltend-statisch

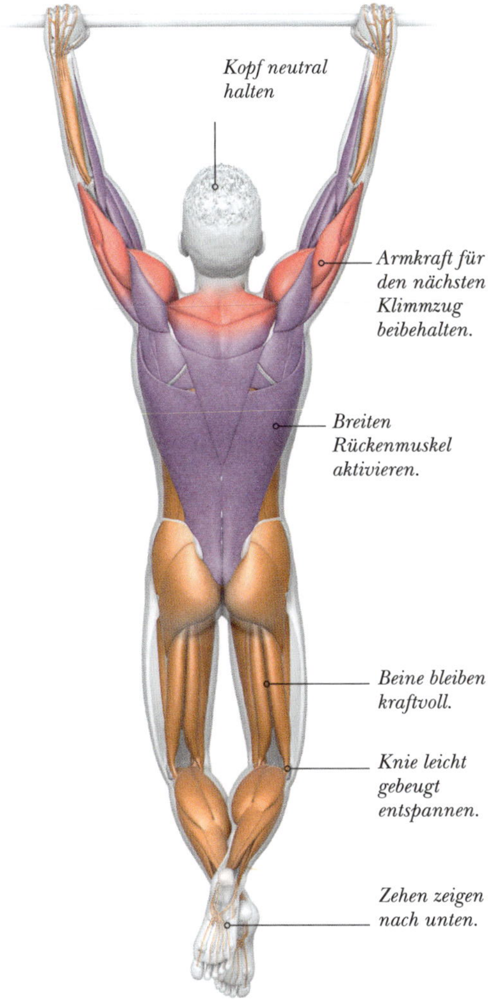

VARIANTE: IM UNTERGRIFF

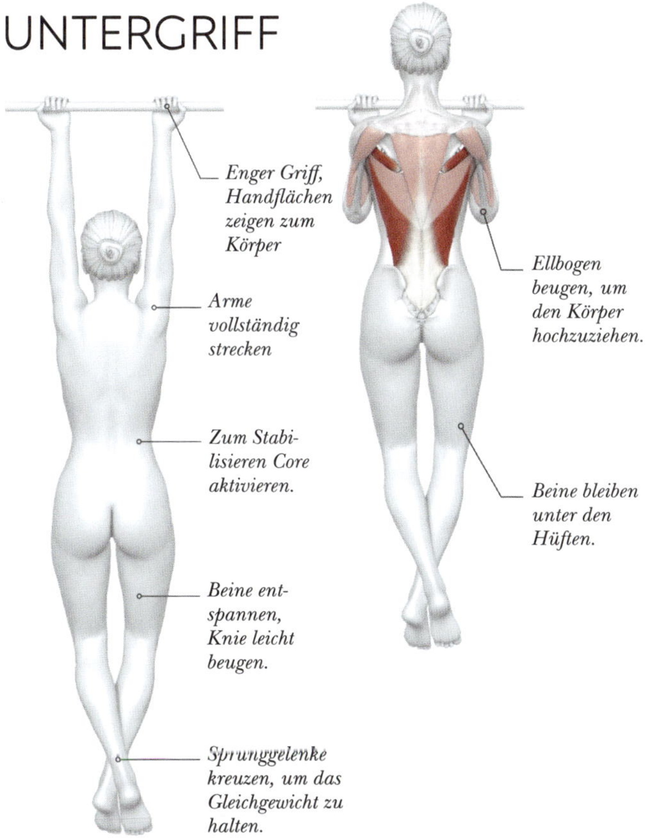

VORBEREITUNG
Hängen Sie sich an die Stange, die Hände schulterbreit, die Füße gekreuzt. Aktivieren Sie den Core, um den Körper zu stabilisieren.

STUFE 1
Ausatmen und die Ellbogen beugen, um sich hochzuziehen, bis sich das Kinn über der Stange befindet. Zur Steigerung halten Sie diese Position 1–2 Sekunden.

STUFE 2
Einatmen und die Ellbogen langsam strecken, um den Körper abzusenken, dabei nicht ins Schwingen kommen. Stufe 1 und 2 wiederholen.

STUFE 2
Kontrolliert bis zur vollständigen Armstreckung senken. Spüren, wie sich der breite Rückenmuskel streckt, und ihn auf den nächsten Klimmzug vorbereiten.

LIEGESTÜTZ

Die Ganzkörperübung stärkt alle Oberkörpermuskeln, die für die Leistung beim Radfahren von Bedeutung sind. Dazu gehören die Brustmuskeln, die Deltamuskeln und die Trizepse. Sie tragen zur Lenkerkontrolle und zu einer guten Haltung bei. Der vordere Sägemuskel und die Bauchmuskeln stabilisieren den Core, während die Beinmuskeln den Körper in Bewegung stabilisieren und die allgemeine Kontrolle und Balance auf dem Fahrrad stützen.

Der Liegestütz erfordert den Einsatz des gesamten Körpers. Kontrolle und eine korrekte Haltung sind bei der Ausführung der Übung entscheidend. Senken Sie sich kontrolliert ab – lassen Sie sich nicht fallen. Die Bauchmuskulatur muss die gesamte Übung hindurch aktiviert bleiben. Einsteiger beginnen am besten mit 4 Sätzen à 5–6 Wdh.

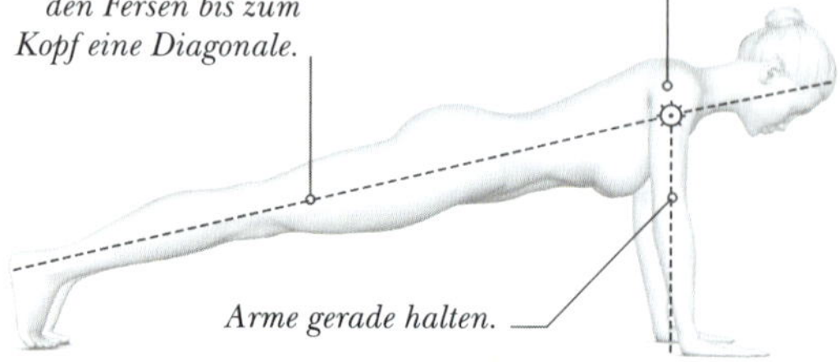

VORBEREITUNG
Gehen Sie in die Plank-Position. Achten Sie darauf, dass Ihr Becken mit dem Körper eine gerade Linie bildet, der Nacken neutral ist und die Hände etwas mehr als schulterbreit stehen. Ziehen Sie die Schultern nach hinten und unten und aktivieren Sie den Core vollständig. Die Zehen sind aufgestellt und die Fersen nach hinten gestreckt.

Vorsicht

Achten Sie darauf, dass Ihre Bauchmuskulatur die ganze Übung hindurch aktiv bleibt, damit die Wirbelsäule nicht durchhängt und Druck auf den unteren Rücken und die Gelenke ausübt.

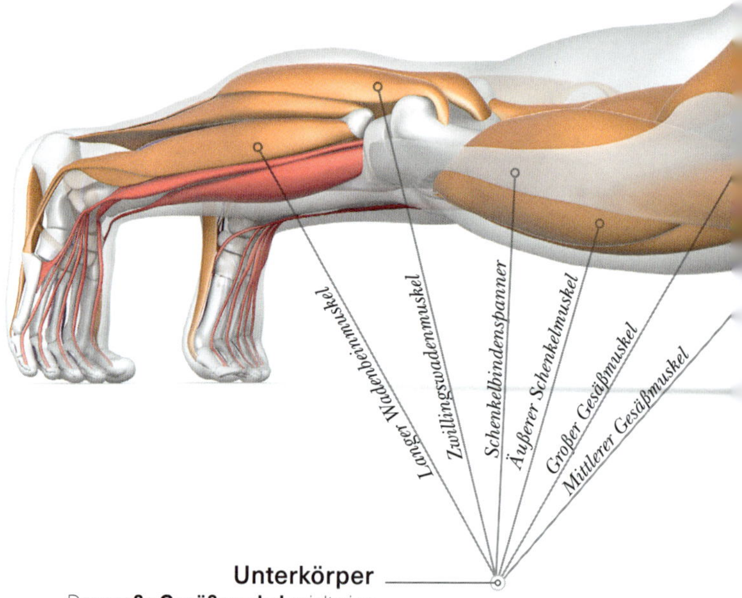

LEGENDE
- Gelenke
- Muskeln
- Verkürzt sich unter Spannung
- Verlängert sich unter Spannung
- Verlängert sich ohne Spannung
- Haltend-statisch

Unterkörper

Der **große Gesäßmuskel** spielt eine zentrale Rolle bei der Hüftstabilisierung, da er verhindert, dass die Hüfte nach vorn kippt und die Ausrichtung der Wirbelsäule beeinträchtigt. Der **gerade Oberschenkelmuskel,** Teil des **Quadrizeps,** hält isometrisch.

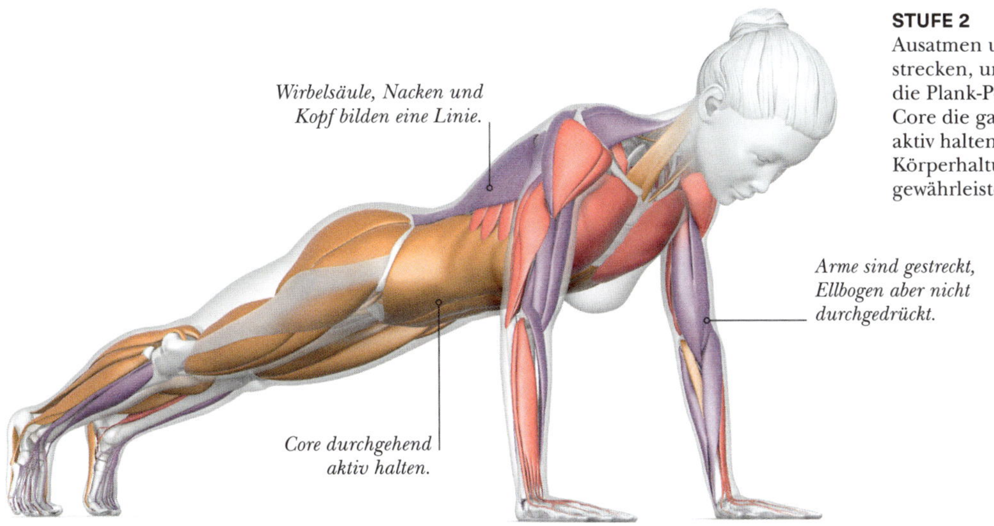

STUFE 2
Ausatmen und die Ellbogen langsam strecken, um den Körper wieder in die Plank-Position zu heben. Den Core die ganze Übung hindurch aktiv halten, um eine korrekte Körperhaltung und Stabilität zu gewährleisten.

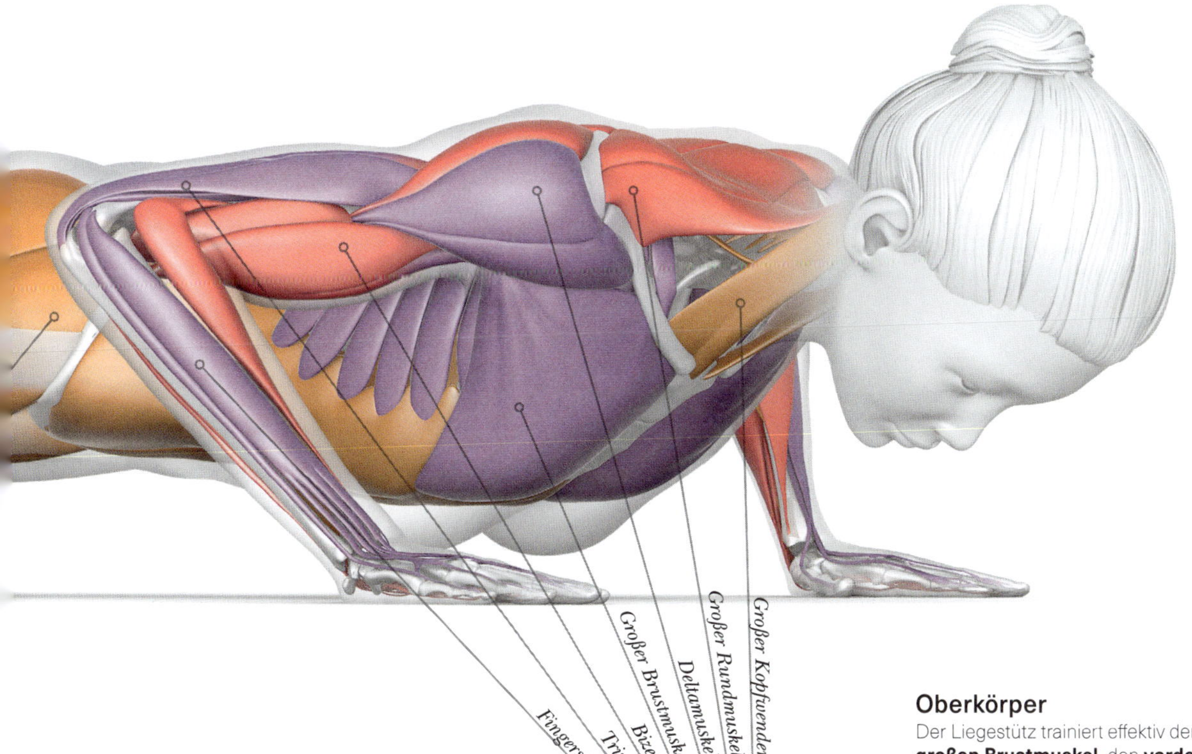

STUFE 1
Tief einatmen, dabei den Bauch noch weiter einziehen und den Core noch stärker aktivieren. Das Körpergewicht nach vorn auf die Hände verlagern. Mit flachem Rücken den Körper langsam fast bis zum Boden absenken, dabei die Ellbogen leicht nach hinten beugen. Beim Absenken ausatmen, dann einatmen. Die Wirbelsäule durchgehend gerade halten.

Oberkörper

Der Liegestütz trainiert effektiv den **großen Brustmuskel,** den **vorderen Sägemuskel** unter dem Schulterblatt und die **Deltamuskeln** in den Schultern. Die **Trizepse** sind eine wichtige sekundäre Muskelgruppe, da sie die Ellbogen strecken und beugen. Auch die **Core-Muskeln** sind aktiv beteiligt, weil sie die Wirbelsäule in neutraler Haltung stabilisieren.

KURZHANTEL-RUDERN VORGEBEUGT

Die Mehrgelenksübung für den Oberkörper trainiert den breiten Rückenmuskel, Rauten-, Trapez- und hintere Deltamuskeln sowie sekundär Bizeps und Core-Muskeln. Aus der Hüfte vorgebeugt, ziehen Sie bei geradem Rücken die Hantel zum Oberkörper. Das stärkt den oberen Rücken, verbessert die Körperhaltung und stabilisiert die Schulterblätter.

Der Hanteleinsatz erlaubt Übungsvarianten. Sie können einarmig rudern und Knie und Hand der anderen Körperseite auf einer Bank abstützen oder mit beiden Füßen auf dem Boden stehen, Knie leicht gebeugt, und sich mit geradem Rücken aus der Hüfte 90 Grad vorbeugen. Diese Variante beansprucht die Core-Muskeln stärker und erfordert mehr Haltungskontrolle. Zur Steigerung halten Sie die Hanteln 1–2 Sekunden oben und pressen die Schulterblätter zusammen. Absolvieren Sie 3 Sätze à 8–10 Wdh. pro Seite.

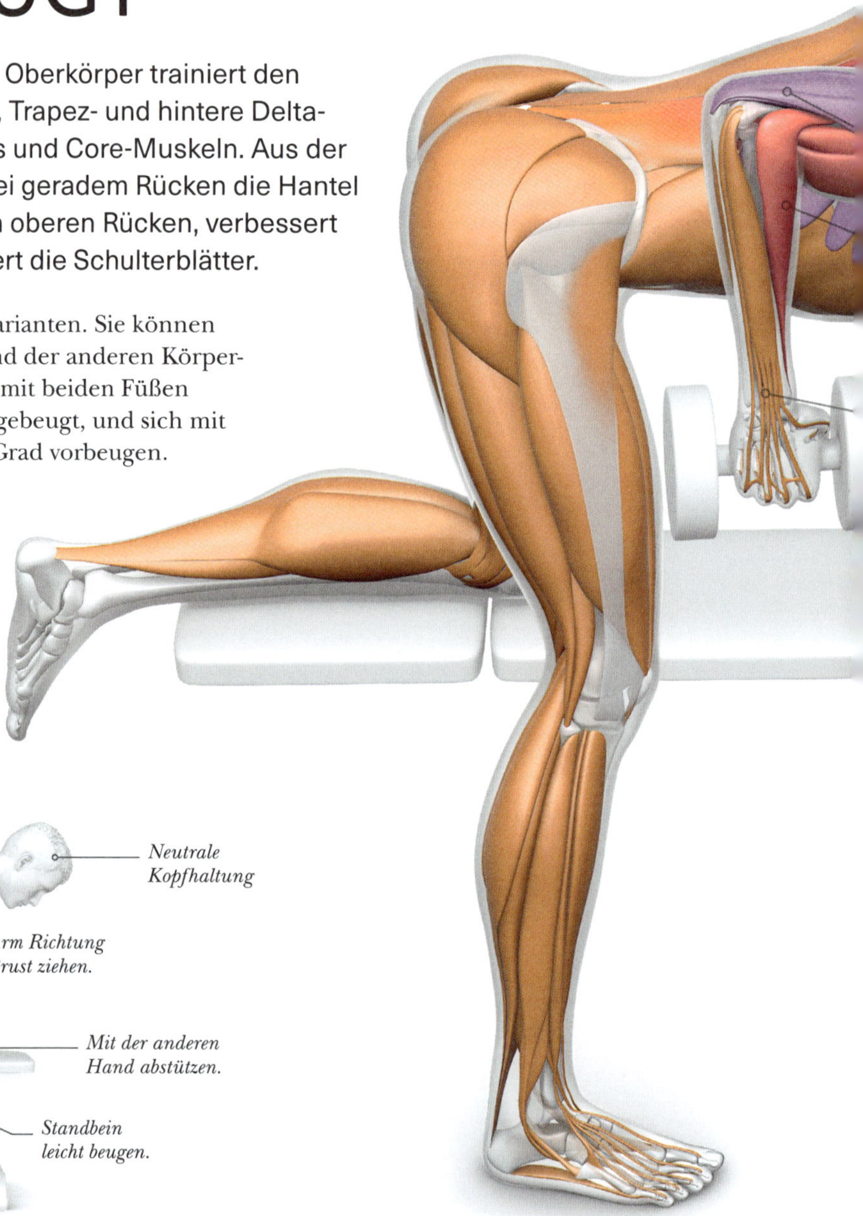

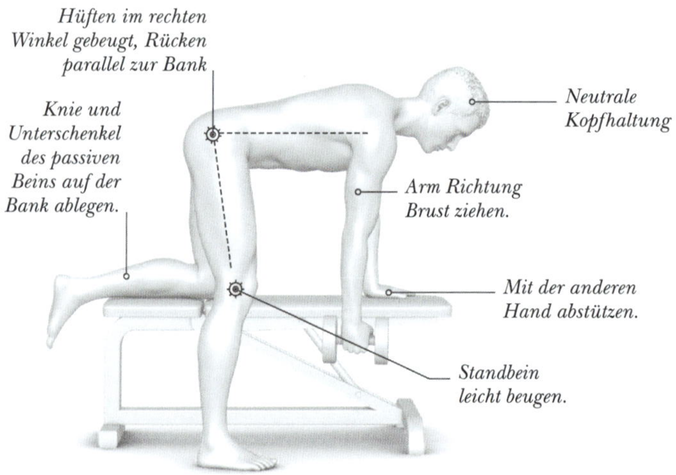

VORBEREITUNG
Der eine Unterschenkel wird auf der Bank abgelegt, das Standbein gerade unter der Hüfte positioniert. Beugen Sie sich vor, bis der Rücken parallel zur Bank steht. Einatmen und Core anspannen.

STUFE 1
Mit dem Ausatmen das Schulterblatt nach hinten ziehen und den Arm kraftvoll anheben, dabei den Ellbogen in einem Winkel von 30–75 Grad beugen. Die Veränderung des Winkels ändert die Muskelbelastung.

»Kurzhantel-Rudern vorgebeugt sorgt für Kraft und Stabilität in Oberkörper und Core. Beides ist für Kontrolle und gute Haltung im Radsport unentbehrlich.«

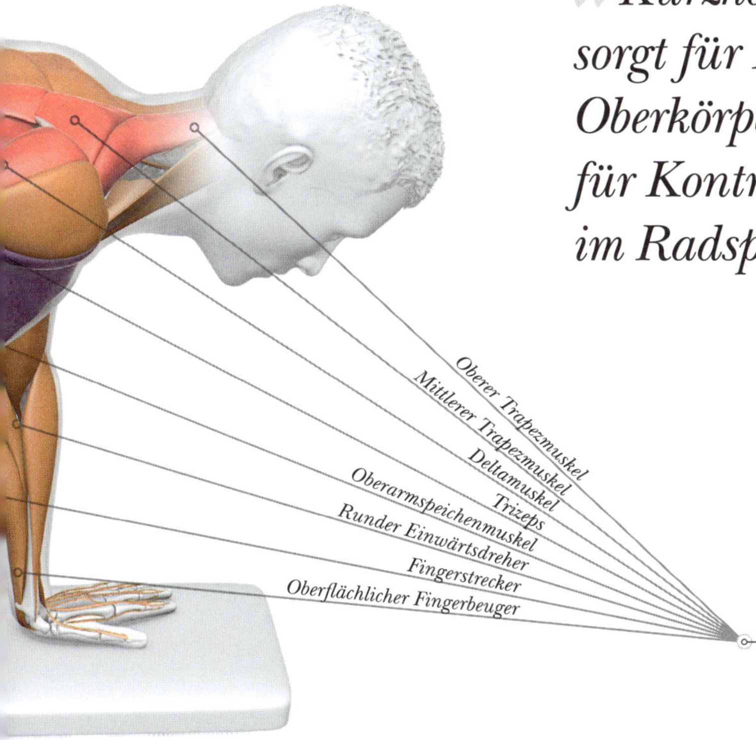

Oberkörper

Der **breite Rückenmuskel** zieht als Hauptakteur den Arm durch Schulterstreckung nach hinten. Die **Rauten-** und **Trapezmuskeln** ziehen die Schulterblätter zurück und stabilisieren sie, während die **hinteren Deltamuskeln** das Zurückziehen der Arme unterstützen. **Bizeps** und **Oberarmmuskel** beugen die Ellbogen, um die Hanteln anzuheben. Die **Rückenstrecker** halten die Wirbelsäule gerade, um die Haltung zu stabilisieren, und die Core-Muskeln – **gerader, schräge** und **querer Bauchmuskel** – stabilisieren den Rumpf.

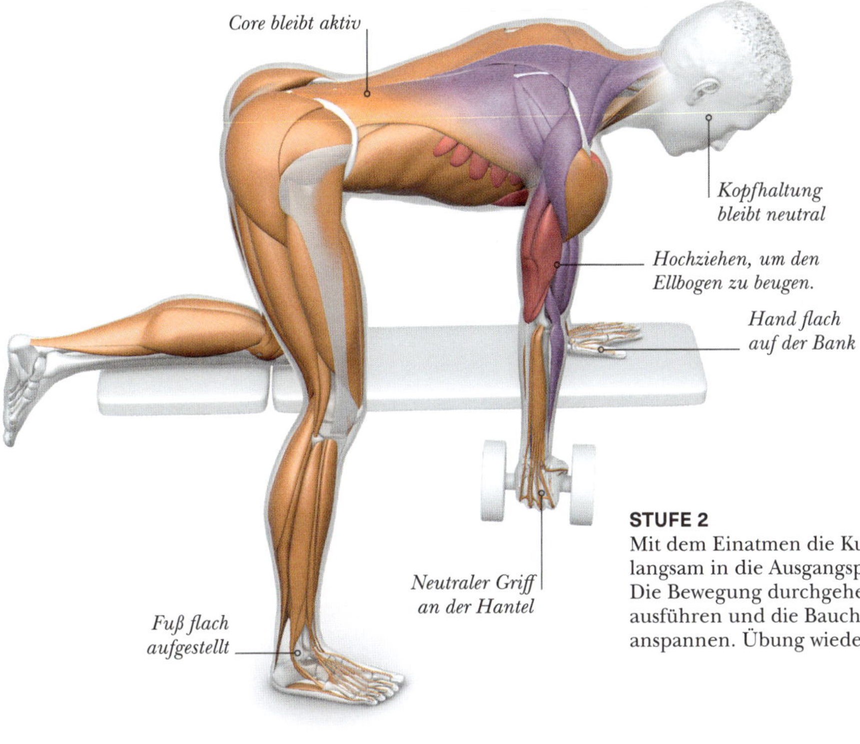

LEGENDE

- *Gelenke*
- *Muskeln*
- Verkürzt sich unter Spannung
- Verlängert sich unter Spannung
- Verlängert sich ohne Spannung
- Haltend-statisch

STUFE 2

Mit dem Einatmen die Kurzhantel langsam in die Ausgangsposition senken. Die Bewegung durchgehend kontrolliert ausführen und die Bauchmuskeln anspannen. Übung wiederholen.

SCHULTER-DRÜCKEN MIT KURZHANTELN

Schulterdrücken ist für Radsportler äußerst nützlich, da es die Deltamuskeln und die Trizepse stärkt. Das verbessert die Oberkörperstabilität, die Lenkerkontrolle und die Fähigkeit, bei längeren Fahrten und technischen Passagen in der Haltung stabil zu bleiben.

Die Übung stärkt den Oberkörper, speziell Schultern und Arme. Kräftige Deltamuskeln und Trizepse verbessern die Lenkerkontrolle, die Körperhaltung und die Ermüdungsresistenz, sodass Radsportler Stabilität, Effizienz und Ausdauer auf unterschiedlichem Gelände und über lange Strecken aufrechterhalten können. Absolvieren Sie 4 Sätze à 8–10 Wdh.

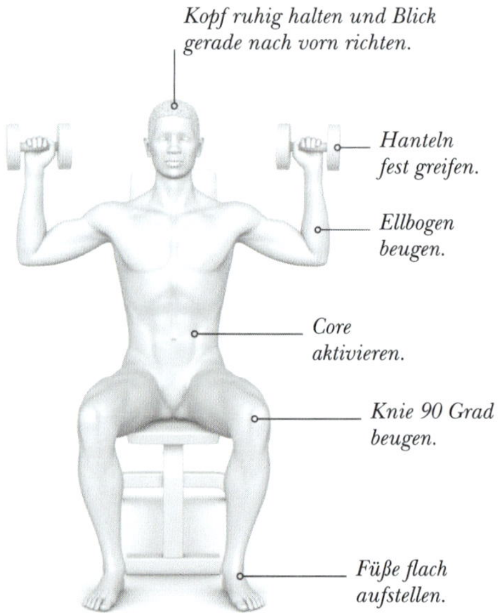

VORBEREITUNG
Setzen Sie sich auf die Kante einer Bank und halten Sie die Hanteln auf Schulterhöhe, die Handflächen zeigen nach vorn. Die Füße stehen etwas mehr als schulterbreit fest auf dem Boden, die Knie sind leicht gebeugt. Atmen Sie ein.

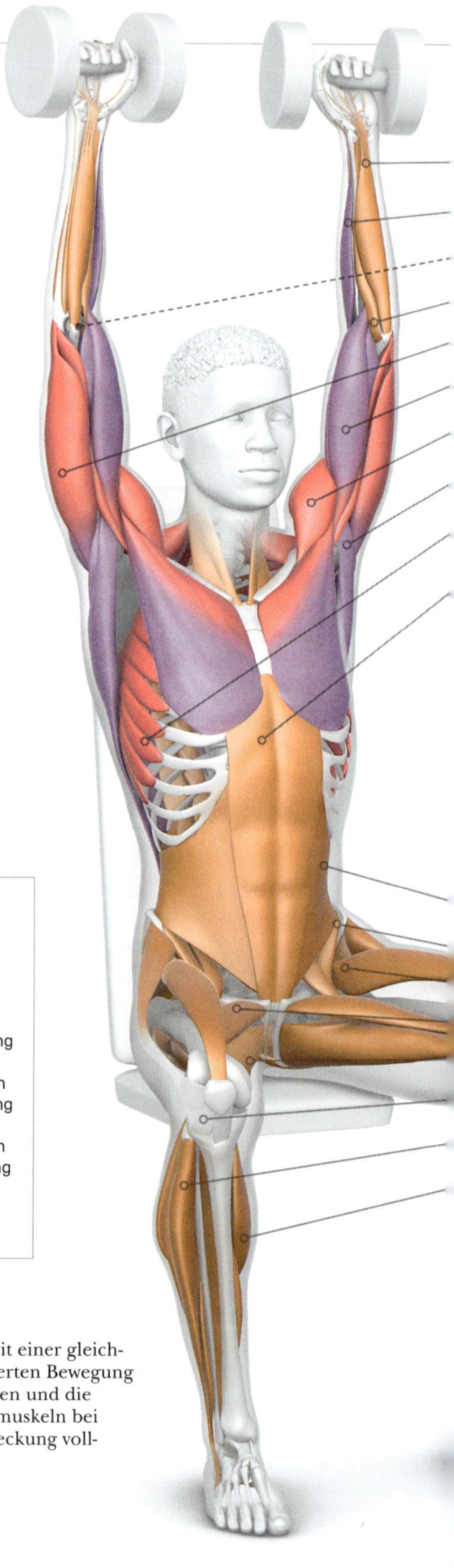

LEGENDE
- •-- *Gelenke*
- o— *Muskeln*
- Verkürzt sich unter Spannung
- Verlängert sich unter Spannung
- Verlängert sich ohne Spannung
- Haltend-statisch

STUFE 1
Die Kurzhanteln mit einer gleichmäßigen, kontrollierten Bewegung über den Kopf heben und die Schulter- und Armmuskeln bei kompletter Armstreckung vollständig aktivieren.

Tiefer Fingerbeuger
Oberarmspeichenmuskel
Ellbogen
Runder Einwärtsdreher
Trizeps
Bizeps
Deltamuskel
Breiter Rückenmuskel
Vorderer Sägemuskel
Gerader Bauchmuskel

Oberkörper

Die **Deltamuskeln** sind primär an der Bewegung beteiligt. Die **Trizepse** strecken die Ellbogen und unterstützen das Heben. Die **Unterarmmuskeln** sorgen für einen festen Griff und stabilisieren die Handgelenke, wenn Sie die Gewichte über dem Kopf halten.

Querer Bauchmuskel
Darmbeinmuskel
Gerader Oberschenkelmuskel
Langer Adduktor
Großer Adduktor
Schlanker Muskel
Langer Wadenbeinmuskel
Zwillingswadenmuskel

Unterkörper

Aktive **Core-Muskeln** stabilisieren den Rumpf und das Becken. Die **Unterkörpermuskeln** einschließlich der **Quadrizepse** unterstützen die Hebebewegung des Oberkörpers. Die **Wadenmuskeln** stabilisieren den Körper während des Hebens der Hanteln.

Vorsicht

Schulterdrücken birgt Verletzungsrisiken: Eine falsche Technik oder zu schwere Gewichte können zu Überlastungen führen. Ruhig und kontrolliert vorgehen.

»Kraft im Oberkörper, Stabilität im Unterkörper: Schulterdrücken schult Streckbewegungen.«

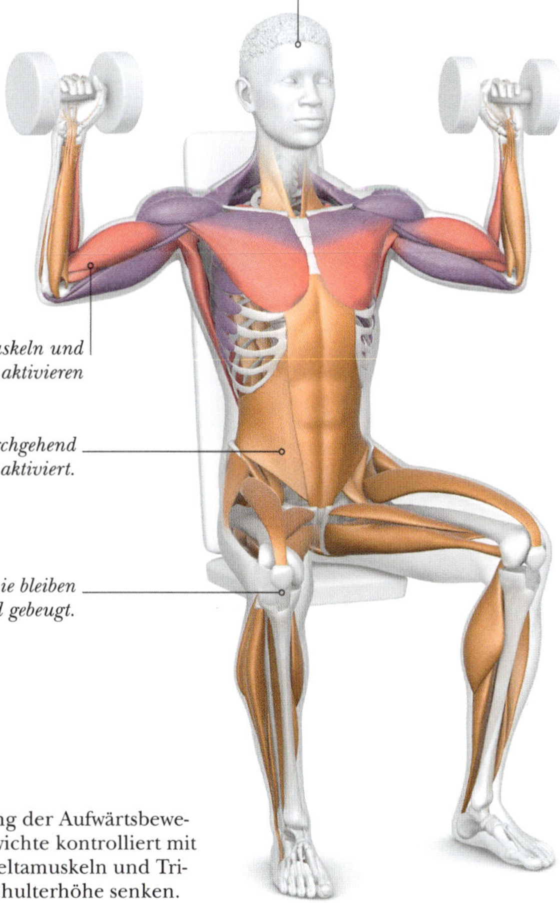

STUFE 2
In Umkehrung der Aufwärtsbewegung die Gewichte kontrolliert mit aktivierten Deltamuskeln und Trizepsen auf Schulterhöhe senken.

PLANK MIT SCHULTER-TAPS

Die Übung stabilisiert den Core und den unteren Rücken, gleichzeitig aktiviert sie Schultern, Brust und Gesäß. Sie verbessert die Körperhaltung beim Radfahren, steigert die Core-Ausdauer und verbessert die Kontrolle über das Fahrrad.

Nehmen Sie die Plank-Position ein, die Arme gestreckt, die Hände direkt unter den Schultern. Der Körper ist gerade, der Core fest angespannt. Eine Hand tippt auf die gegenüberliegende Schulter, dann die Seite wechseln. Halten Sie die Hüften stabil, ohne sie zu drehen. Muskeln, die Rotationen entgegenwirken, werden gekräftigt und halten den Körper bei einseitigen Bewegungen im Gleichgewicht und korrekt ausgerichtet. Der gerade, die schrägen und der quere Bauchmuskel sorgen für Rumpfstabilität. Deltamuskeln, Trizepse und Brustmuskeln unterstützen Schultern und Arme. Gesäßmuskeln und Quadrizepse stabilisieren den Unterkörper. Die Ganzkörperübung baut Kraft, Kontrolle und Ausdauer auf. Absolvieren Sie 3 Sätze à 6–8 Wdh. pro Seite.

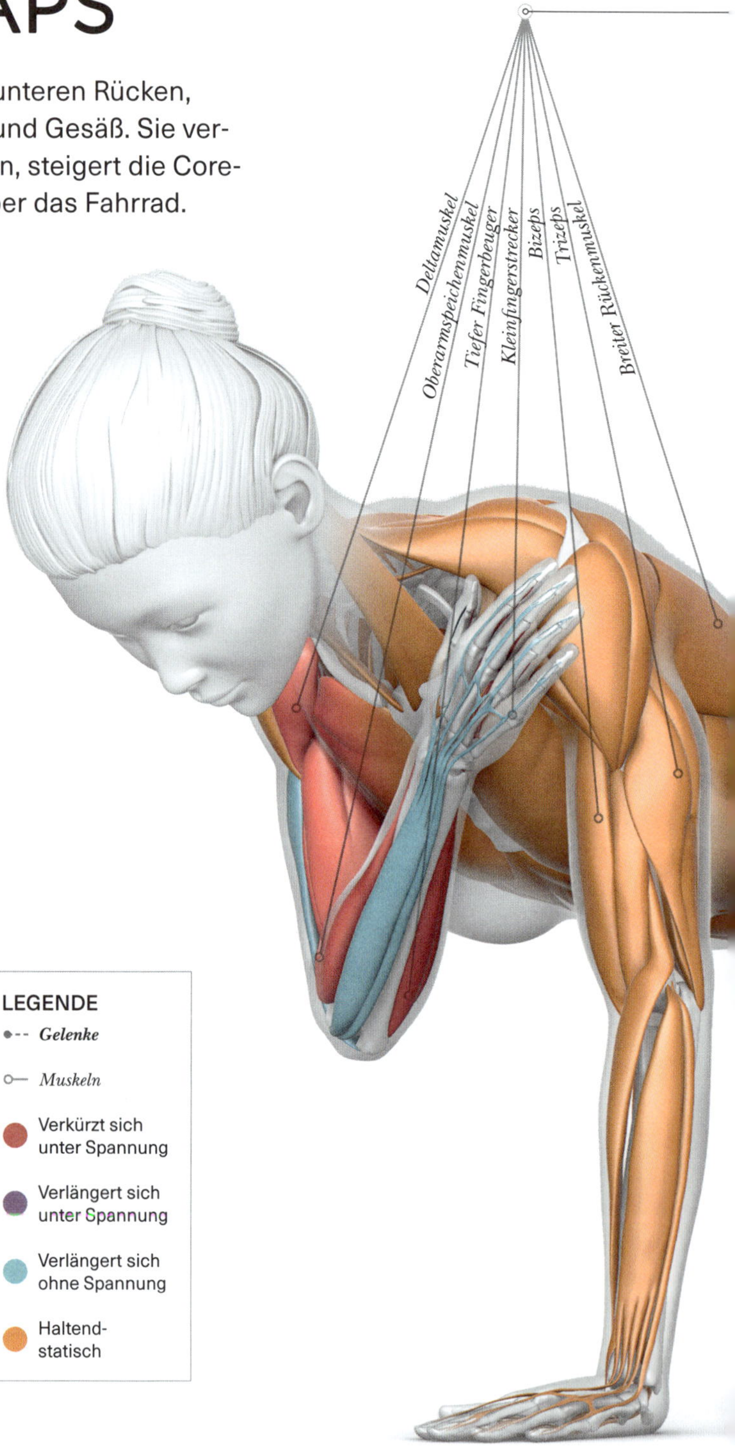

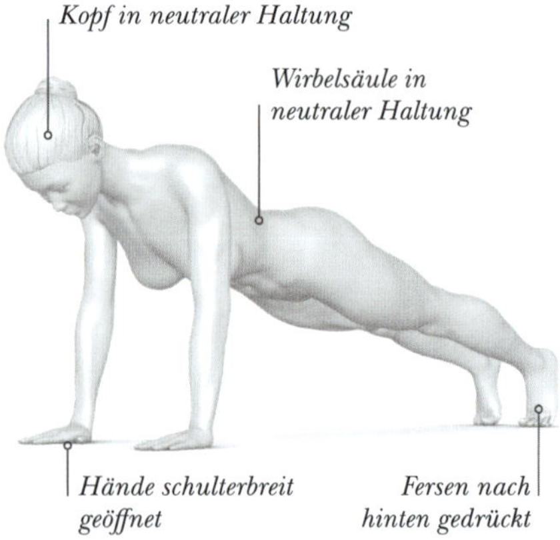

VORBEREITUNG
Beginnen Sie in der Plank-Position: Hände unter den Schultern, Füße etwas mehr als schulterbreit, der Körper in einer geraden Linie.

LEGENDE
- *Gelenke*
- *Muskeln*
- Verkürzt sich unter Spannung
- Verlängert sich unter Spannung
- Verlängert sich ohne Spannung
- Haltend-statisch

Oberkörper

Die **Muskeln des Oberkörpers** stabilisieren und kontrollieren die Bewegung primär. **Deltamuskeln** und **Trizepse** unterstützen den Arm beim Heben und Senken, während die **Brustmuskeln** zur Schulterstabilität beitragen. Die **Trapez-** und **Rautenmuskeln** halten Schultern und oberen Rücken aktiv, die **Unterarmmuskeln** tragen zur Stabilität der Handgelenke und zur Griffkraft bei.

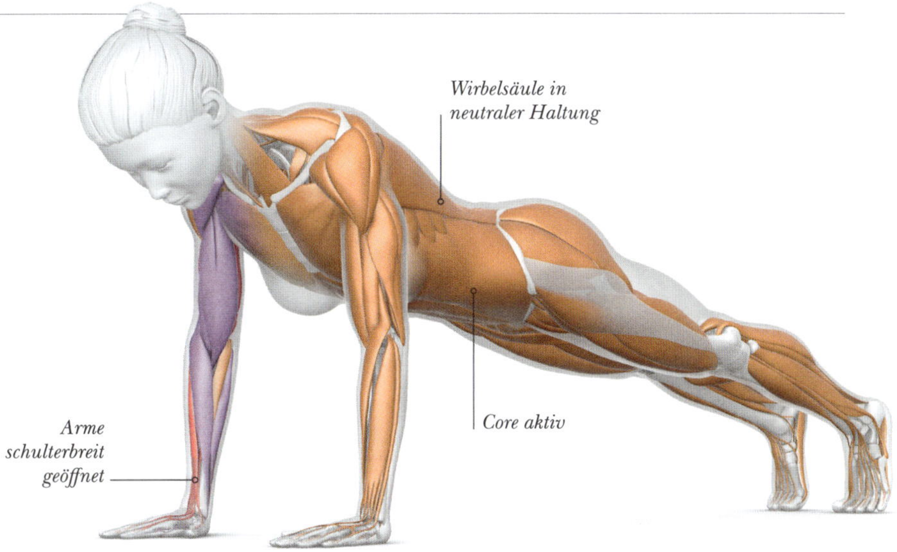

Vorsicht

Zur Vermeidung eines Hohlkreuzes und Stabilisation der Hüfte Core anspannen und Wirbelsäule in neutraler Position halten. Die Füße stehen nicht zu nah beieinander, die Schultern über den Handgelenken.

STUFE 2
Die Hand wieder auf dem Boden absetzen und die Bewegung auf der anderen Seite wiederholen. Kontrolle über den Körper und seine korrekte Ausrichtung behalten.

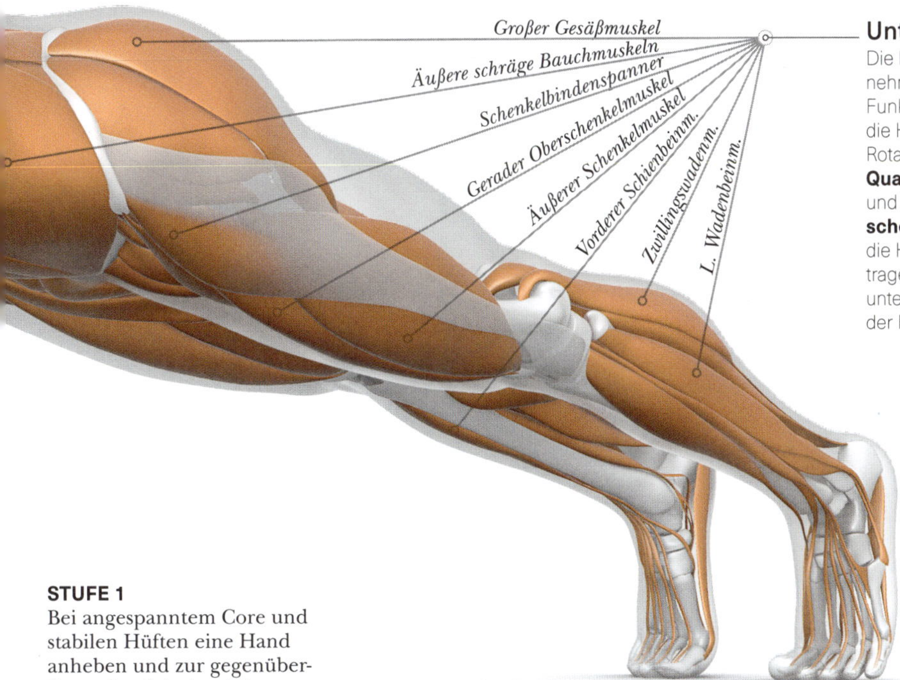

Unterkörper

Die Muskeln des Unterkörpers übernehmen wichtige stabilisierende Funktion. Die **Gesäßmuskeln** richten die Hüften korrekt aus und wirken Rotationen entgegen, während die **Quadrizepse** die Beine gestreckt und stabil halten. Die **hintere Oberschenkelmuskulatur** unterstützt die Hüfthaltung, die **Wadenmuskeln** tragen zum Gleichgewicht bei und unterstützen den Bodenkontakt der Füße.

STUFE 1
Bei angespanntem Core und stabilen Hüften eine Hand anheben und zur gegenüberliegenden Schulter führen.

» VARIANTEN

Zu den Plank-Varianten gehören einfachere wie der Unterarmstütz und der Kniestütz sowie fortgeschrittene Übungen wie die Plank mit Fuß vorstellen und der Bärenstütz. Alle Varianten zielen auf die Bauchmuskulatur, insbesondere den queren und den geraden Bauchmuskeln.

LEGENDE

- Primäre Zielmuskeln
- Sekundäre Zielmuskeln

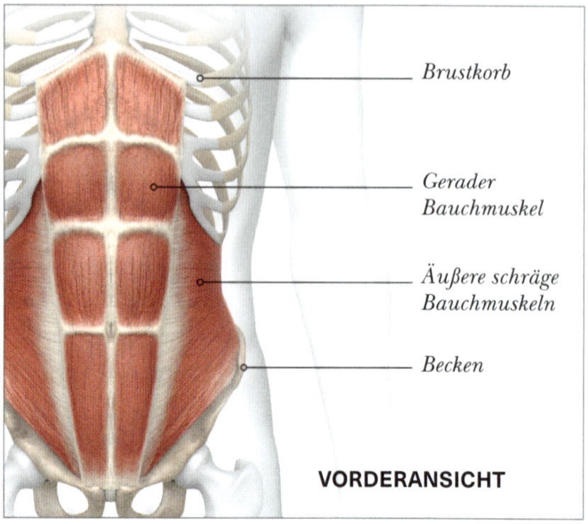

Core-Muskeln

Bei Sit-ups finden zwei Hauptaktionen der Muskulatur statt: Beim Aufrichten verkürzen sich die Bauchmuskeln (konzentrische Kontraktion) und ziehen Rippen und Becken zusammen. Beim Absenken arbeiten die Bauchmuskeln weiterhin intensiv, indem sie sich kontrolliert dehnen (exzentrische Kontraktion) und der Schwerkraft entgegenwirken.

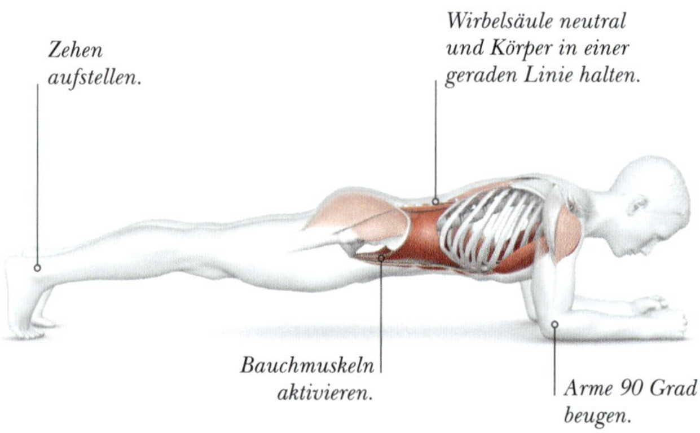

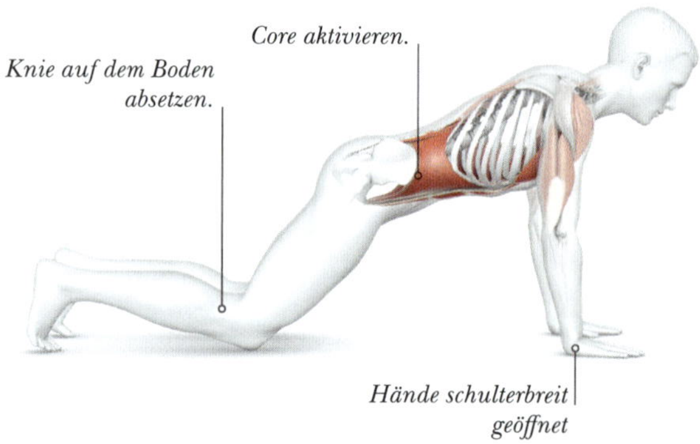

UNTERARMSTÜTZ

Hier halten Sie sich im tiefen Stütz. Aktivieren Sie Bauch-, Bein- und Schultermuskeln vollständig, um Verletzungen in unterem Rücken, Schultern, Nacken und Hüften zu vermeiden.

VORBEREITUNG/STUFE 1

Begeben Sie sich in die Unterarmstütz-Position: Stützen Sie sich in Bauchlage auf Unterarme und Zehen, die Beine gerade nach hinten gestreckt. Achten Sie darauf, den Rücken flach zu halten. Platzieren Sie die Ellbogen direkt unter den Schultern, die Unterarme zeigen nach vorn. Der Kopf ist entspannt, der Blick geht zum Boden. Kippen Sie das Becken leicht nach hinten, die Gesäßmuskeln sind aktiv. Die Position 30 Sekunden halten.

KNIESTÜTZ

Dieser belastungsarme Stütz ist ideal bei Problemen im unteren Rücken und für Einsteiger. Der Core wird ohne erhöhten Druck auf die Wirbelsäule trainiert und gekräftigt.

VORBEREITUNG

Nehmen Sie die Plank-Position ein. Die Handgelenke stehen direkt unter den Schultern, die Füße stehen hüftbreit. Kopf, Nacken und Wirbelsäule bilden eine gerade Linie.

STUFE 1

Mit flachem Rücken und leicht nach vorn gekipptem Becken die Knie langsam abstellen. Die Position 30 Sekunden halten.

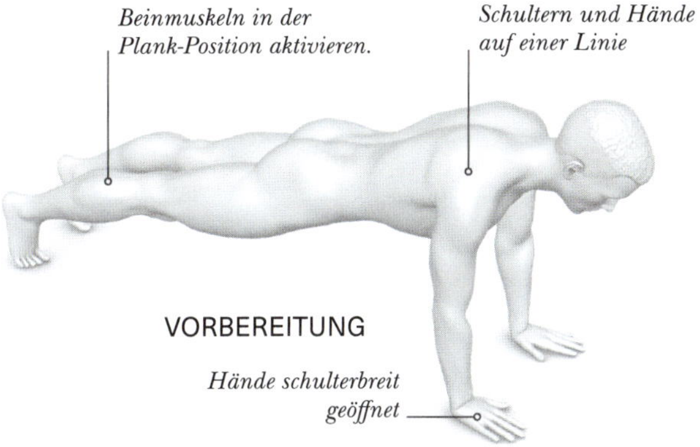

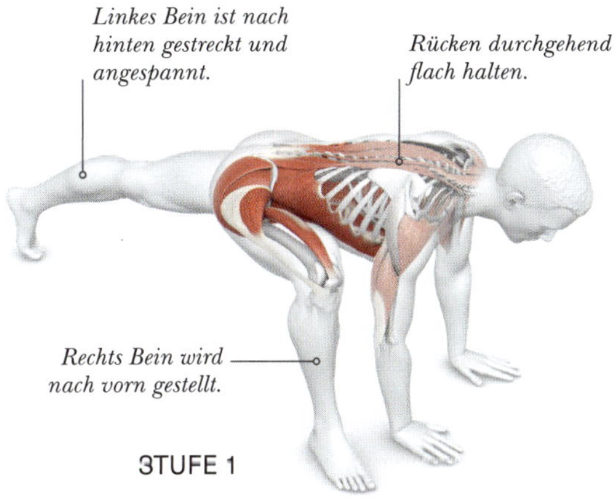

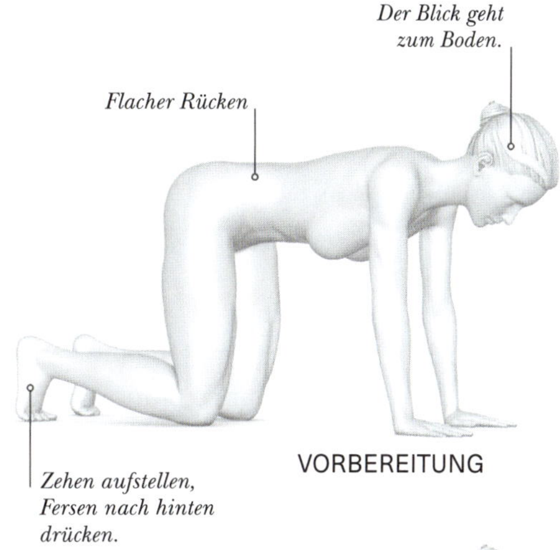
Der Blick geht zum Boden.
Flacher Rücken
Zehen aufstellen, Fersen nach hinten drücken.
VORBEREITUNG

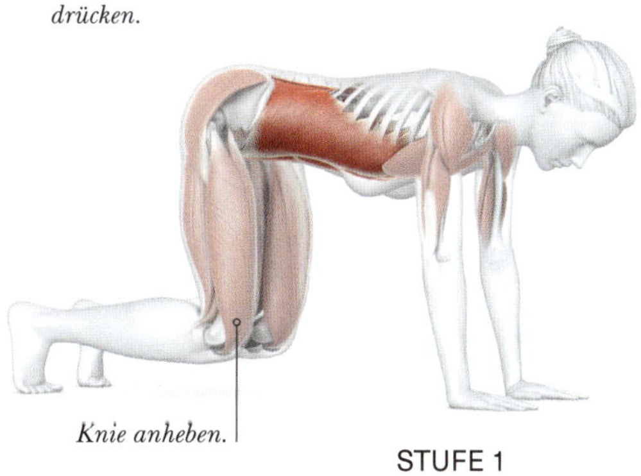

PLANK MIT FUSS VORSTELLEN

Der explosive Fußwechsel erfordert Fitness und Koordination. Halten Sie den Rücken gerade und flach, in einer Linie mit Nacken und Kopf. Das Becken ist leicht nach vorn gekippt, die Hüfte bleibt beim Beinwechsel flach.

VORBEREITUNG
Nehmen Sie die Plank-Position ein. Die Handgelenke stehen direkt unter den Schultern, die Füße stehen hüftbreit. Kopf, Nacken und Wirbelsäule bilden eine gerade Linie.

STUFE 1
Den Core aktivieren und den rechten Fuß in einer explosiven Bewegung nach vorne rechts neben den Körper bringen, das Knie gebeugt, den Fuß flach aufgestellt.

STUFE 2
Den rechten Fuß zur Mitte zurückführen, sodass er den linken Fuß fast berührt, und sogleich den linken Fuß nach links vorne bringen. In gleichmäßigem Rhythmus die Beine schnell und kontinuierlich wechseln.

BÄRENSTÜTZ

Die Übung stärkt die Bauchmuskulatur und den Core, verringert somit Schmerzen im unteren Rücken, senkt das Verletzungsrisiko und verbessert das Gleichgewicht. Darüber hinaus trainiert sie die mittleren und großen Gesäßmuskeln, den Lendenmuskel, Quadrizepse, Schultern und Arme.

VORBEREITUNG
Beginnen Sie im Vierfüßlerstand und achten Sie darauf, den Rücken durchgehend flach zu halten. Die Hände stehen schulterbreit, die Handgelenke direkt unter den Schultern. Die Knie sind hüftbreit geöffnet, die Zehen werden aufgestellt.

STUFE 1
Den Core aktivieren, damit der Rücken flach bleibt. Mit dem Ausatmen die Handflächen in den Boden drücken und die Knie 8–15 cm anheben. Die Zehen aufgestellt lassen und die Hüften auf einer Höhe mit den Schultern halten. Die Position 30–60 Sekunden halten, je nach Fitnessniveau.

STUFE 2
Die Knie kontrolliert zum Boden absenken, um in die Ausgangsposition zurückzukehren.

RUSSIAN TWIST MIT MEDIZINBALL

Die auf den Core fokussierte Übung ist für Radfahrer besonders wertvoll, da sie die Rotationsstabilität und -kontrolle verbessert. Beides ist wichtig für eine gute Haltung und Effizienz auf dem Rad. Die Wechselbewegung stärkt die schrägen Bauchmuskeln und wirkt unerwünschten Rumpfrotationen beim Radfahren entgegen.

Radsportler benötigen eine starke, stabile Körpermitte für eine effiziente Sitzhaltung, gleichmäßige Kraftübertragung und optimale Kontrolle über das Rad. Der Russian Twist kräftigt die schrägen Bauchmuskeln, die übermäßigen Rumpfrotationen entgegenwirken und bei Sprints, Anstiegen und auf technischem Terrain für Kontrolle sorgen. Die Übung verbessert Effizienz und Gesamtleistung. Absolvieren Sie 3 Sätze à 10–12 Wdh. pro Seite.

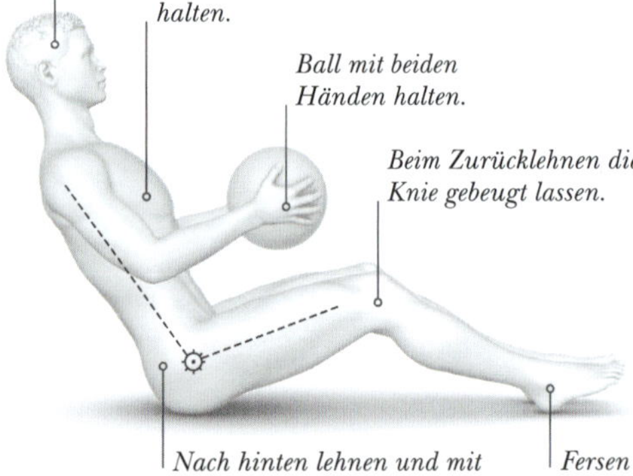

VORBEREITUNG
Beginnen Sie im Sitzen, die Knie gebeugt und die Füße fest auf dem Boden. Halten Sie den Medizinball mit beiden Händen vor der Brust und lehnen Sie sich leicht nach hinten, um den Core zu aktivieren.

STUFE 1
Den Oberkörper nach rechts drehen und den Medizinball kurz neben dem Körper auf dem Boden aufsetzen. Die Fersen auf dem Boden und die Knie nach oben gerichtet halten, während Sie sich aus der Taille herausdrehen und dabei die schrägen Bauchmuskeln aktivieren.

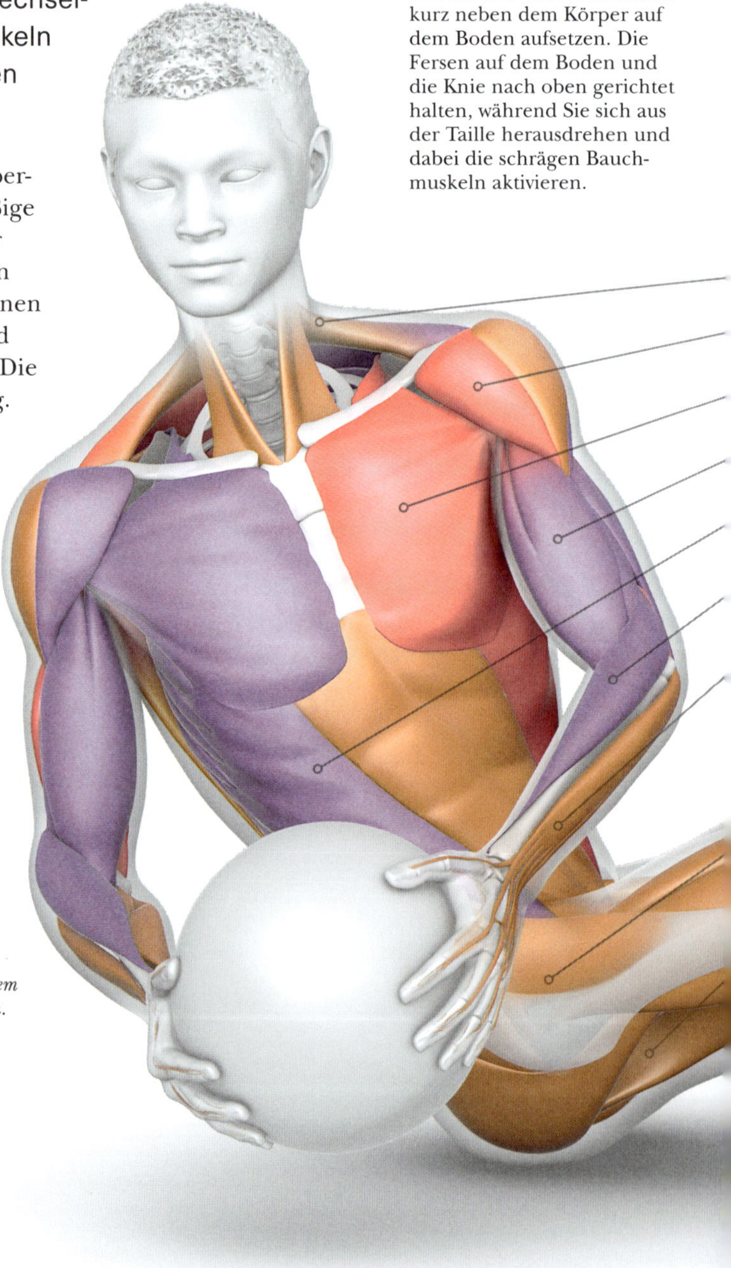

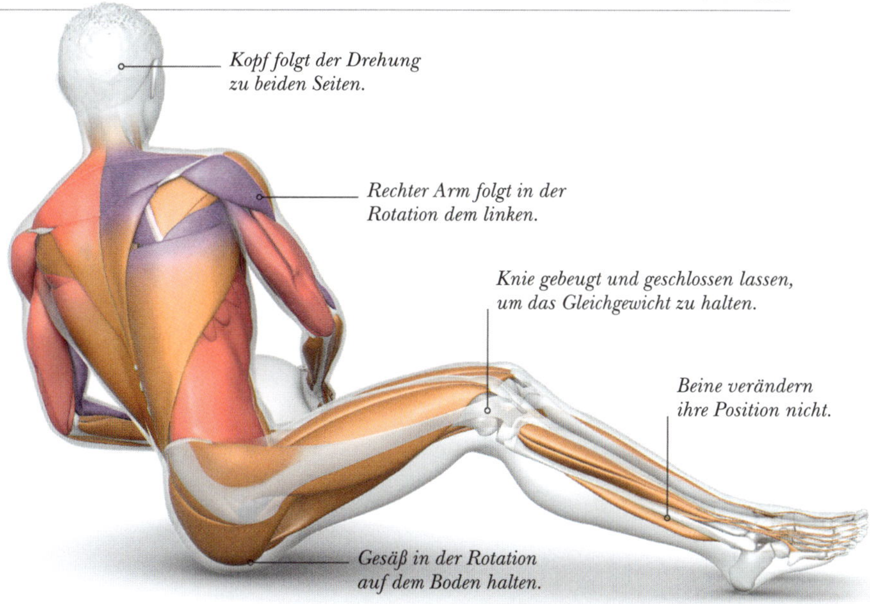

Oberkörper

Der Oberkörper rotiert kontrolliert dank aktiver **schräger Bauchmuskeln.** Die **Deltamuskeln** halten die Schultern ruhig, die **Unterarmmuskeln** sorgen für einen festen Griff um den Medizinball. Die **Brustmuskeln** stabilisieren den Oberkörper in der Drehung.

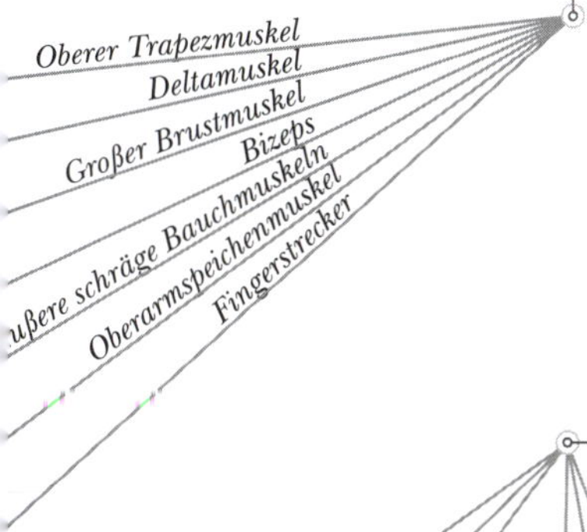

STUFE 2

Mit derselben kontrollierten Bewegung zur linken Seite drehen und den Medizinball kurz auf dem Boden aufsetzen. Achten Sie darauf, die Bewegung aus der Körpermitte zu initiieren und die Muskulatur die gesamte Drehung hindurch aktiv zu halten.

Unterkörper

Der Unterkörper bleibt stabil mit dem Boden in Kontakt, während die **schrägen Bauchmuskeln** den Oberkörper drehen. **Hüftbeuger** und **Quadrizepse** erhalten die Sitzposition, die **Adduktoren** halten die Beine parallel. Die **Gesäßmuskeln** verankern den Körper und liefern die nötige Stabilität für eine kraftvolle Rotation.

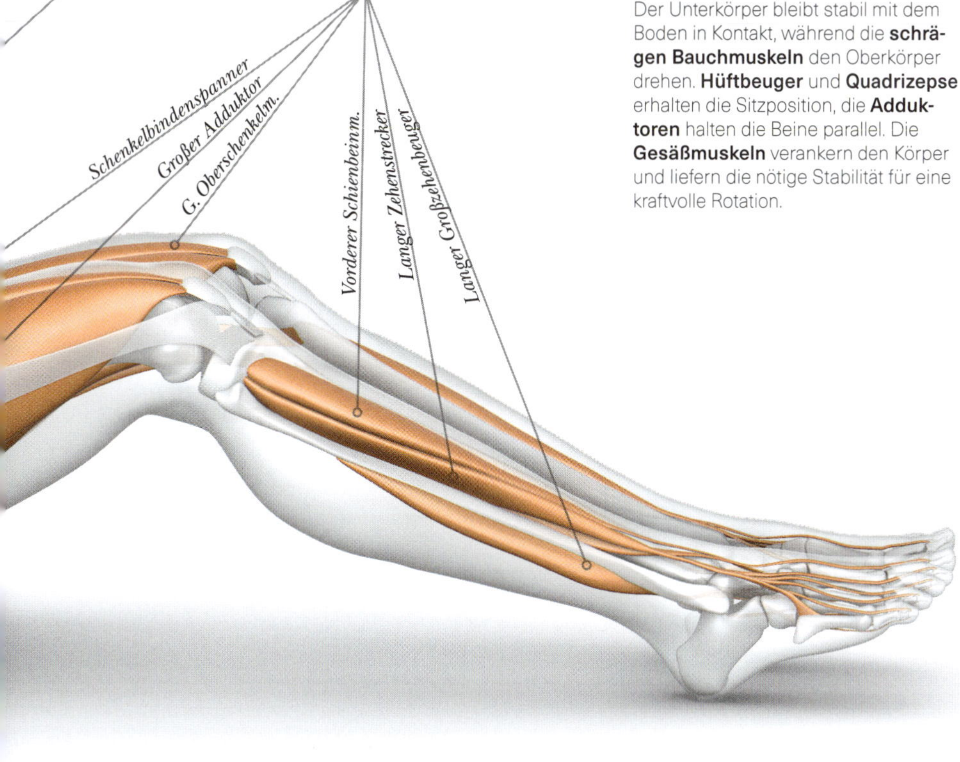

LEGENDE

- •-- *Gelenke*
- o— *Muskeln*
- Verkürzt sich unter Spannung
- Verlängert sich unter Spannung
- Verlängert sich ohne Spannung
- Haltend-statisch

KÄFER

Der Käfer kräftigt den Core. In Rückenlage werden jeweils ein Arm und das gegenüberliegende Bein gestreckt, während der untere Rücken flach auf dem Boden bleibt. Die Übung verbessert die Rumpfkontrolle, die Beckenstabilität und die diagonale Koordination, was die Tritteffizienz steigert.

Die Übung stabilisiert Lendenwirbelsäule und Becken und unterstützt so eine starke und effiziente Haltung auf dem Rad, besonders bei Ermüdung. Sie trainiert die tiefen Core-Muskeln, darunter den queren Bauchmuskel und den vielgefiederten Muskel. Diese Muskeln übertragen Kraft und beugen unter Radfahrern verbreiteten Problemen wie Rückenschmerzen vor. Die diagonale Bewegung ahmt das Tretmuster nach und verbessert die neuromuskuläre Kontrolle, ohne die Wirbelsäule zu belasten. Regelmäßig geübt, verbessert der Käfer die Rumpfkontrolle in Aero-Positionen, gleicht Dysbalancen aus und aktiviert die Körpermitte vor der Fahrt oder beim Krafttraining. Absolvieren Sie 3 Sätze à 6–8 Wdh. pro Seite.

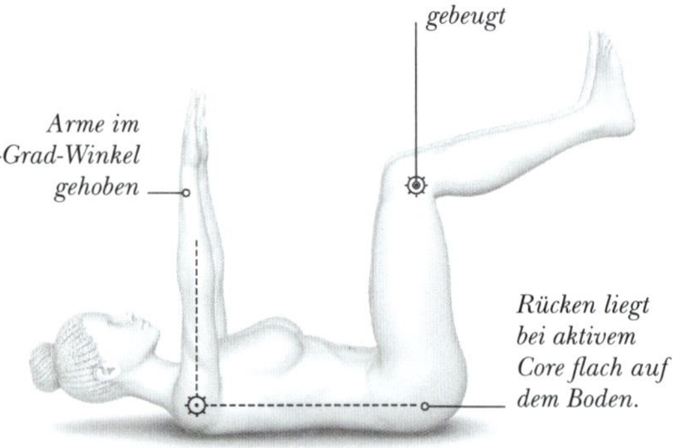

VORBEREITUNG
Sie liegen auf dem Rücken, die Arme senkrecht nach oben gestreckt, die Beine in Hüften und Knien gebeugt, Kopf in neutraler Position leicht angehoben.

Oberkörper

Zu den Zielmuskeln dieser Übung gehören der **quere Bauchmuskel,** der die Wirbelsäule und das Becken wie ein Korsett stabilisiert, sowie der **gerade** und die **schrägen Bauchmuskeln,** die den Rumpf kontrollieren, während der **vielgefiederte Muskel** und **die Rückenstrecker** die Wirbelsäule stützen.

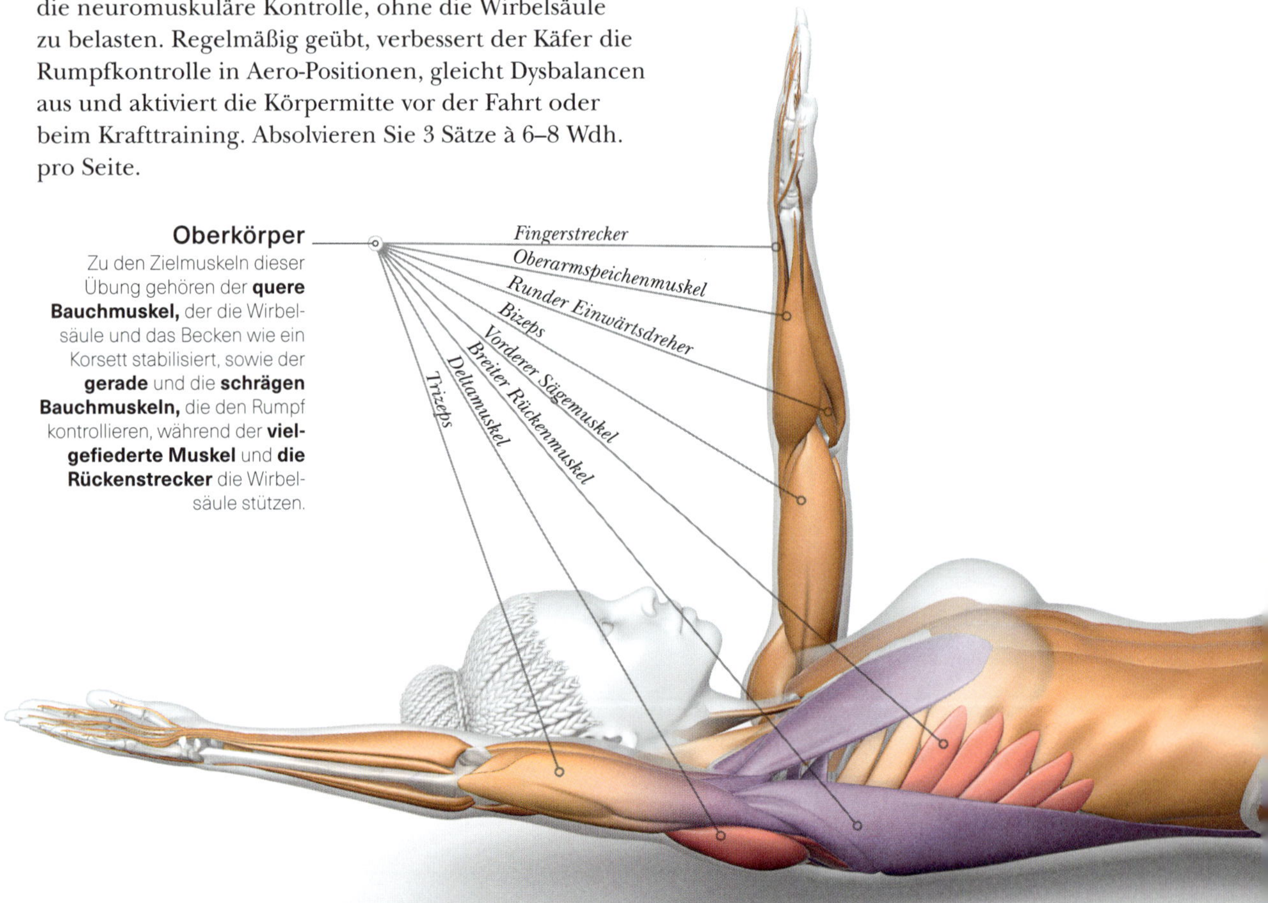

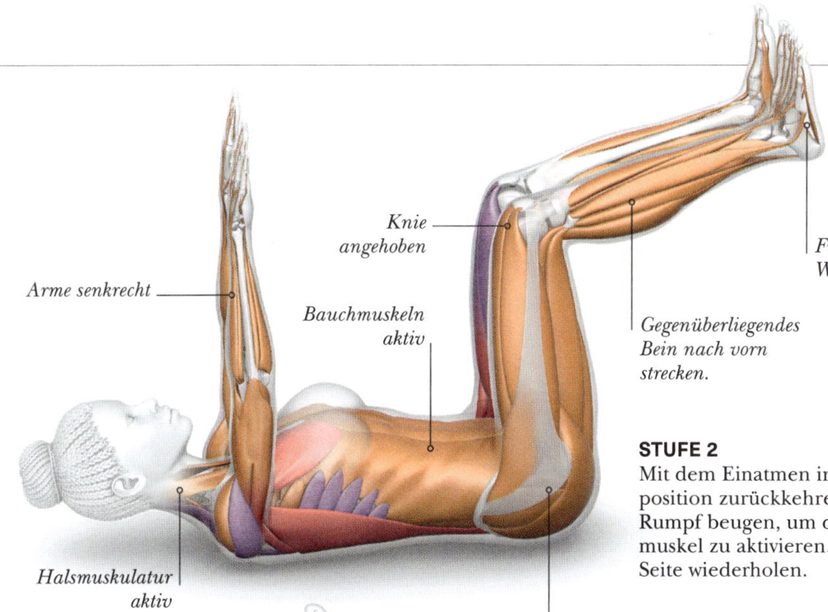

STUFE 2
Mit dem Einatmen in die Ausgangsposition zurückkehren, dann den Rumpf beugen, um den geraden Bauchmuskel zu aktivieren. Auf der anderen Seite wiederholen.

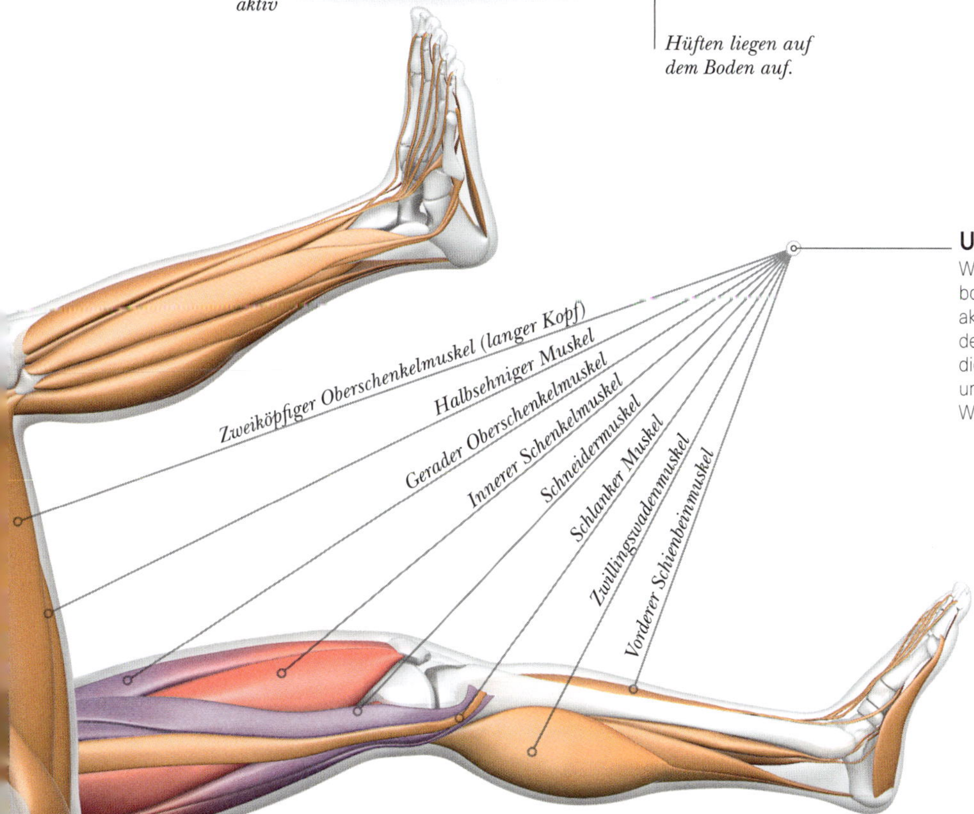

Unterkörper

Wenn sich die Gliedmaßen bewegen, sind die **Hüftbeuger** aktiv, aber der Fokus bleibt auf den **tiefen Core-Muskeln,** die die Mittellinie stabilisieren und unerwünschten Bewegungen Widerstand leisten.

STUFE 1
Einatmen und die Bauchmuskeln aktivieren. Mit dem Ausatmen den rechten Arm nach hinten strecken und zugleich das linke Bein strecken. Die Hüften bleiben in Kontakt mit dem Boden.

LEGENDE
- •-- *Gelenke*
- ○— *Muskeln*
- Verkürzt sich unter Spannung
- Verlängert sich unter Spannung
- Verlängert sich ohne Spannung
- Haltend-statisch

SCHULTERBRÜCKE

Die Bodenübung stärkt die Gesäßmuskeln und die Oberschenkelrückseiten, die Kraft für Beschleunigungen und Anstiege erzeugen. Zugleich verbessert sie die Core-Stabilität, die erforderlich ist, um eine effiziente Sitzhaltung beizubehalten und die Kraftübertragung zu maximieren.

Die Schulterbrücke aktiviert die Gesäßmuskeln und stärkt den geraden und die schrägen Bauchmuskeln, Quadrizepse und Rückenstrecker. All diese Muskeln sind beim Radfahren wichtig, um das Becken zu stabilisieren und den Unterkörper beim Pedalieren kraftvoll einzusetzen. Um die Übung korrekt auszuführen, heben Sie die Hüften nicht zu stark an, da dies den unteren Rücken belastet. Ein aktivierter Core beugt einem übermäßigen Hohlkreuz vor. Hängen die Hüften durch, legen Sie das Becken ab und setzen neu an. Beginnen Sie mit kurzen Haltezeiten und 1 Satz à 8–12 Wdh. Steigern Sie Haltezeit und die Anzahl der Sätze mit zunehmender Kontrolle und Kraft.

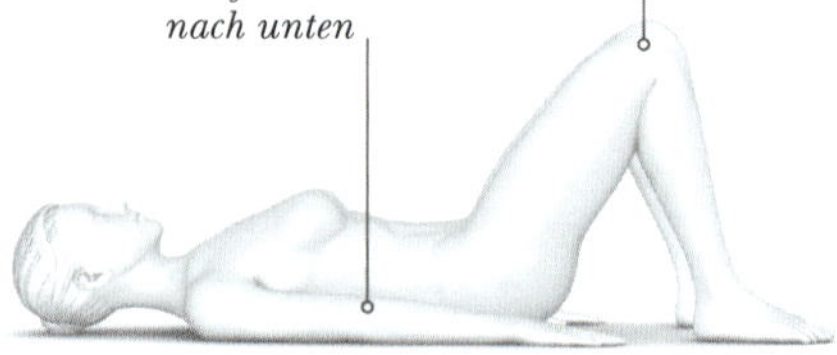

VORBEREITUNG
Begeben Sie sich in die Rückenlage, die Arme neben dem Körper, Handflächen nach unten. Die Knie sind gebeugt und die Füße fest aufgestellt. Aktivieren Sie den Core, indem Sie den unteren Rücken in den Boden pressen, und spannen Sie die Gesäßmuskeln an, um die Brücke vorzubereiten.

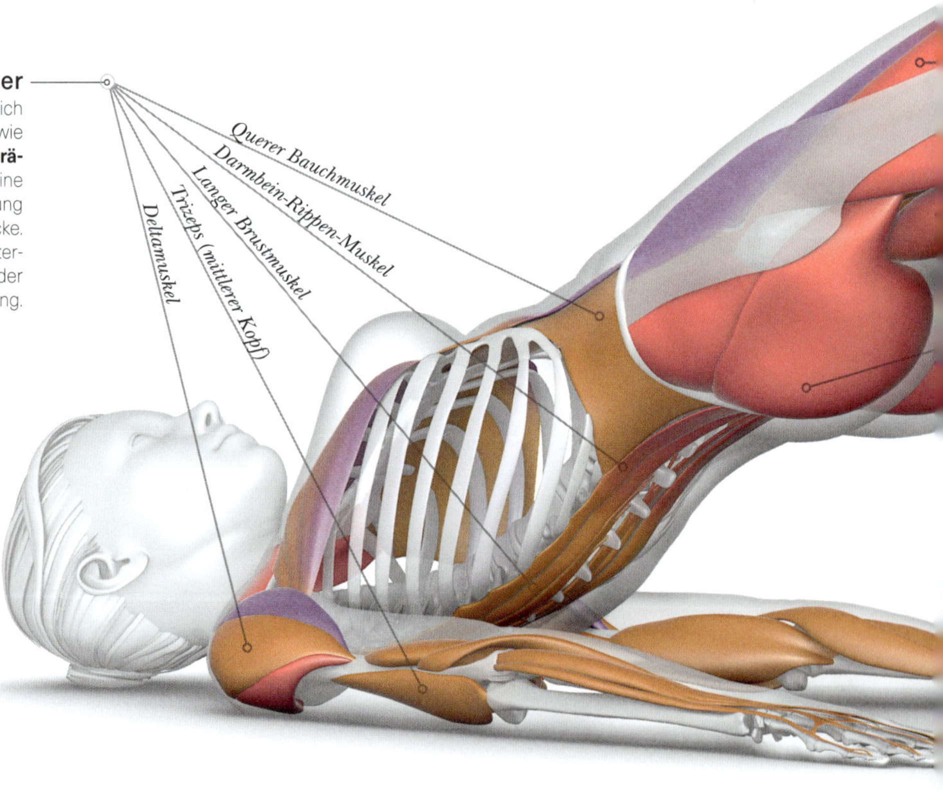

STUFE 1
Einatmen und mit dem Ausatmen die Hüften über die Fersen langsam nach oben drücken, dabei von den Knien bis zu den Schultern eine gerade Linie bilden. Die Arme liegen flach auf dem Boden, während Sie die Hüften in die Brücke heben, der Core bleibt angespannt.

LEGENDE

- ●-- *Gelenke*
- ○— *Muskeln*
- Verkürzt sich unter Spannung
- Verlängert sich unter Spannung
- Verlängert sich ohne Spannung
- Haltend-statisch

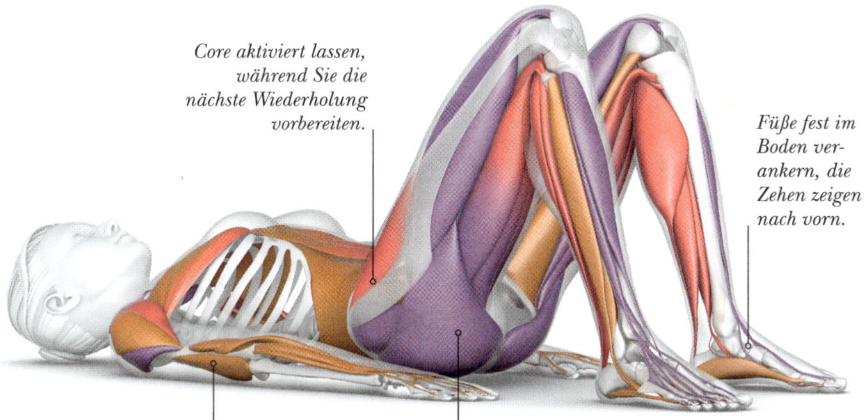

STUFE 2
Die angehobene Position 20–30 Sekunden halten, dabei die Gesäßmuskeln aktiviert lassen, dann den Rücken langsam und kontrolliert in die Ausgangsposition absenken. Lassen Sie sich nicht zu Boden fallen. Dann die nächste Wiederholung vorbereiten.

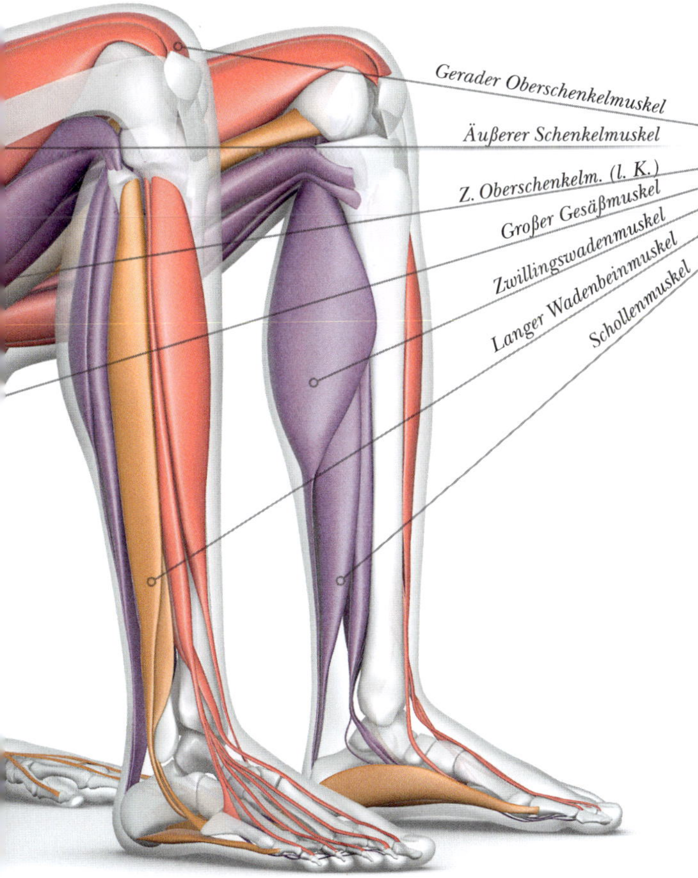

Unterkörper

Die Übung zielt speziell auf die **Muskeln der hinteren Kette,** wie den **großen, mittleren** und **kleinen Gesäßmuskel.** Zusätzlich aktiviert sie die **hintere Oberschenkelmuskulatur** und die **Hüftabduktoren.** Die **Quadrizepse** tragen zur Stabilisierung des Unterkörpers in der Schulterbrücke bei, auch die **Wadenmuskeln** sind beteiligt.

> *»Korrekt ausgeführt, gilt die Schulterbrücke auch bei chronischen Rückenproblemen als unbedenklich.«*

BEINHEBEN HÄNGEND

Die Übung fördert die Kontrolle und Koordination von Hüfte und Core, verbessert das Körperbewusstsein und die Bewegungseffizienz. Beides ist im Radsport wichtig. Sie zielt auf die Hüftbeuger und den geraden Bauchmuskel, denen das eigene Körpergewicht genug Widerstand für den Aufbau von Kraft und Stabilität bietet.

Das hängende Beinheben wirkt einfach, erfordert aber Übung und Kontrolle. An einer Klimmzugstange hängend, aktivieren Sie Hüftbeuger und Bauchmuskeln, um die Wirbelsäule zu beugen und die Knie möglichst weit anzuheben. Der Core wird vor der Übung aktiviert, um die Wirbelsäule zu stabilisieren und in der richtigen Form zu halten. Klimmzugbänder können die Handmuskeln entlasten, sodass Sie sich auf den Core konzentrieren können. Beginnen Sie mit 4 Sätzen à 8–10 kontrollierten Wdh.

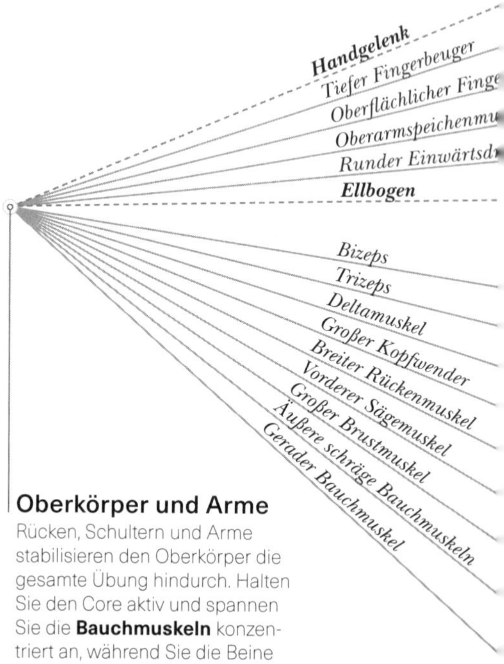

Oberkörper und Arme
Rücken, Schultern und Arme stabilisieren den Oberkörper die gesamte Übung hindurch. Halten Sie den Core aktiv und spannen Sie die **Bauchmuskeln** konzentriert an, während Sie die Beine heben. Aktivieren Sie gezielt den **geraden** und den **queren Baumuskel,** um Kraft und Kontrolle in der tiefen Core-Muskulatur aufzubauen.

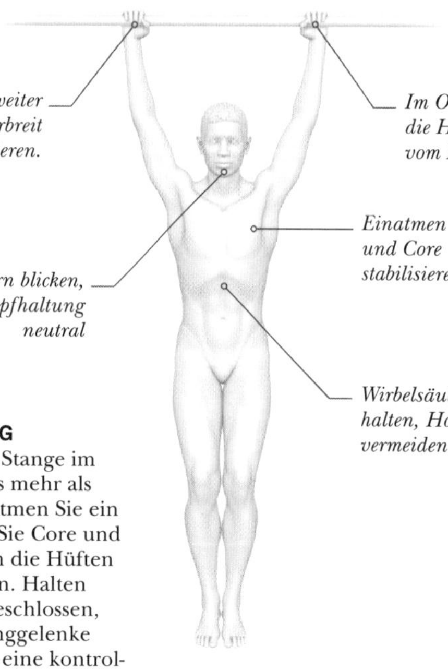

VORBEREITUNG
Greifen Sie die Stange im Obergriff, etwas mehr als schulterbreit. Atmen Sie ein und aktivieren Sie Core und Hüftbeuger, um die Hüften leicht zu beugen. Halten Sie die Beine geschlossen, Knie und Sprunggelenke zusammen, um eine kontrollierte, stabile Bewegung zu gewährleisten.

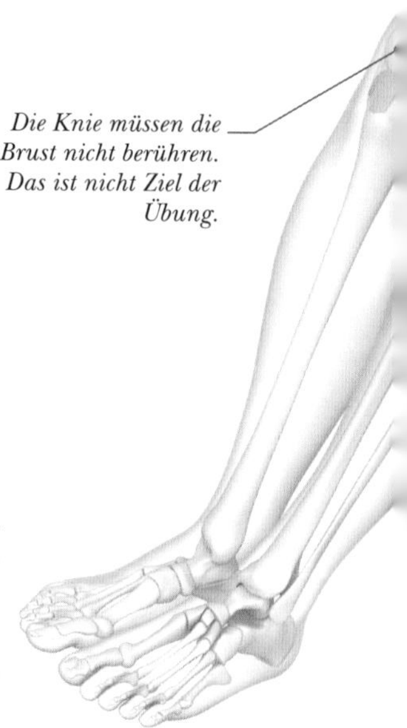

Die Knie müssen die Brust nicht berühren. Das ist nicht Ziel der Übung.

STUFE 1
Mit dem Ausatmen die Knie heben, sodass die Bauchmuskeln kontrahieren und sich verkürzen, während die Hüften sich beugen. Das Becken leicht nach hinten kippen und die Bauchmuskeln darüber anspannen, um die Knie Richtung Brust zu heben.

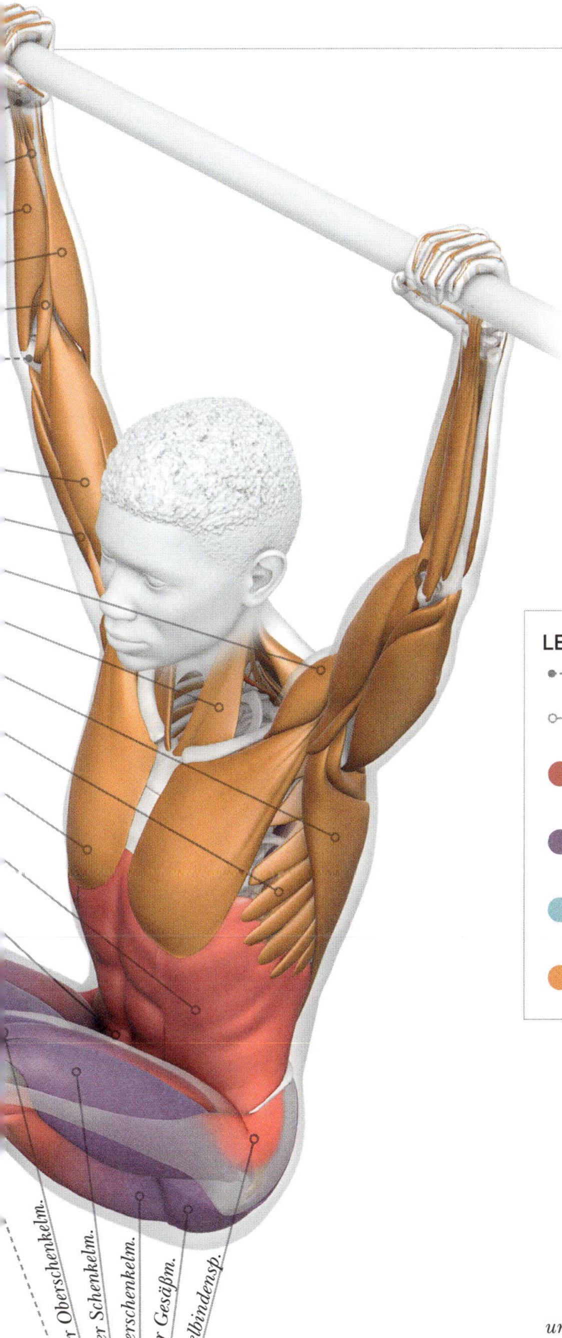

Häufige Fehler

Kontrollierte Geschwindigkeit und Atmung vermeiden unerwünschtes Schwingen. Beugen Sie Wirbelsäule und Hüften konzentriert, sodass das Becken nach hinten kippt und die Knie vollständig angehoben werden können. Ziehen Sie nicht mit den Armen; der Core soll die Arbeit erledigen.

LEGENDE

- *Gelenke*
- *Muskeln*
- Verkürzt sich unter Spannung
- Verlängert sich unter Spannung
- Verlängert sich ohne Spannung
- Haltend-statisch

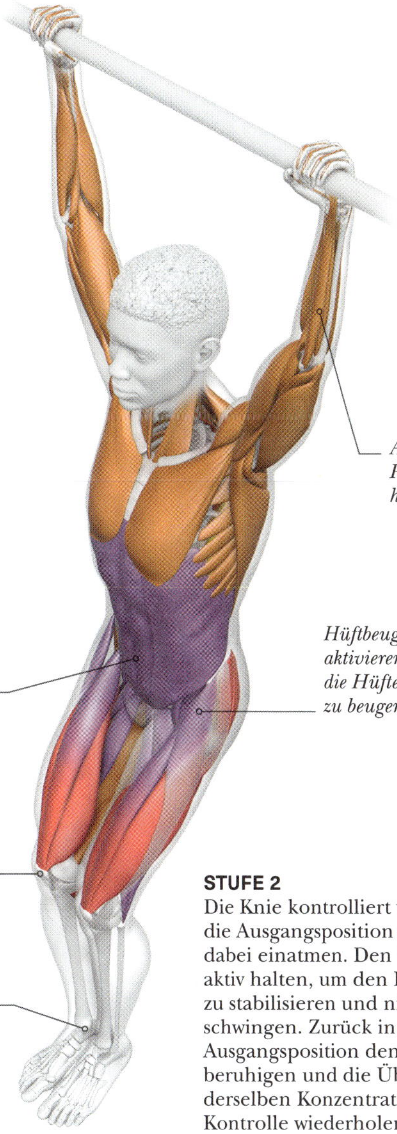

Beine

Aktivieren Sie die Muskeln rund um die Hüften, um den Unterkörper zu stabilisieren und nicht zu schwingen. Die **Hüftbeuger** arbeiten mit der Core-Muskulatur zusammen, um die Bewegung von Hüften und Wirbelsäule zu steuern, wenn Sie die Beine heben.

STUFE 2

Die Knie kontrolliert wieder in die Ausgangsposition senken, dabei einatmen. Den Core aktiv halten, um den Körper zu stabilisieren und nicht zu schwingen. Zurück in der Ausgangsposition den Atem beruhigen und die Übung mit derselben Konzentration und Kontrolle wiederholen.

KATZE-KUH

Die Katzenhaltung ahmt den Katzenbuckel nach, die Kuhhaltung imitiert die sanft gesenkte Wirbelsäule der Kuh. In fließender Abfolge ausgeführt, fördert diese effektive Dehnung Beweglichkeit und Kontrolle der Wirbelsäule. Sie lockert Steifheit nach längerem Radfahren in gebeugter Haltung und verbessert die Bewegungen auf dem Rad.

Das Beugen und Strecken der Wirbelsäule mobilisiert diese vollständig und aktiviert die Bauch- und Brustmuskeln auf sanfte Weise. Die Übung lockert steife Gelenke und kann Teil des Aufwärmprogramms oder eine tägliche Beweglichkeitsübung sein, die eine gesunde, geschmeidige Wirbelsäule fördert.

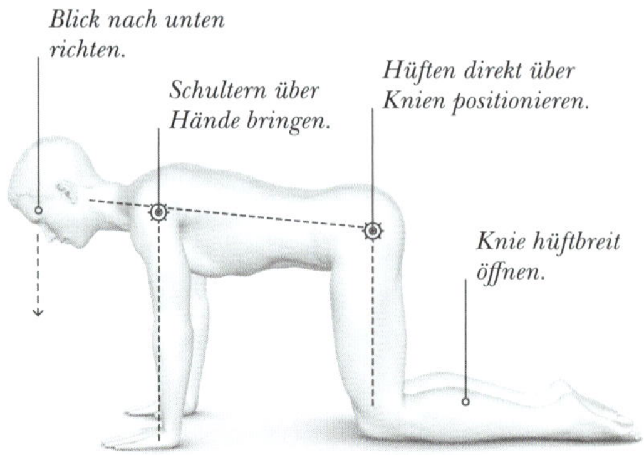

VORBEREITUNG
Beginnen Sie im Vierfüßlerstand, mit den Schultern über den Handgelenken, den Hüften über den Knien. Kopf, Nacken und Wirbelsäule bilden eine Linie. Bringen Sie die Wirbelsäule zwischen der vollständigen Beugung und der vollständigen Streckung in eine neutrale Haltung.

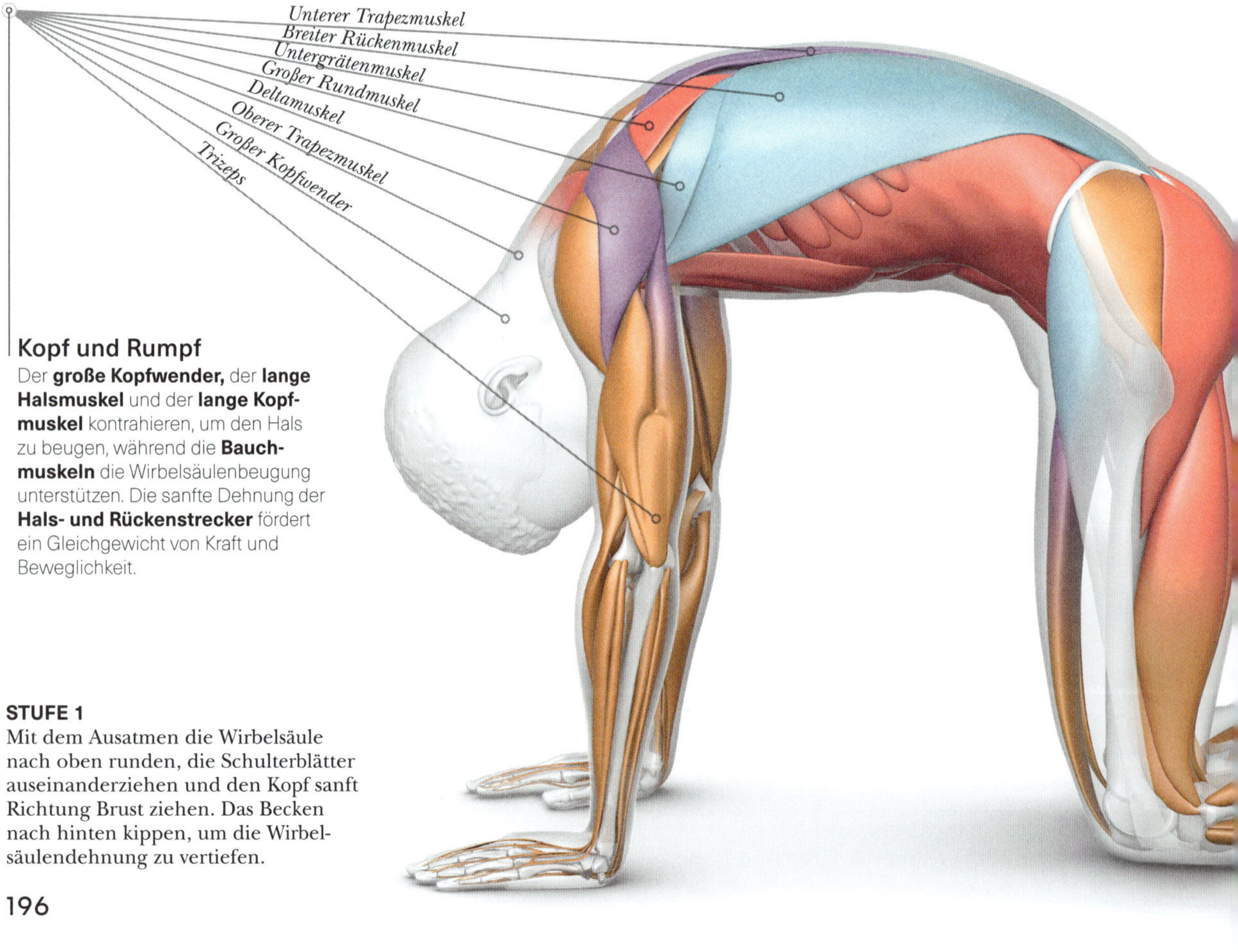

Kopf und Rumpf
Der **große Kopfwender,** der **lange Halsmuskel** und der **lange Kopfmuskel** kontrahieren, um den Hals zu beugen, während die **Bauchmuskeln** die Wirbelsäulenbeugung unterstützen. Die sanfte Dehnung der **Hals- und Rückenstrecker** fördert ein Gleichgewicht von Kraft und Beweglichkeit.

STUFE 1
Mit dem Ausatmen die Wirbelsäule nach oben runden, die Schulterblätter auseinanderziehen und den Kopf sanft Richtung Brust ziehen. Das Becken nach hinten kippen, um die Wirbelsäulendehnung zu vertiefen.

LEGENDE

- *Gelenke*
- *Muskeln*
- Verkürzt sich unter Spannung
- Verlängert sich unter Spannung
- Verlängert sich ohne Spannung
- Haltend-statisch

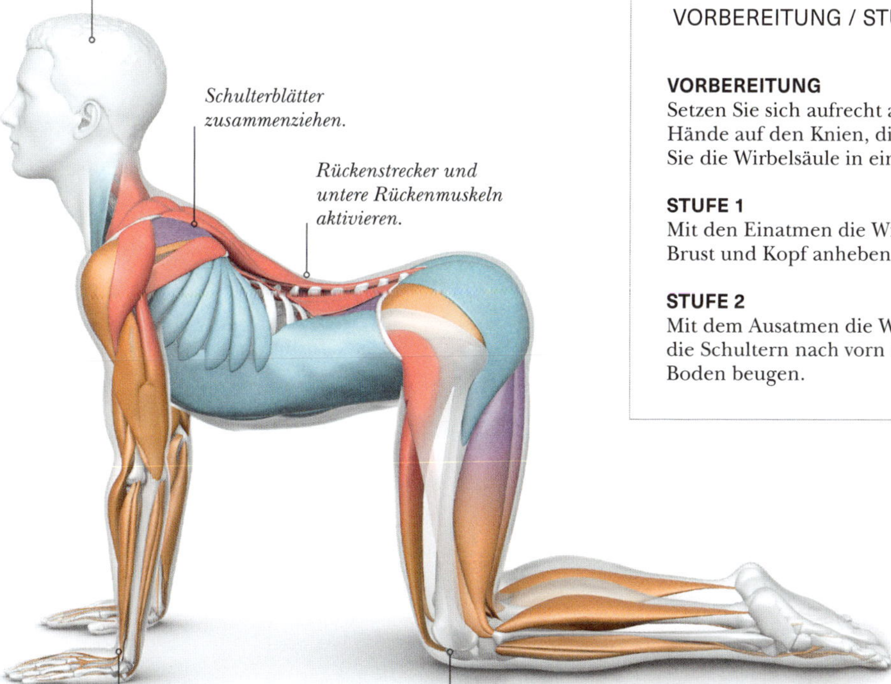

STUFE 2
Mit dem Einatmen den Core Richtung Boden bewegen, dabei Kopf und Hals heben und die gesamte Wirbelsäule in einer fließenden Bewegung nach unten biegen.

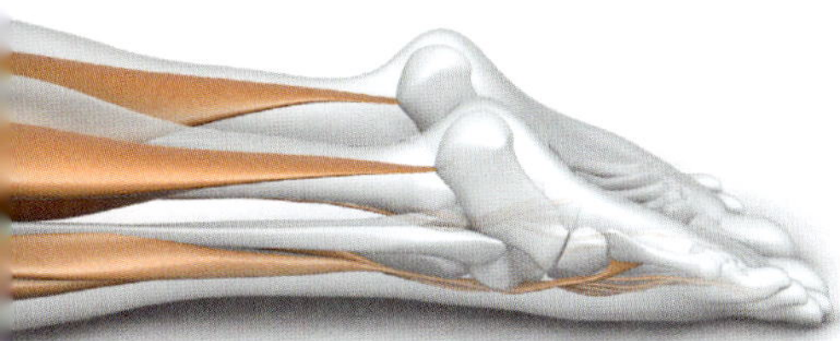

VARIANTE: IM SITZEN

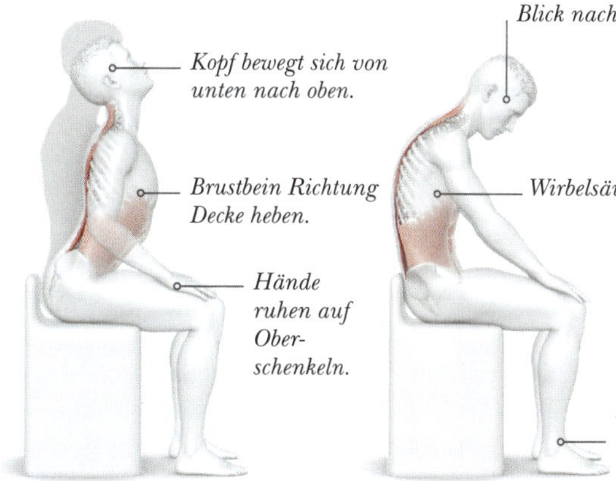

VORBEREITUNG / STUFE 1 STUFE 2

VORBEREITUNG
Setzen Sie sich aufrecht auf einen Stuhl oder Kasten, die Hände auf den Knien, die Füße flach aufgestellt. Halten Sie die Wirbelsäule in einer bequemen Haltung neutral.

STUFE 1
Mit den Einatmen die Wirbelsäule nach vorn biegen, Brust und Kopf anheben.

STUFE 2
Mit dem Ausatmen die Wirbelsäule nach unten beugen, die Schultern nach vorn rollen, Kopf und Hals Richtung Boden beugen.

KINDHALTUNG

Die regenerierende Dehnung löst Spannungen in Rücken und Becken, während sie sanft die Arme und die Sprunggelenke dehnt. Für Radfahrer ist die milde Beugung der Wirbelsäule nach langen Fahrten in vorgebeugter Haltung besonders wohltuend, da sie den unteren Rücken entlastet und steife Gelenke lockert.

Führen Sie auch die Variante aus (siehe rechts), um die Körperseiten zu lockern und den breiten Rückenmuskel anzusprechen. Bleiben Sie im angenehmen Bewegungsbereich, erzwingen Sie nichts und gehen Sie mithilfe der Atmung sanft in die Dehnung hinein.

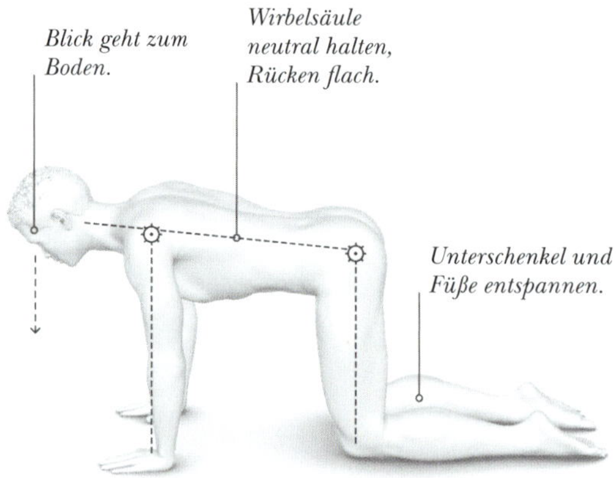

VORBEREITUNG
Beginnen Sie im Vierfüßlerstand, der Blick geht zum Boden, die Schultern stehen über den Handgelenken, die Hüften über den Knien. Kopf, Nacken und Wirbelsäule bilden eine Linie.

Hals und Arme

Die Dehnung zielt auf den **Riemenmuskel des Kopfes** und den **Riemenmuskel des Halses** sowie die **hinteren Deltamuskeln.** Die über den Kopf gestreckten Arme verlängern die Schultern und den oberen Rücken, der Körper ist fest im Boden verankert. Das ermöglicht eine tiefe, effektive Dehnung.

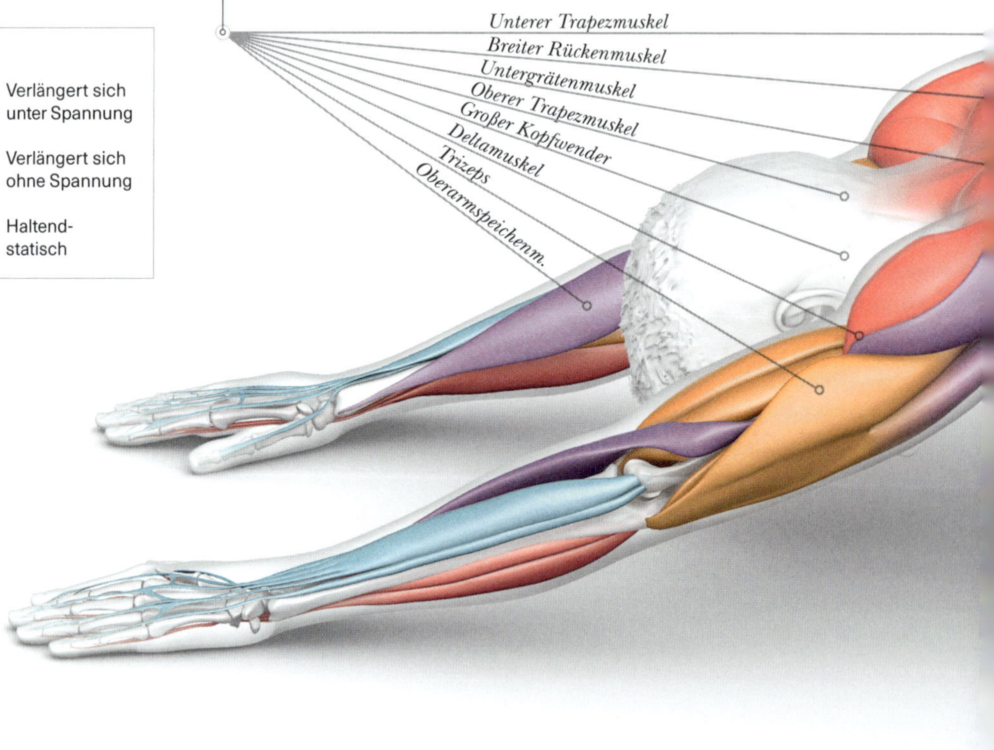

LEGENDE

- *Gelenke*
- *Muskeln*
- Verkürzt sich unter Spannung
- Verlängert sich unter Spannung
- Verlängert sich ohne Spannung
- Haltend-statisch

STUFE 1
Das Gesäß langsam auf die Fersen absenken und die Arme nach vorn strecken, Handflächen auf dem Boden. Den Rumpf zwischen die Oberschenkel sinken lassen und Rücken und Schultern mit dem Ausatmen noch mehr entspannen. Dabei noch tiefer in die Dehnung sinken.

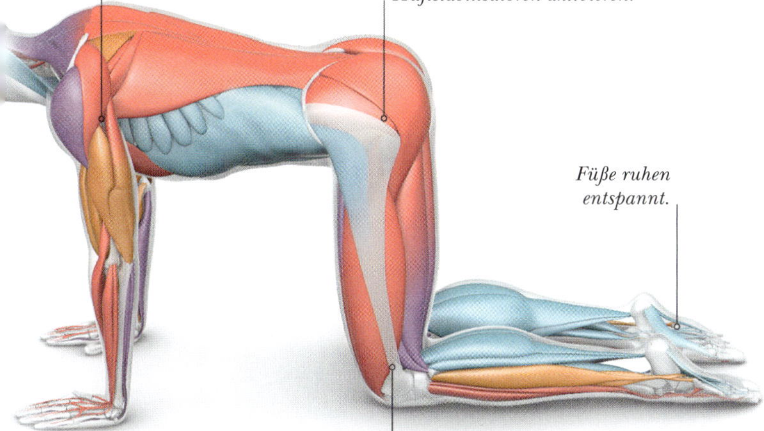

STUFE 2
In die Ausgangsposition zurückkehren: Schultern über den Handgelenken, Hüften direkt über den Knien, Kopf und Nacken auf einer Linie mit der Wirbelsäule.

VARIANTE: ZUR SEITE

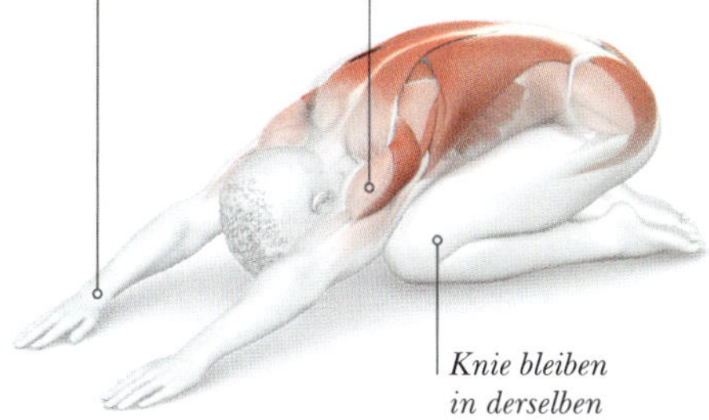

ALTERNATIVE STUFE 2
Mit den nach vorn gestreckten Händen zu einer Seite wandern, um die entgegengesetzte Rumpfseite zu dehnen. Kurz halten, dann zur anderen Seite wiederholen.

Unterkörper

Diese Position dehnt die **Quadrizepse** und die **großen Gesäßmuskeln.** Auch die Dorsalflektoren der Sprunggelenke werden sanft gedehnt, während die Füße flach auf dem Boden liegen.

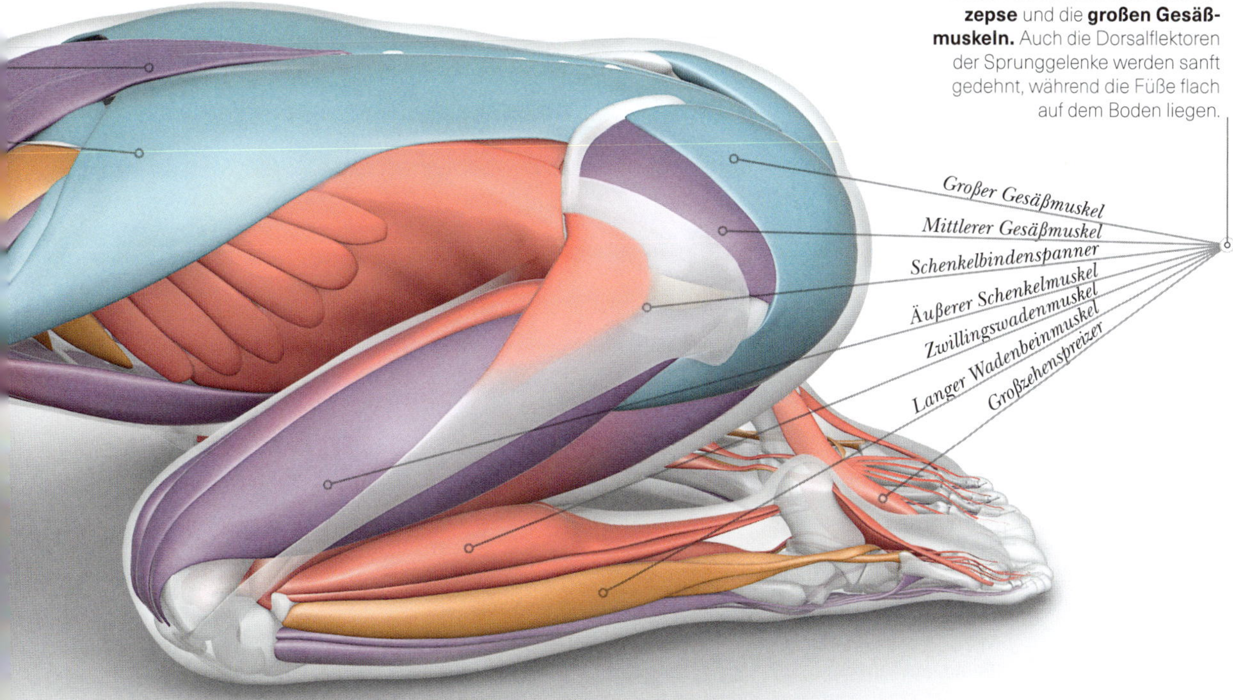

THREAD THE NEEDLE

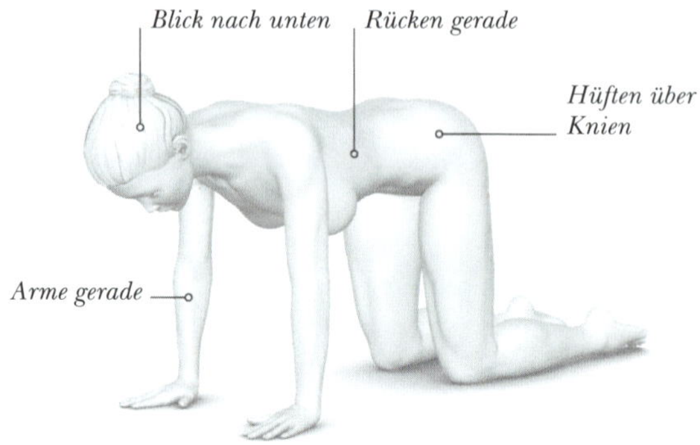

VORBEREITUNG
Beginnen Sie im Vierfüßlerstand, Hände und Knie sind aufgestellt, die Schultern befinden sich über den Handgelenken, die Hüften direkt über den Knien. Kopf, Nacken und Wirbelsäule bilden eine Linie.

Die Beweglichkeitsübung lockert die Brustwirbelsäule und verbessert ihre Rotationsfähigkeit. Dieser Bereich ist nach langem Radfahren in vorgebeugter Haltung oft steif.

Diese dynamische Mobilisierung verbessert die Rotationsfähigkeit der Brustwirbelsäule, indem sie einen Arm verankert und den anderen unter dem Körper hindurchführt. Sie eignet sich hervorragend zum Aufwärmen, als tägliche Beweglichkeitsübung oder für regelmäßiges Oberkörper-Training. Radfahrern hilft sie, Versteifungen nach lange gehaltenen statischen Positionen zu lösen und die Beweglichkeit von Wirbelsäule und Schultern zu verbessern.

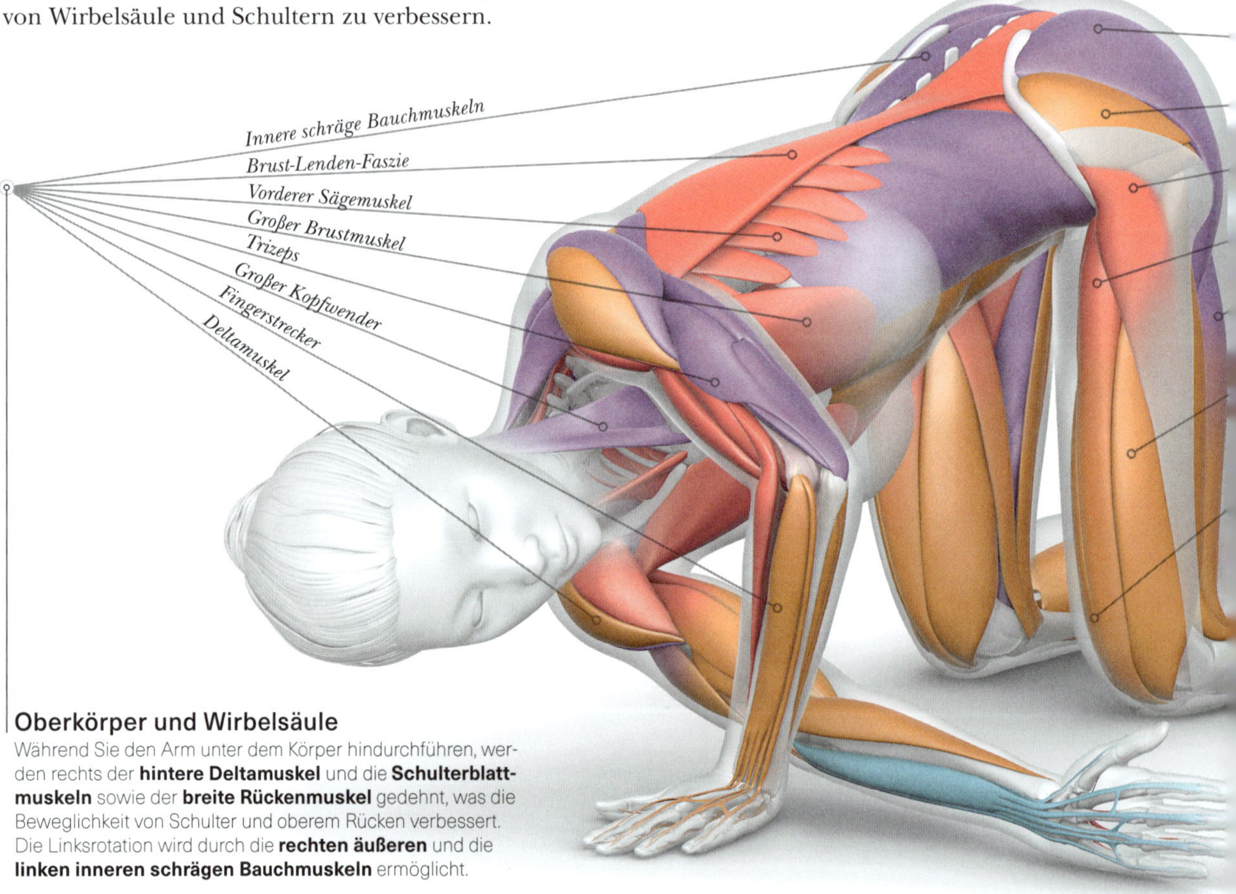

Oberkörper und Wirbelsäule

Während Sie den Arm unter dem Körper hindurchführen, werden rechts der **hintere Deltamuskel** und die **Schulterblattmuskeln** sowie der **breite Rückenmuskel** gedehnt, was die Beweglichkeit von Schulter und oberem Rücken verbessert. Die Linksrotation wird durch die **rechten äußeren** und die **linken inneren schrägen Bauchmuskeln** ermöglicht.

Vorsicht

Druck auf die Handgelenke lässt sich durch ein aufgerolltes Handtuch unter den Handballen abmildern. Bei Knieproblemen legen Sie ein Polster oder ein gefaltetes Handtuch unter, um die Übung schmerzfrei ausüben zu können.

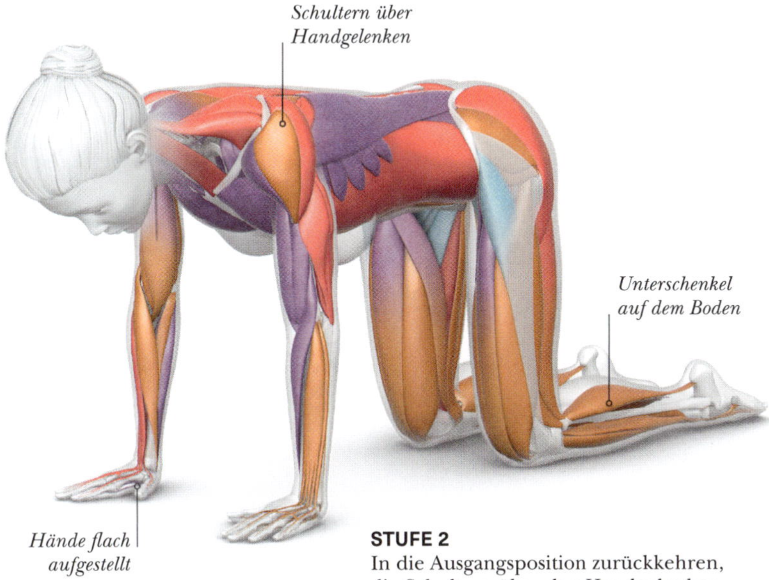

Unterkörper

Beim Absenken und Rotieren des Rumpfes stabilisieren die **Gesäßmuskeln** und die **Hüftabduktoren** das Becken und kontrollieren die Bewegung. Gleichzeitig werden die **Zehenstrecker** und die **Dorsalflektoren der Sprunggelenke** sanft gegen den Boden gedehnt, während sie die beweglichen unteren Gliedmaßen stützen.

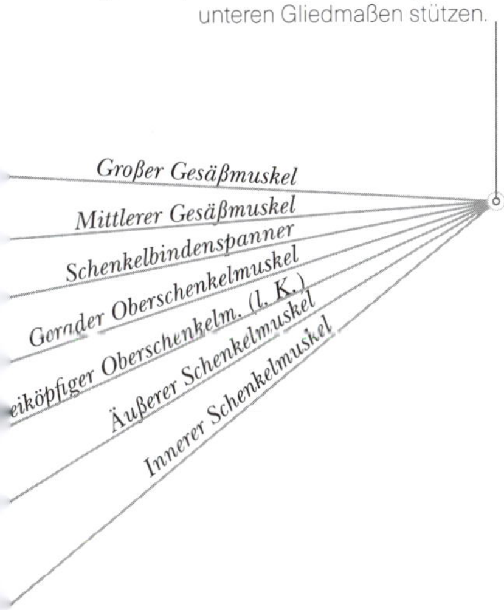

STUFE 2
In die Ausgangsposition zurückkehren, die Schultern über den Handgelenken und die Hüften über den Knien halten, Kopf und Nacken in einer Linie. Um die Rotationsbewegung zu intensivieren, können Sie den rechten Arm Richtung Decke hochstrecken, was die Beweglichkeit in die Gegenrichtung weiter verbessert. Zur anderen Seite wiederholen.

> *» Die Rotationsbewegung verbessert die Beweglichkeit der Brustwirbelsäule und unterstützt so eine gesunde Schulter- und Nackenfunktion. «*

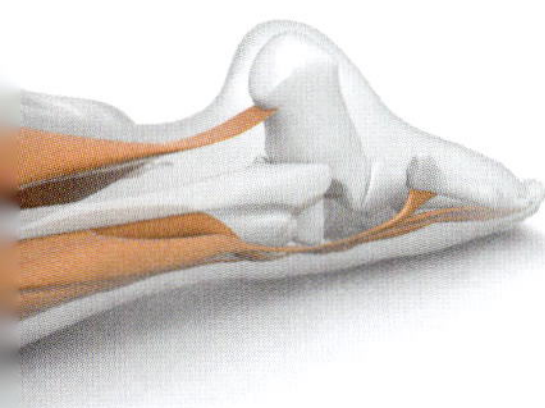

STUFE 1
Die linke Hand im Boden verankern, den rechten Arm zwischen dem linken Arm und den Oberschenkeln hindurchführen. Die Rotation der Brustwirbelsäule verbessert die kontrollierte Beweglichkeit des Oberkörpers.

LEGENDE

- *Gelenke*
- *Muskeln*
- Verkürzt sich unter Spannung
- Verlängert sich unter Spannung
- Verlängert sich ohne Spannung
- Haltend-statisch

GESÄSSMUSKELN DEHNEN

Die Dehnung wird in Rückenlage auf dem Boden ausgeführt. Sie aktiviert die Gesäßmuskeln und die Hüftrotatoren mit dem Ziel, die Außenrotation zu verbessern. Radfahrer lösen damit Hüftverspannungen, die sich nach langem Fahren in gebeugter Position einstellen können.

Die Übung verbessert die Hüftmobilität und löst Verspannungen der Gesäßmuskeln, die ausstrahlende Beschwerden wie Ischiasschmerzen verstärken können. In Rückenlage ist der untere Rücken gut gestützt, sodass die Übung auch bei empfindlicher Wirbelsäule gut geeignet ist. Die sitzende Variante ist eine Alternative für den Alltag. Diese Dehnung ist oft Teil von Rehabilitations- und Mobilitätsmaßnahmen zur Verbesserung der Hüftfunktion und der allgemeinen Beweglichkeit der unteren Extremitäten.

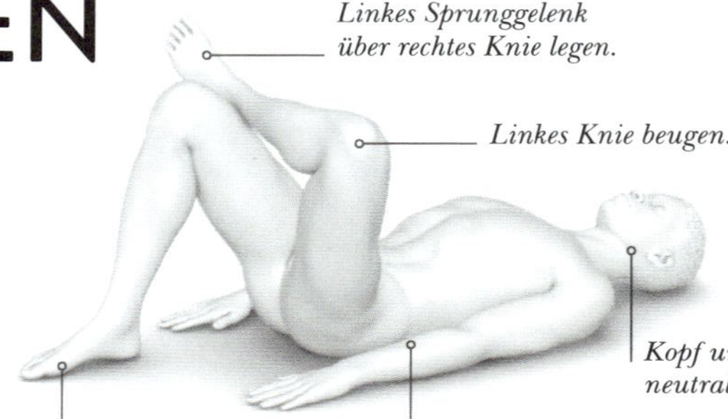

VORBEREITUNG
Begeben Sie sich in Rückenlage und legen Sie ein Bein mit dem Sprunggelenk auf das Knie des anderen Beins.

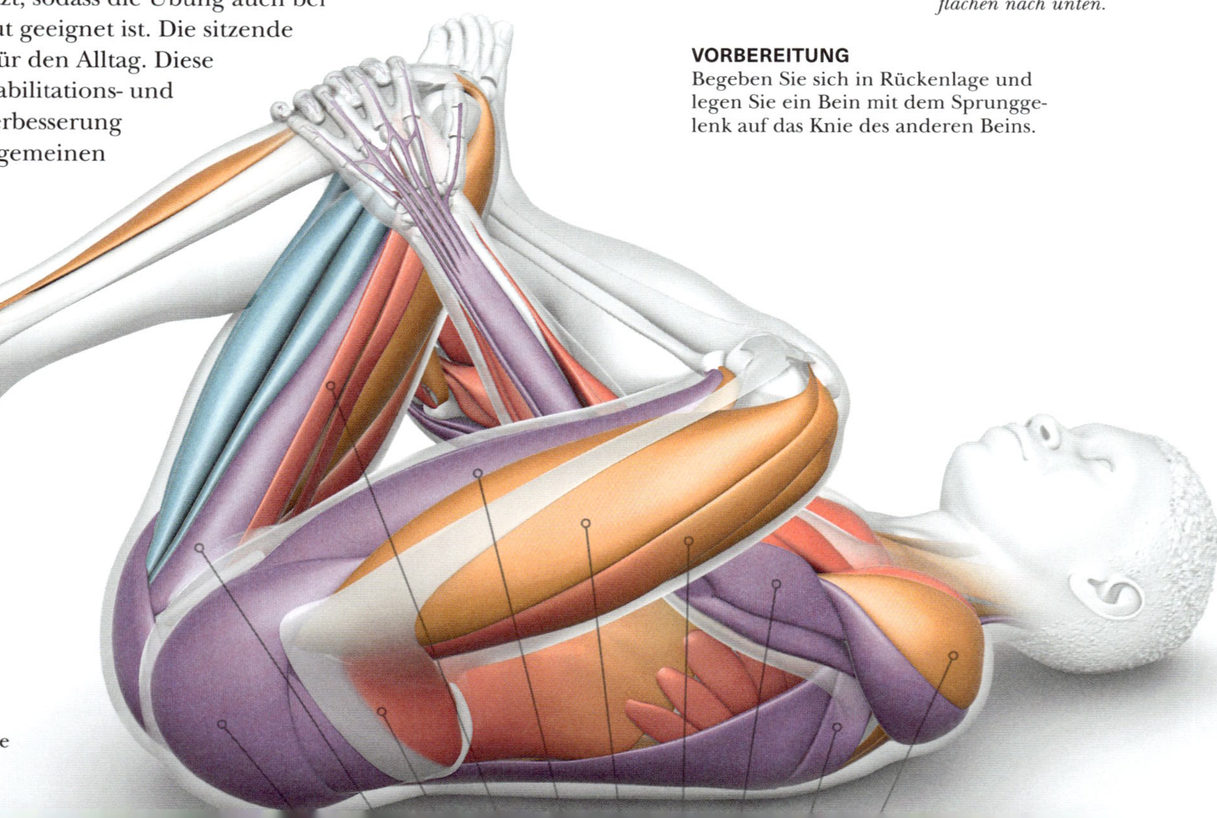

STUFE 1
Das Knie mit beiden Händen umfassen und Richtung Brust ziehen. Wenn der Griff um das Knie unangenehm ist, umfassen Sie stattdessen den Oberschenkel.

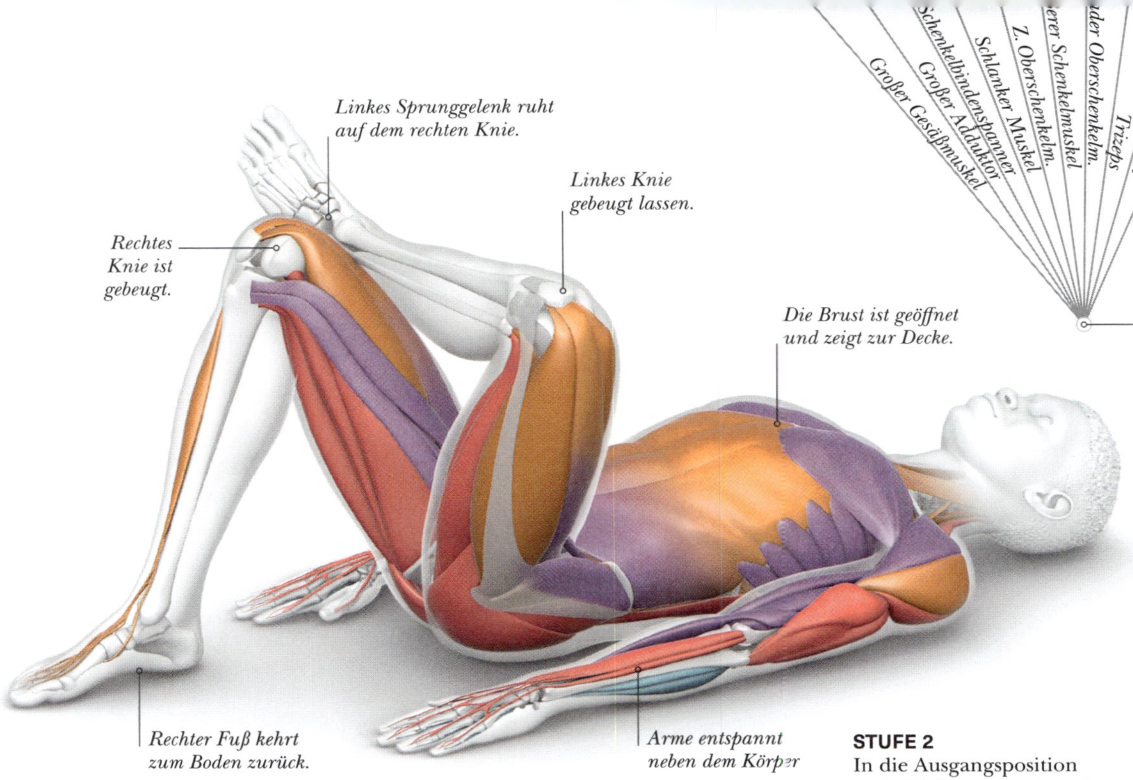

Linke Hüfte
Wenn die Hüfte in Außenrotation und Beugung gebracht wird, werden die Muskeln auf der Hüftrückseite wie die **Gesäßmuskeln** und die **Hüftrotatoren** verlängert. Umgekehrt verkürzen sich die **Hüftbeuger** und die **Adduktoren** in dieser Haltung und bleiben ohne Spannung.

STUFE 2
In die Ausgangsposition zurückkehren, Arme und rechter Fuß sind wieder auf dem Boden. Seite wechseln.

LEGENDE
- *Gelenke*
- *Muskeln*
- Verkürzt sich unter Spannung
- Verlängert sich unter Spannung
- Verlängert sich ohne Spannung
- Haltend-statisch

»Die einfache, aber effektive Dehnung lockert die Gesäßmuskeln, verbessert die Hüftbeweglichkeit und lindert Beschwerden im unteren Rücken und am Ischiasnerv.«

VARIANTE: IM SITZEN

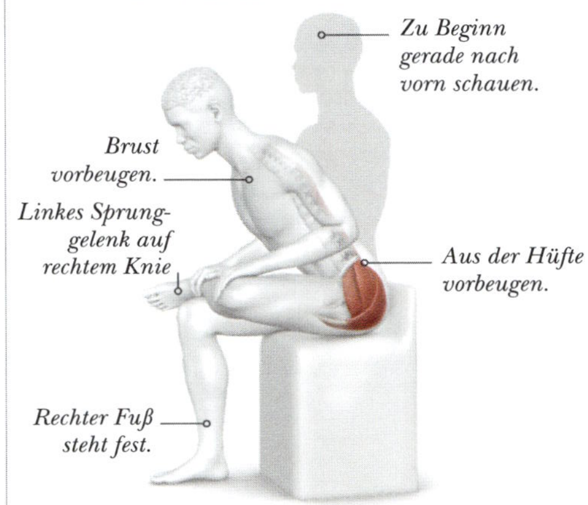

VORBEREITUNG
Sprunggelenk auf das Knie legen, die Hände auf den Unterschenkel.

STUFE 1
Mit geradem Rücken aufrecht sitzen und aus der Hüfte vorbeugen, um sich zu dehnen.

STUFE 2
In die Ausgangsposition zurückkehren.

HÜFTBEUGER DEHNEN IM KNIEN

Die Übung zielt auf die Hüftvorderseite. Sie dehnt die Quadrizepse und die Hüftbeuger, die bei Radsportlern aufgrund der lange gehaltenen gebeugten Position oft verkürzt sind. Der einbeinige Kniestand, bei dem beide Beine gebeugt sind, verkürzt die Hebel, was die Dehnung vereinfacht, die Muskeln jedoch tief und gezielt löst.

Die Gesäßmuskulatur ist aktiv und die Atmung kontrolliert, während die Hüftbeuger im Wechsel gedehnt werden. Diese Dehnung eignet sich sehr gut für Personen mit eingeschränktem Bewegungsumfang, da die Gelenke minimal bewegt werden.

LEGENDE

- *Gelenke*
- *Muskeln*
- Verkürzt sich unter Spannung
- Verlängert sich unter Spannung
- Verlängert sich ohne Spannung
- Haltend-statisch

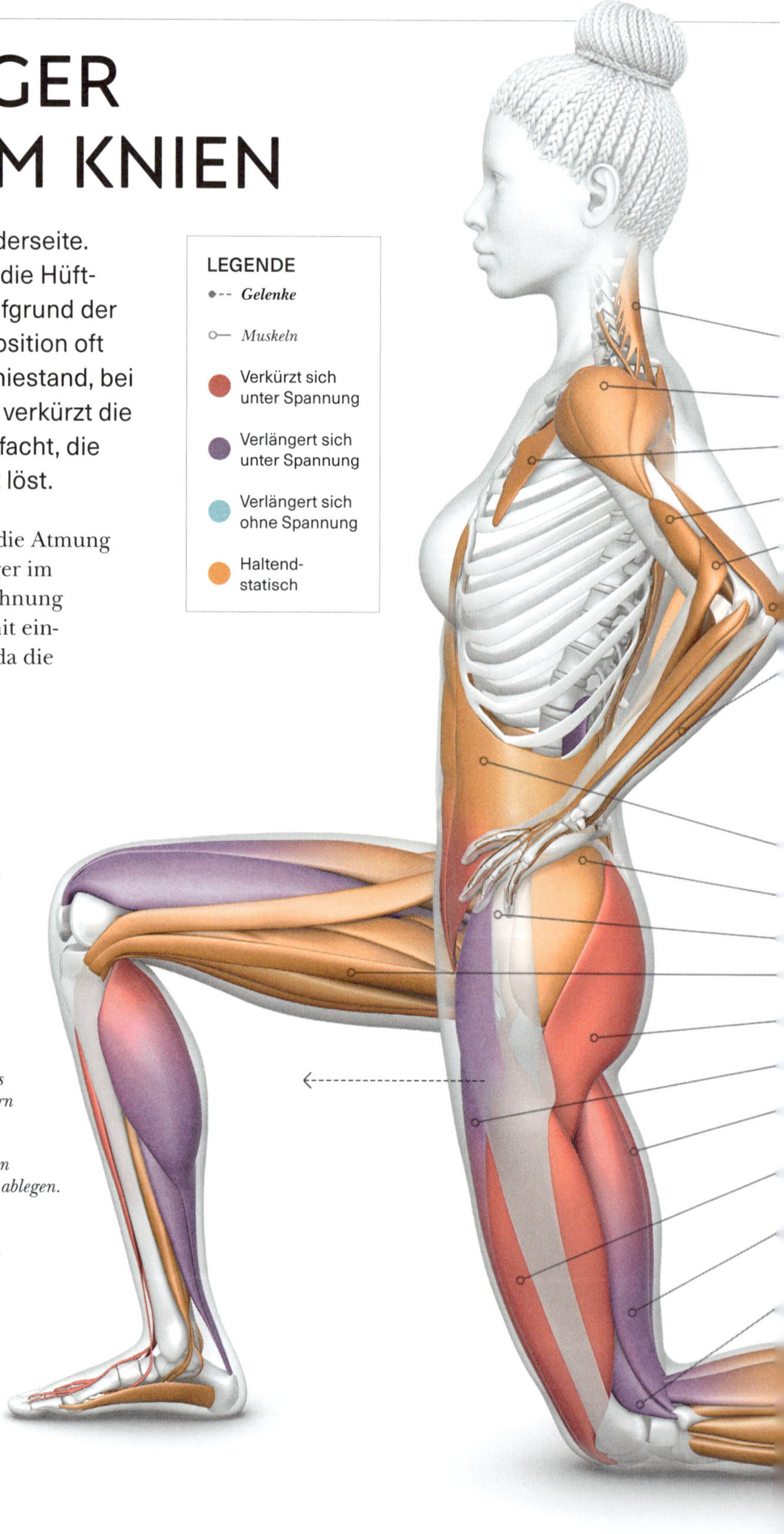

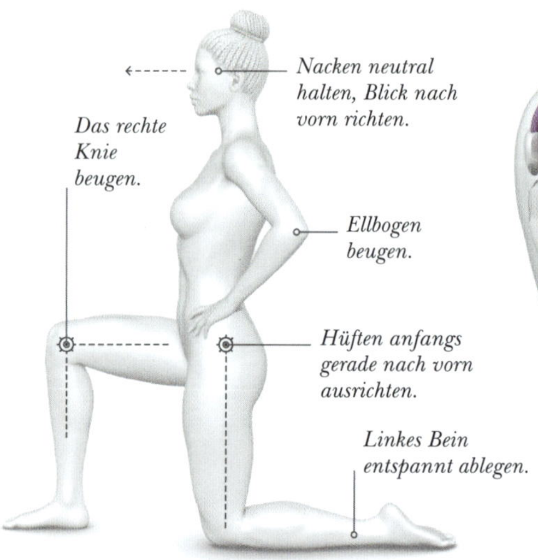

VORBEREITUNG

Beginnen Sie im halben Kniestand, ein Knie ruht auf dem Boden, der gegenüberliegende Fuß steht flach vor dem Körper, das Knie 90 Grad gebeugt. Die Wirbelsäule bleibt durchgehend neutral und der Blick nach vorn gerichtet.

Oberkörper
Die leicht aktivierten **Bizepse** halten die Hände auf den Hüften, während **Rückenstrecker, schräge** und **querer Bauchmuskel** gemeinsam den Rumpf stabilisieren und für eine korrekte Körperhaltung sorgen.

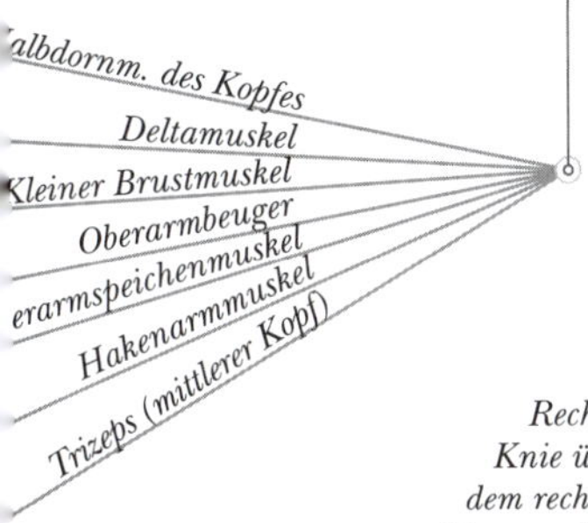

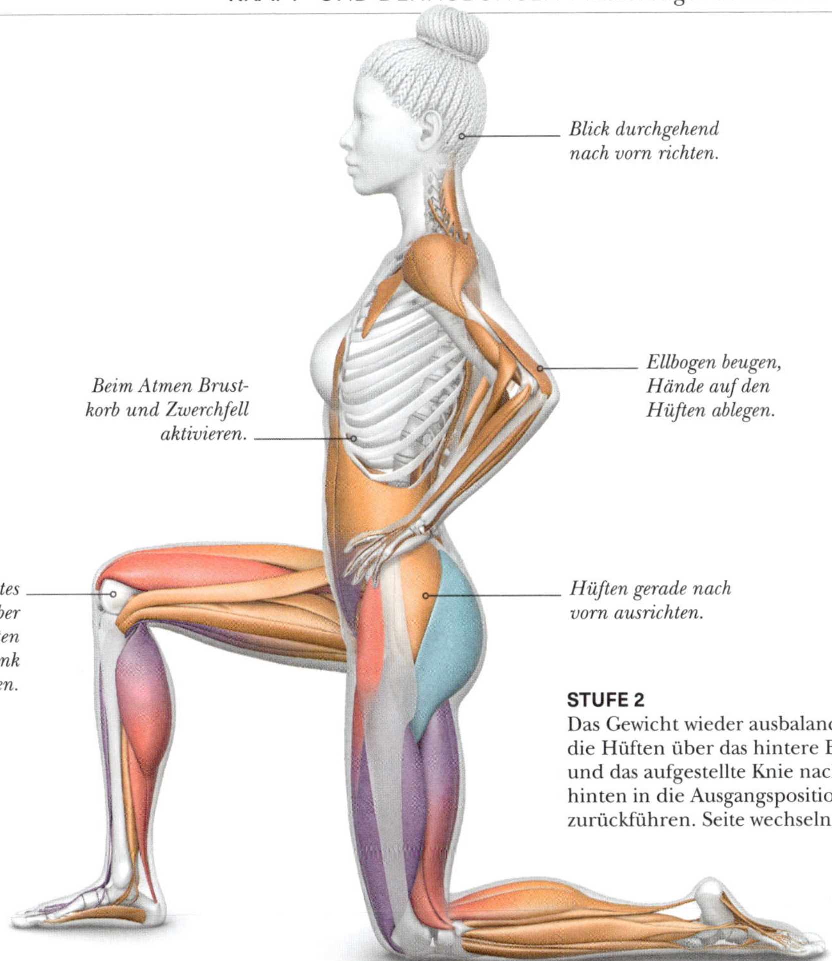

STUFE 2
Das Gewicht wieder ausbalancieren, die Hüften über das hintere Bein und das aufgestellte Knie nach hinten in die Ausgangsposition zurückführen. Seite wechseln.

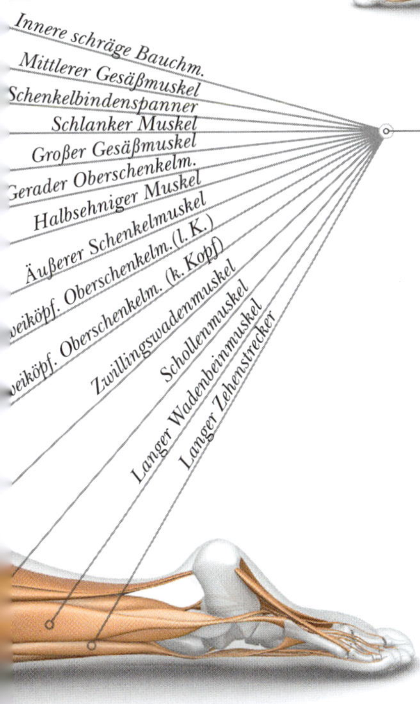

Bauchmuskeln und Beine
Die **Bauchmuskeln** kontrahieren, um das Becken bzw. die Hüften nach hinten zu kippen, während die **Gesäßmuskeln** die Hüftstreckung unterstützen. Wenn die Hüfte sich streckt, verkürzen sich der linke **Quadrizeps** und **Lendenmuskel,** während sich der **gerade Oberschenkelmuskel** in der Hüfte verlängert. Die **hintere Oberschenkelmuskulatur** und der **Zwillingswadenmuskel** bleiben entspannt.

STUFE 1
Mit den Händen auf den Hüften das Steißbein nach unten ziehen, den Gesäßmuskel des knienden Beins aktivieren und das Gewicht auf das vordere Bein verlagern, um die Dehnung über die Hüftvorderseite zu vertiefen.

Vorsicht
Achten Sie auf Beschwerden in Hüften, Rücken oder Knien und korrigieren Sie bei Bedarf die Position. Die Dehnung sollte angenehm sein und gezielt über die Hüftvorderseite wirken. Bleiben Sie während der gesamten Bewegung im schmerzfreien Bereich.

QUADRIZEPS DEHNEN MIT FUSS HEBEN

Die Dehnung zielt auf den geraden Oberschenkelmuskel und die Hüftbeuger und löst bei Radsportlern Verspannungen, die durch anhaltende Hüftbeugung beim Radfahren entstehen. Sie streckt die Hüfte, aktiviert die Gesäßmuskulatur, verbessert die Körperhaltung und beugt Rücken- und Kniebeschwerden vor.

Bei dieser Dehnung wird ein Knie nach hinten gebeugt und der Fuß erhöht abgelegt, während das andere Bein als Standbein dient. Der gerade Oberschenkelmuskel ist in Hüfte und Knie gestreckt und somit effektiv verlängert. Auch die reinen Kniestrecker des Quadrizeps werden etwas gedehnt. Um den Körper korrekt auszurichten und die Lendenwirbelsäule nicht zu überstrecken, ist der große Gesäßmuskel des hinteren Beins aktiv, während die Bauchmuskeln das Becken nach hinten kippen und den Rumpf stabilisieren.

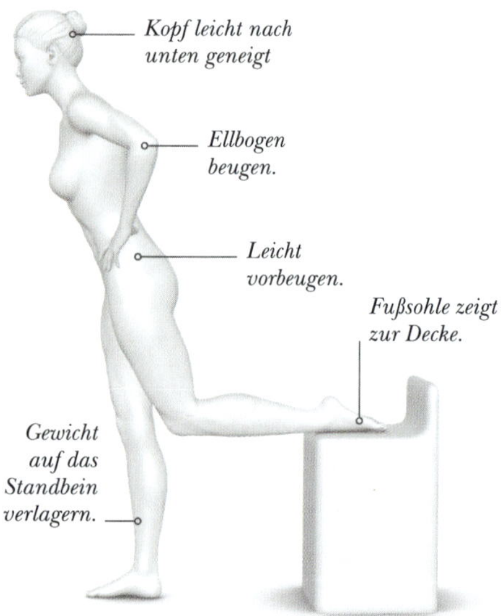

VORBEREITUNG
Legen Sie im Stehen einen Fuß in Kniehöhe nach hinten auf einen Kasten oder Stuhl. Legen Sie die Hände auf die Hüften oder stützen Sie sich an einer Wand oder einem Stuhl ab.

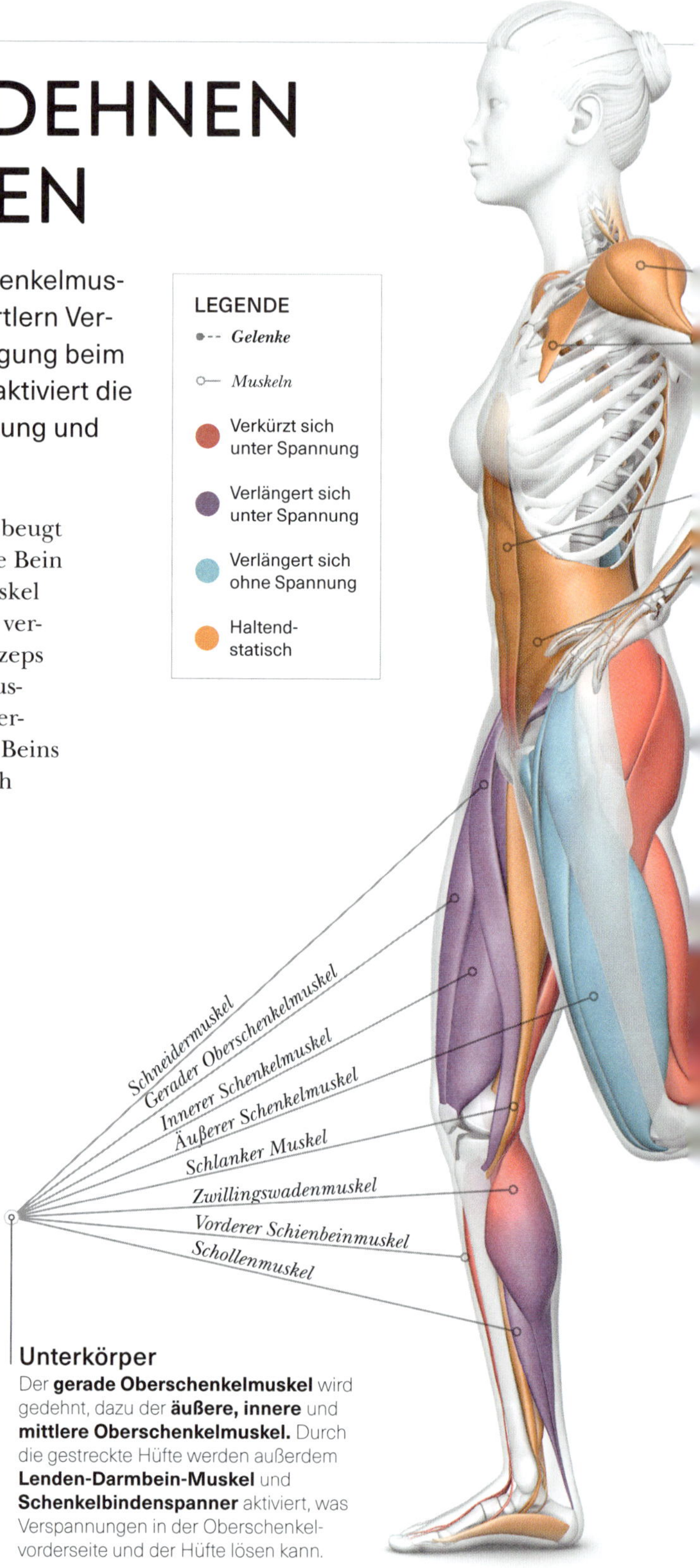

Unterkörper
Der **gerade Oberschenkelmuskel** wird gedehnt, dazu der **äußere, innere** und **mittlere Oberschenkelmuskel.** Durch die gestreckte Hüfte werden außerdem **Lenden-Darmbein-Muskel** und **Schenkelbindenspanner** aktiviert, was Verspannungen in der Oberschenkelvorderseite und der Hüfte lösen kann.

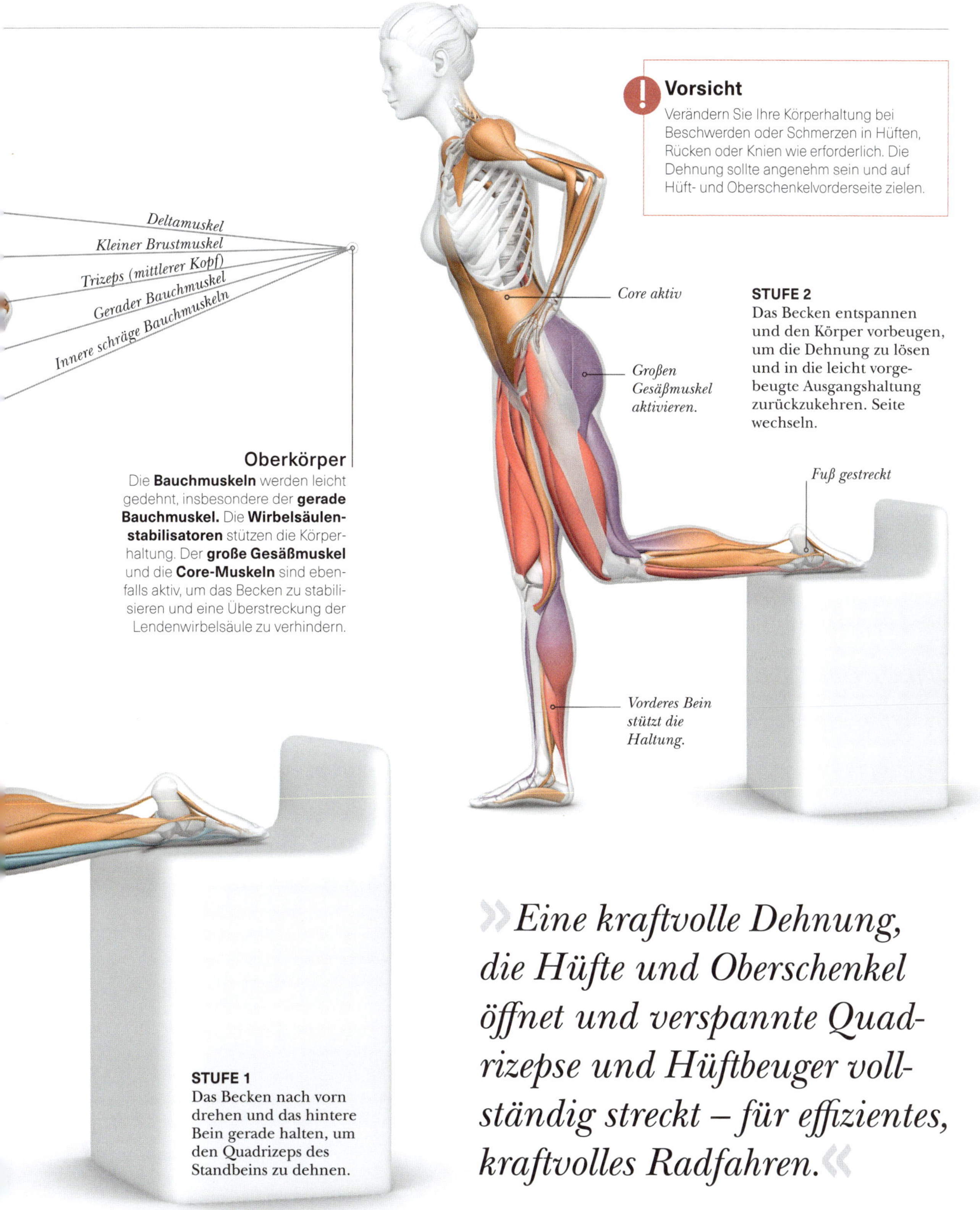

Vorsicht

Verändern Sie Ihre Körperhaltung bei Beschwerden oder Schmerzen in Hüften, Rücken oder Knien wie erforderlich. Die Dehnung sollte angenehm sein und auf Hüft- und Oberschenkelvorderseite zielen.

STUFE 2
Das Becken entspannen und den Körper vorbeugen, um die Dehnung zu lösen und in die leicht vorgebeugte Ausgangshaltung zurückzukehren. Seite wechseln.

Oberkörper

Die **Bauchmuskeln** werden leicht gedehnt, insbesondere der **gerade Bauchmuskel.** Die **Wirbelsäulenstabilisatoren** stützen die Körperhaltung. Der **große Gesäßmuskel** und die **Core-Muskeln** sind ebenfalls aktiv, um das Becken zu stabilisieren und eine Überstreckung der Lendenwirbelsäule zu verhindern.

STUFE 1
Das Becken nach vorn drehen und das hintere Bein gerade halten, um den Quadrizeps des Standbeins zu dehnen.

»Eine kraftvolle Dehnung, die Hüfte und Oberschenkel öffnet und verspannte Quadrizepse und Hüftbeuger vollständig streckt – für effizientes, kraftvolles Radfahren.«

OBERSCHENKELRÜCKSEITE STATISCH DEHNEN

Die Dehnung löst Verspannungen der hinteren Oberschenkelmuskulatur, die beim Radfahren durch anhaltendes Beugen von Hüfte und Knie entstehen. Sie fördert die Hüft- und Kniebeweglichkeit generell und eignet sich als Teil einer Routine für mehr Flexibilität des Unterkörpers.

Die hintere Oberschenkelmuskulatur entspringt am Becken, verläuft an der Rückseite des Oberschenkelknochens und setzt unterhalb des Knies an. Sie spielt eine zentrale Rolle für die Hüftstreckung und Kniebeugung, auch beim Radfahren. Ist sie verkürzt oder steif, wird das Knie weniger effektiv gestreckt, was Kniebeschwerden zur Folge haben kann. Auch eine verringerte Mobilität des Ischiasnervs, der vom unteren Rücken bis in die Füße verläuft, kann diesen Muskel beeinträchtigen. Für Radsportler ist es empfehlenswert, diese Dehnung mit gezieltem Krafttraining zu kombinieren, um sowohl die Flexibilität als auch die Leistungsfähigkeit dieser wichtigen Muskelgruppe zu verbessern.

LEGENDE

- •-- *Gelenke*
- o— *Muskeln*
- Verkürzt sich unter Spannung
- Verlängert sich unter Spannung
- Verlängert sich ohne Spannung
- Haltend-statisch

» Die hintere Oberschenkelmuskulatur besteht aus dem halbsehnigen, dem halbmembranösen und dem zweiköpfigem Oberschenkelmuskel. Sie strecken die Hüfte und beugen das Knie. «

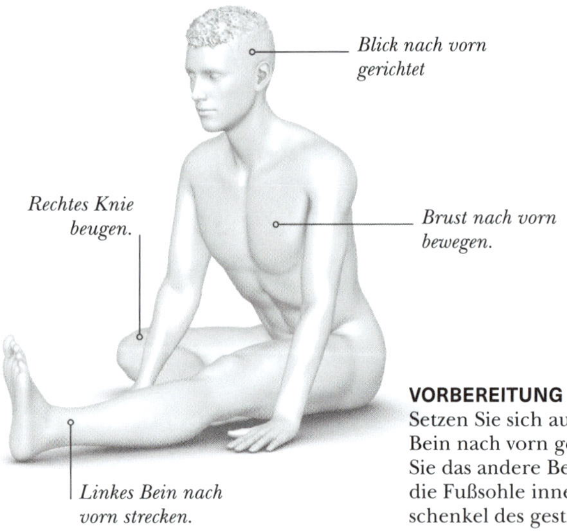

VORBEREITUNG
Setzen Sie sich auf den Boden, ein Bein nach vorn gestreckt. Beugen Sie das andere Bein und legen Sie die Fußsohle innen an den Oberschenkel des gestreckten Beins.

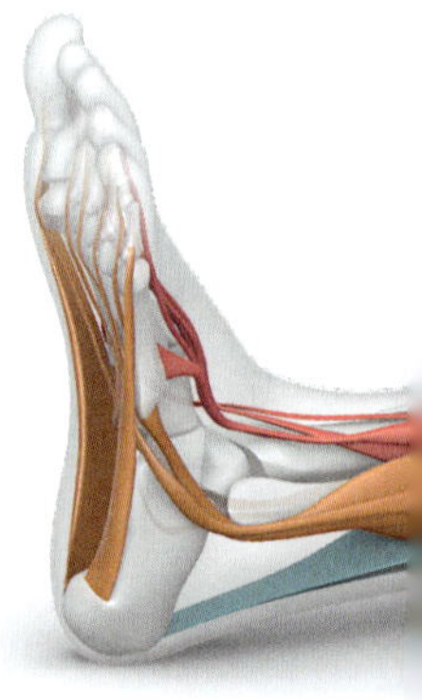

Unterkörper
Die **hintere Oberschenkelmuskulatur** verlängert sich unter Spannung, wenn die **Hüfte** gebeugt und das **Knie** gestreckt wird. Der **Zwillingswadenmuskel** verlängert sich ohne Spannung, das **Sprunggelenk** befindet sich in Dorsalflexion.

STUFE 1
Nach vorn beugen und die Brust in Richtung des gestreckten Knies senken, dabei den Oberkörper gerade halten.

Oberkörper

Die **Rückenstrecker** halten die Wirbelsäule aufrecht, wenn der Oberkörper nach vorne geneigt wird. Sie wirken dem Zug der **hinteren Oberschenkelmuskulatur** auf das Becken entgegen, das ermöglicht die Dehnung.

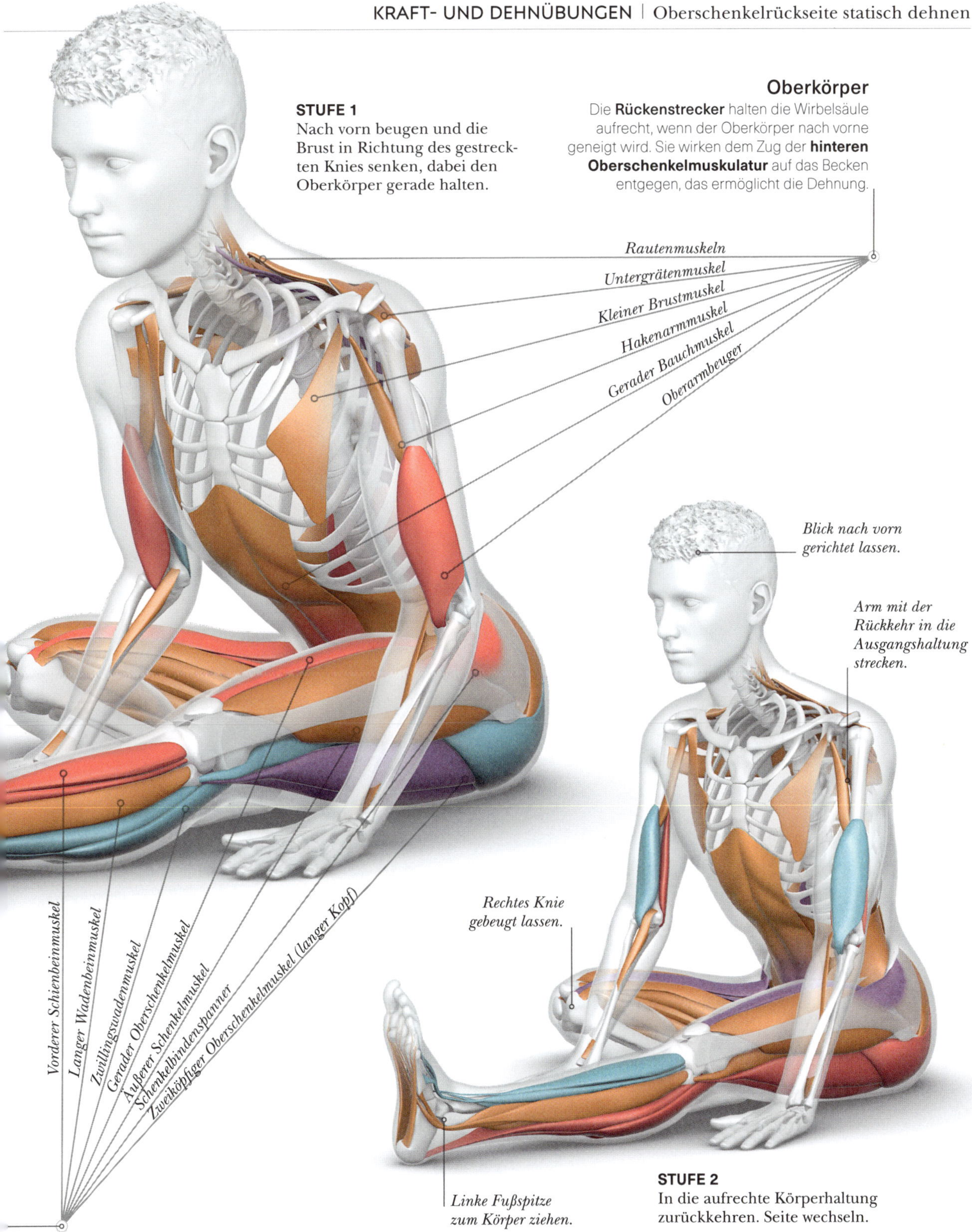

STUFE 2
In die aufrechte Körperhaltung zurückkehren. Seite wechseln.

ZWILLINGSWADENMUSKEL DEHNEN

Die Dehnung zielt auf die obere Wade ab. Dazu wird das hintere Bein gestreckt, sodass die Ferse den Boden berührt. Radsportler gewinnen dadurch an Beweglichkeit im Sprunggelenk, lösen Verspannungen in den Unterschenkeln und verbessern ihre Tretmechanik.

Bei der Dehnung wird ein Fuß nach hinten gesetzt, wobei die Ferse den Boden berührt. Gleichzeitig wird das Knie gestreckt. Die Hände werden flach an eine Wand oder auf eine Stütze gelegt. Das dehnt den Zwillingswadenmuskel, der sowohl das Knie- als auch das Sprunggelenk kreuzt. Mit dieser Übung halten Radsportler ihre Sprunggelenke beweglich, fördern einen gleichmäßigen Tritt und verringern Steifheit in Waden und Achillessehnen.

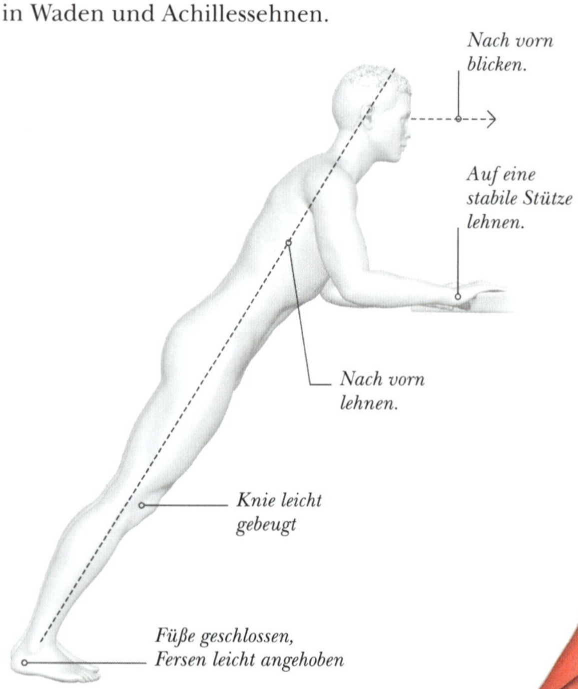

VORBEREITUNG
Legen Sie die Hände auf der Stütze ab und setzen Sie die Füße nach hinten, bis der Körper etwa 45 Grad geneigt ist und von den Fersen bis zum Scheitel eine gerade Linie bildet. Die Fersen schweben knapp über dem Boden, die Knie sind leicht gebeugt.

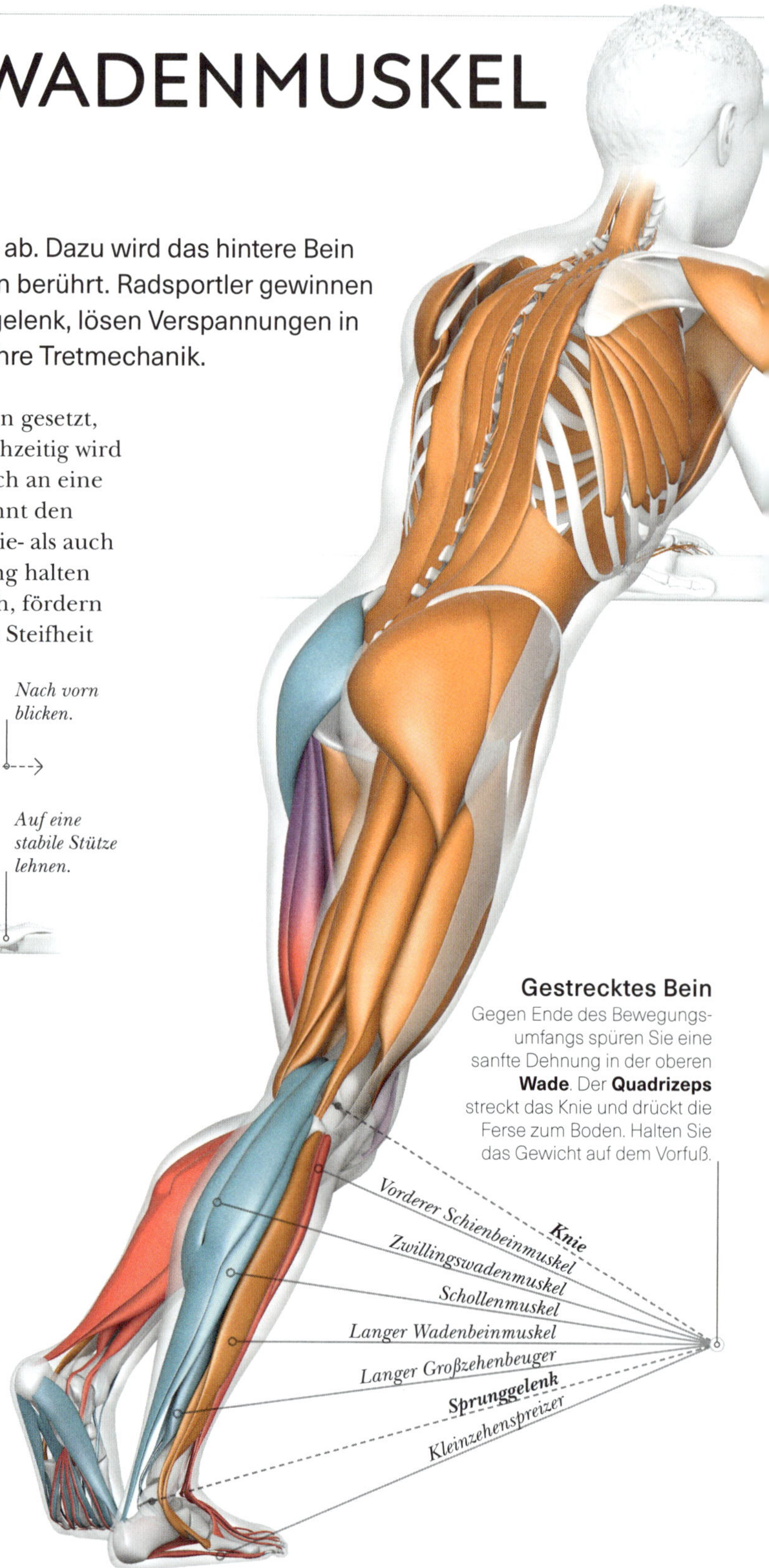

STUFE 1
Das linke Knie beugen und die linke Ferse anheben, um das Körpergewicht auf den Vorfuß zu verlagern. Gleichzeitig die rechte Ferse zum Boden drücken und das rechte Knie strecken. Sie sollten eine sanfte Dehnung in der rechten oberen Wade spüren. Sobald dies der Fall ist, gehen Sie fließend zu Stufe 2 über.

STUFE 2
Die Bewegung umkehren. Das rechte Knie beugen und die rechte Ferse anheben, gleichzeitig links die Ferse zum Boden drücken und das Knie strecken. Stufe 1 und 2 in kontinuierlichem Wechsel wiederholen.

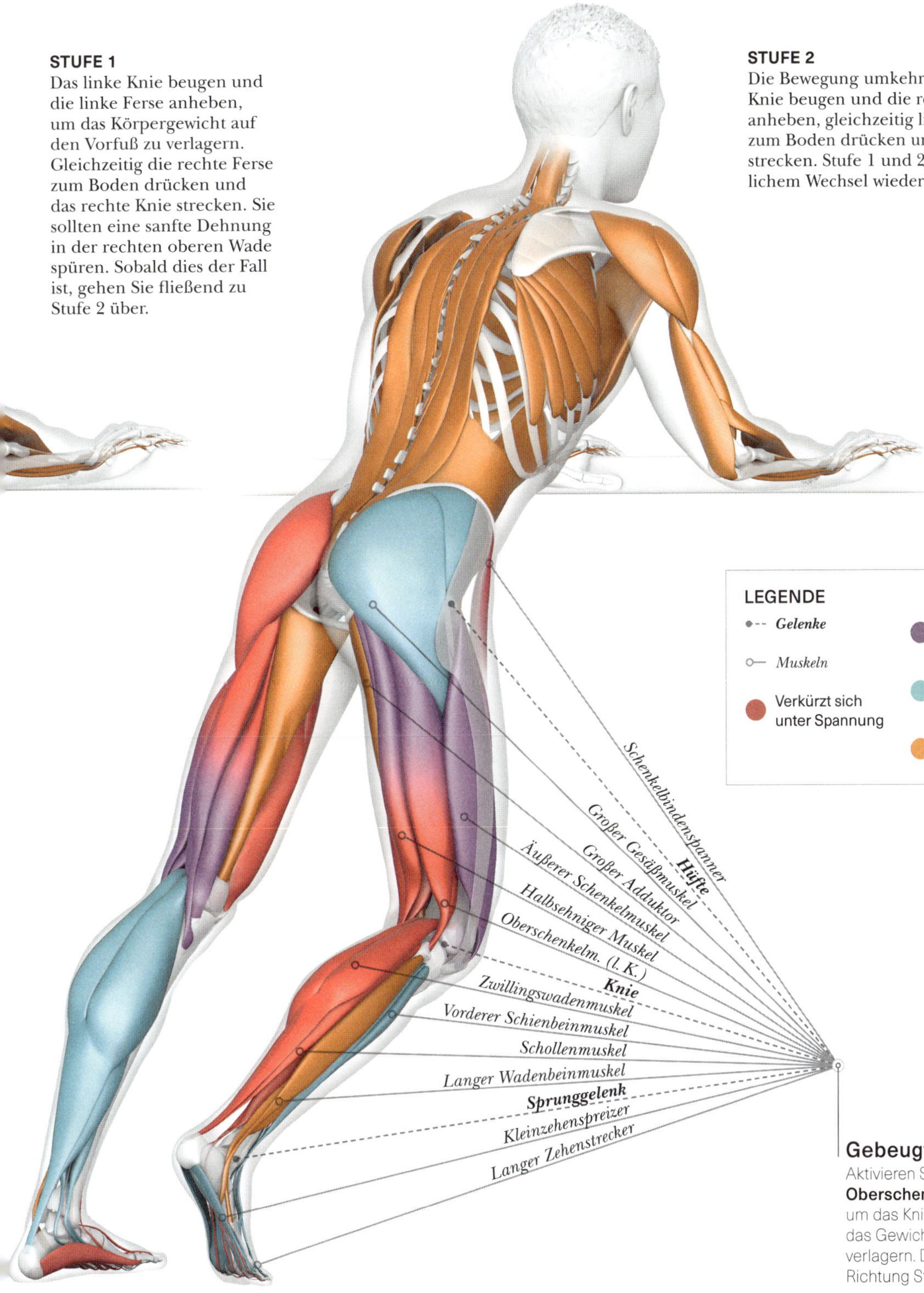

LEGENDE
- *Gelenke*
- *Muskeln*
- Verkürzt sich unter Spannung
- Verlängert sich unter Spannung
- Verlängert sich ohne Spannung
- Haltend-statisch

Gebeugtes Bein
Aktivieren Sie die **hintere Oberschenkelmuskulatur,** um das Knie zu beugen und das Gewicht auf den Vorfuß zu verlagern. Das Knie nach vorn Richtung Stütze drücken.

REGISTER

A

B

C

L

M

U

V

W

Z

BIBLIOGRAFIE

Asplund, C., & St Pierre, P. (2004). Knee pain and bicycling: fitting concepts for clinicians. *The Physician and Sportsmedicine*, 32(4), 23–30.

Atkinson, G., Davison, R., Jeukendrup, A., & Passfield, L. (2003). Science and cycling: Current knowledge and future directions for research. *Journal of Sports Sciences*, 21(9), 767–787.

Australian Sports Commission. (o. D.). Supplements. In: AIS nutrition. Australian Institute of Sport. www.ausport.gov.au/ais/nutrition/supplements

Bailey, M. P., Maillardet, F. J., & Messenger, N. (2003). Kinematics of cycling in relation to anterior knee pain and patellar tendinitis. *Journal of Sports Sciences*, 21(8), 649–657.

Banister, E. W., Calvert, T. W., Savage, M. V., & Bach, T. (1975). A systems model of training for athletic performance. *Australian Journal of Sports Medicine*, 7, 57–61.

Barry, N., Burton, D., Sheridan, J., & Thompson, M. (2014). Aerodynamic performance and riding posture in road cycling and triathlon. *Procedia Engineering*, 72, 720–725.

Bassett, D. R., Jr., & Howley, E. T. (2000). Limiting factors for maximum oxygen uptake and determinants of endurance performance. *Medicine & Science in Sports & Exercise*, 32(1), 70–84.

Bini, R. R., & Hume, P. A. (2005) Muscle recruitment pattern in cycling: A review. *Physical Therapy in Sport* 6(2), 89–96

Blocken, B., van Druenen, T., Toparlar, Y., Malizia, F., Mannion, P., Andrianne, T., Derome, D., Diepens, J., & Carmeliet, J. (2018). Aerodynamic drag in cycling pelotons: New insights by CFD simulation and wind tunnel testing. *Journal of Wind Engineering & Industrial Aerodynamics*, 179, 319–343.

Bompa, T. O., & Buzzichelli, C. (2019). *Periodization: Theory and Methodology of Training* (6th ed.). Human Kinetics.

Borresen, J., & Lambert, M. I. (2009). The quantification of training load, the training response and the effect on performance. *Sports Medicine*, 39(9), 779–795.

Burke, E. R. (2002). *Serious Cycling*. Human Kinetics.

Burke, L. M., & Hawley, J. A. (2018). Swifter, higher, stronger: What's on the menu? *Science*, 362(6416), 781–787.

Cheung, S. S., & Zabala, M. (Eds.). (2017). *Cycling Science* (Sport Science series). Human Kinetics.

Clarsen, B., Krosshaug, T., & Bahr, R. (2010). Overuse injuries in professional road cyclists. *The American Journal of Sports Medicine*, 38(12), 2494–2501.

Clough, P., Earle, K., & Sewell, D. (2002). Mental toughness: The concept and its measurement. In: I. Cockerill (Ed.), *Solutions In Sport Psychology*. Thomson Learning. 32–43.

Craig, N. P., & Norton, K. I. (2001). Characteristics of track cycling. Sports Medicine, 31(7), 457–468.

Faria, E. W., Parker, D. L., & Faria, I. E. (2005). The science of cycling: Factors affecting performance. *Sports Medicine*, 35(4), 313–337

Foster, C., Florhaug, J. A., Franklin, J., Gottschall, L., Hrovatin, L. A., Parker, S., Doleshal, P., & Dodge, C. (2001). A new approach to monitoring exercise training. *Journal of Strength and Conditioning Research*, 15(1), 109–115.

Gaul, L. H., Thomson, S., & Griffiths, I. M. (2018). Optimizing the breakaway position in cycle races using mathematical modelling. *Sports Engineering*, 21(4).

Halson, S. L. (2014). Monitoring training load to understand fatigue in athletes. *Sports Medicine*, 44 Suppl 2 (Suppl 2), 139–147.

Hopker, J., & Jobson, S. (Eds.). (2012). *Performance Cycling: The Science of Success*. Bloomsbury Sport.

Impellizzeri, F. M., Marcora, S. M., Rampinini, E., Mognoni, P., & Sassi, A. (2005). Correlations between physiological variables and performance in high level cross country off road cyclists. *British Journal of Sports Medicine*, 39(10), 747–751.

Issurin, V. (2008). Block periodization versus traditional training theory: a review. *Journal of Sports Medicine and Physical Fitness*, 48(1), 65–75.

Jeukendrup, A. E., & Martin, J. (2001). Improving cycling performance: How should we spend our time and money. *Sports Medicine*, 31(7), 559–569.

Jeukendrup, A., & Gleeson, M. (2019). *Sport Nutrition: An Introduction to Energy Production and Performance (*3rd ed.). Human Kinetics.

Joyner, M. J., & Coyle, E. F. (2008). Endurance exercise performance: the physiology of champions. *Journal of Physiology*. 1; 586(1), 35–44.

Kiely, J. (2012). Periodization paradigms in the 21st century: evidence-led or tradition-driven? *International Journal of Sports Physiology and Performance*, 7(3), 242–250.

Laursen, P. B., & Jenkins, D. G. (2002). The scientific basis for high-intensity interval training: optimising training programmes and maximising performance in highly trained endurance athletes. *Sports Medicine*, 32(1), 53–73.

Lucía, A., Hoyos, J., & Chicharro, J. L. (2001). Physiology of professional road cycling. *Sports Medicine*, 31(5), 325–337.

McArdle, W. D., Katch, F. I., & Katch, V. L. (2015). *Exercise Physiology: Nutrition, Energy, and Human Performance* (8th ed.). Wolters Kluwer.

Macdermid, P. W., & Edwards, A. M. (2010). Influence of crank length on cycle ergometry performance of well-trained female cross-country mountain bike athletes. *European Journal of Applied Physiology*, 108(1), 177–182.

Martin, J. C., Milliken, D. L., Cobb, J. E., McFadden, K. L., & Coggan, A. R. (1998). Validation of a mathematical model for road cycling power. *Journal of Applied Biomechanics*, 14(3), 276–291.

Martin, J. C., & Brown, N. A. T. (2009). Joint-specific power production and fatigue during maximal cycling. *Journal of Biomechanics*, 42(4), 474–479.

Marsh, A. P., Martin, P. E., & Foley, K. O. (2000). Effect of cadence, cycling experience, and aerobic power on delta efficiency during cycling. *Medicine & Science in Sports & Exercise*, 32(9), 1630–1634.

Marshall, S., & Paterson, L. (2017). *The Brave Athlete: Calm the F*ck Down and Rise to the Occasion**. VeloPress.

Migliaccio, G., Padulo, M., Russo, J., & L. (2024). The Impact of Wearable Technologies on Marginal Gains in Sports Performance: An Integrative Overview on Advances in Sports, Exercise, and Health. *Applied Sciences*, 14(15), 6649.

Mountjoy, M., Ackerman, K. E., Bailey, D. M., Burke, L. M., Constantini, N., Hackney, A. C., Heikura, I. A., Melin, A., Pensgaard, A. M., Stellingwerff, T., Sundgot-Borgen, J. K., Torstveit, M. K., Jacobsen, A. U., Verhagen, E., Budgett, R., Engebretsen, L., & Erdener, U. (2023). International Olympic Committee consensus statement on Relative Energy Deficiency in Sport (RED-S). *British Journal of Sports Medicine,* 57(17), 1073–1097

Mujika, I., & Padilla, S. (2001). Physiological and performance characteristics of male professional road cyclists. *Sports Medicine*, 31(7), 479–487.

Mujika, I. (2017). Quantification of training and competition loads in endurance sports: Methods and applications. *International Journal of Sports Physiology and Performance*, 12(Suppl 2), 29–217.

Mujika, I., Sharma, A. P., & Stellingwerff, T. (2019). Contemporary Periodization of Altitude Training for Elite Endurance Athletes: A Narrative Review. *Sports Medicine*, 49(11), 1651–1669.

Nash, J. F. (1950). Equilibrium points in n-person games. *Proceedings of the National Academy of Sciences*, 36(1), 48–49.

Padilla, S., Mujika, I., Orbananos, J., & Angulo, F. (2000). Exercise intensity during competition time trials in professional road cycling. *Medicine & Science in Sports & Exercise*, 32(4), 850–856.

Passfield, L., & Hopker, J. G. (2017). A mine of information: Can sports analytics provide wisdom from your data? *International Journal of Sports Physiology and Performance*, 12(7), 851–855.

Reardon, C. L., Hainline, B., Aron, C. M., Baron, D., Baum, A. L., Bindra, A., Budgett, R., Campriani, N., Castaldelli-Maia, J. M., Currie, A., Derevensky, J. L., Glick, I. D., Gorczynski, P., Gouttebarge, V., Grandner, M. A., Han, D. H., McDuff, D., Mountjoy, M., Polat, A., Engebretsen, L. (2019). Mental health in elite athletes: International Olympic Committee consensus statement. *British Journal of Sports Medicine*, 53(11), 667–699.

Sawka, M. N., Burke, L. M., Eichner, E. R., Maughan, R. J., Montain, S. J., & Stachenfeld, N. S. (2007). American College of Sports Medicine position stand: Exercise and fluid replacement. *Medicine & Science in Sports & Exercise*, 39(2), 377–390.

Selye, H. (1936). A syndrome produced by diverse nocuous agents. *Nature*, 138, 32.

Seiler, S., & Tønnessen, E. (2009). Intervals, thresholds, and long slow distance: The role of intensity and duration in endurance training. Sportscience.org, 13, 32–53.

Seiler, S. (2010). What is best practice for training intensity and duration distribution in endurance athletes? *International Journal of Sports Physiology and Performance*, 5(3), 276–291.

Skiba, P. F., & Clarke, D. C. (2021). The W' Balance Model: Mathematical and Methodological Considerations. *International Journal of Sports Physiology and Performance*, 16(11), 1561–1572.

Stellingwerff, T., & Cox, G. R. (2014). Carbohydrate supplementation on exercise performance or capacity of varying durations. *Applied Physiology, Nutrition, and Metabolism*, 39(9), 998–1011.

Stellingwerff, T., Morton, J. P., & Burke, L. M. (2019). A framework for periodized nutrition for athletics. *International Journal of Sport Nutrition and Exercise Metabolism*, 29(2), 141–151.

Sperlich, B., & Holmberg, H. C. (2017). The responses of elite athletes to exercise: An all-day, 24-h integrative view is required! *Frontiers in Physiology*, 8, 564.

Swart, J., & Holliday, W. (2019). *Cycling: Training and performance*. In: Cardinale, M., Newton, R., & Nosaka, K. (Eds.), *Strength and Conditioning: Biological Principles and Practical Applications*. Wiley Blackwell, 499–510

Sunde, A., Støren, Ø., Bjerkaas, M., Larsen, M. H., Hoff, J., & Helgerud, J. (2010). Maximal strength training improves cycling economy in competitive cyclists. *Journal of Strength and Conditioning Research*, 24(8), 2157–2165.

Tarnopolsky, M. (2004). Protein requirements for endurance athletes. *Nutrition*, 20(7–8), 662–668.

Thomas, D. T., Erdman, K. A., & Burke, L. M. (2016). Position of the Academy of Nutrition and Dietetics, Dietitians of Canada, and the American College of Sports Medicine: Nutrition and Athletic Performance. *Journal of the Academy of Nutrition and Dietetics*, 116(3), 501–528.

Tucker, R., & Noakes, T. D. (2009). The physiological regulation of pacing strategy during exercise: a critical review. *British Journal of Sports Medicine*, 43(6), e1.

Union Cycliste Internationale (UCI). (2023). UCI technical regulations: Equipment. Retrieved from https://www.uci.org/

ÜBER DEN AUTOR

Dr. David Bailey
PhD, Sportwissenschaftler

David Bailey ist ein international anerkannter Sportwissenschaftler, Coach und Performance-Berater mit über 20 Jahren Erfahrung im Spitzensport, in der angewandten Forschung und in der Führung von Spitzenleistungs-Teams. Derzeit leitet er die Leistungsabteilung eines professionellen Radsportteams, wo er die Bereiche Physiologie, Ernährung, Coaching, Psychologie und Technologie in einer übergreifenden Strategie zur Leistungsoptimierung zusammenführt.

David Bailey begann seine Karriere in der Wissenschaft und promovierte an der Loughborough University, einer weltweit führenden Institution auf dem Gebiet der Sportwissenschaft, im Fach Trainings- und Sporternährung. Seine Forschungen während und nach seiner Promotion entwickelten das Verständnis von Trainingsanpassung, Erholung und Sporternährung weiter und wurden in über 25 wissenschaftlichen Veröffentlichungen niedergelegt. Diese solide wissenschaftliche Grundlage bildete das Fundament für seine Karriere, die sich der Umsetzung wissenschaftlicher Erkenntnisse in konkrete Leistungsverbesserungen widmet.

Mehrere Jahre arbeitete er am English Institute of Sport, wo er über drei olympische Zyklen – Athen, Peking und London – Athletinnen und Athleten in Radsport, Triathlon und anderen Ausdauersportarten wissenschaftlich unterstützte. In dieser Zeit entwickelte er seinen interdisziplinären Ansatz: In enger Zusammenarbeit mit Trainern, Ernährungswissenschaftlern, Psychologen und medizinischem Personal unterstützte er Medaillengewinner auf der Weltbühne.

Anschließend übernahm David Bailey führende Aufgaben in professionellen Radsportteams. Dort konzipierte und implementierte er Hochleistungstrainingsprogramme für einige der besten Radfahrer der Welt. Seine Verantwortlichkeiten umfassten Coaching, Rennbetreuung, Leistungsmodellierung, Athletenmonitoring sowie die Integration neuer Technologien in Trainings- und Wettkampfumgebungen.

Neben seiner Tätigkeit für Sportteams ist David Bailey ein gefragter Berater von Start-ups im Bereich Sporttechnologie, Eliteinstitutionen und globalen Organisationen wie dem Internationalen Olympischen Komitee (IOC), der Welt-Anti-Doping-Agentur (WADA), World Triathlon und McLaren Applied Technologies. Er gilt als Vordenker in den Bereichen Trainingsperiodisierung, Sporternährung, Athletenmonitoring und Verhaltensanpassung. Zur IOC-Konsensuserklärung von 2023 trug er zum Thema REDs (Relative Energy Deficiency in Sport) bei und brachte Erkenntnisse aus klinischer und sportpraktischer Perspektive ein.

In seiner Rolle als Berater trägt David Bailey aktiv zur Entwicklung der nächsten Generation von Leistungsinnovationen bei – von KI-gestützten Coaching-Plattformen über Produktentwicklung in den Bereichen Ernährung und Regeneration bis hin zu Innovationen im Bereich Wearable-Technologien. Er erbringt darüber hinaus Einzel-Coaching für Athletinnen und Athleten, von ambitionierten Amateuren bis zu erfahrenen Profis.

David Bailey verfügt über Qualifikationen von Organisationen wie British Cycling, dem Internationalen Olympischen Komitee, der Union Cycliste Internationale und der British Association of Sport and Exercise Sciences. Zudem ist er Mitglied professioneller Vereinigungen wie dem American College of Sports Medicine und Professionals in Nutrition for Exercise and Sport.

Auch in seiner persönlichen Leidenschaft für den Ausdauersport, ob im Winter beim Skifahren oder im Sommer bei der Überquerung von Alpenpässen auf dem Rad, lebt er seine berufliche Philosophie: Wissenschaft, praxisnah angewandt, vermag das menschliche Potenzial zu erweitern.

DANK

Dank des Autors
Ich möchte all jenen danken, die meine Entwicklung zum Sportwissenschaftler, Leistungsexperten und Coach begleitet haben und es mir damit ermöglichten, mein gesammeltes Fachwissen in diesem Buch weiterzugeben.

Allen voran gilt mein tiefer Dank den Athleten und Teams, die ich unterstützen durfte. Von Olympiasiegern bis zu Grand-Tour-Teilnehmern – ihre Hingabe und ihr Streben nach Exzellenz haben mich stetig inspiriert und meine Ansprüche an mich selbst gehoben. Dank ihres Vertrauens, ihres Feedbacks und ihrer Offenheit gegenüber evidenzbasierten Ansätzen konnte ich meine Tätigkeit weiterentwickeln.

Auch all meinen Kolleginnen, Kollegen und Wegbegleitern, mit denen ich bei unterschiedlichsten Hochleistungsveranstaltungen zusammenarbeiten durfte, bin ich verpflichtet. Ich hatte das große Glück, von Weltklasse-Beratern und führenden Sportwissenschaftlern umgeben zu sein, die mein Denken im Laufe meiner Karriere immer wieder herausgefordert und erweitert haben.

Ebenso möchte ich den internationalen Organisationen und Partnern danken, die mir beratende Rollen anvertraut haben. Die Mitarbeit an Projekten des Internationalen Olympischen Komitees, der Welt-Anti-Doping-Agentur und anderer globaler Sportinstitutionen war mir eine große Ehre. Ich bleibe meinem Ziel verpflichtet, die Kluft zwischen Wissenschaft und Praxis zu schließen.

Abschließend gilt mein aufrichtiger Dank dem Redaktionsteam von DK UK für seine fachkundige Begleitung während der Entstehung des Buches. Ein besonderer Dank geht an Alastair Laing für die Einladung zu diesem Projekt sowie an Amy Child und Nicola Hodgson, die meine wissenschaftlichen Inhalte gekonnt in ein visuell ansprechendes und leicht zugängliches Format überführt haben.

Meine berufliche Laufbahn wurde von einem einfachen, aber bleibenden Grundsatz geleitet: Leistung ist eine gemeinsame Reise. Ich hatte das Glück, diese Reise mit leidenschaftlichen, neugierigen und engagierten Menschen anzutreten – und freue mich darauf, diesen Weg als Berater ebenso wie als lebenslang Lernender fortzusetzen.

Dank des Verlags
DK UK dankt Vanessa Bird für das Erstellen des Registers.

Bildnachweise
Der Verlag dankt folgenden Personen und Institutionen für die freundliche Genehmigung zum Abdruck von Fotos:
(Legende: o-oben; u-unten; M-Mitte; l-links; r-rechts)

14 Science Photo Library: Professoren P.M. Motta, P.M. Andrews, K.R. Porter & J. Vial (ul). **95 Adobe Stock:** Ilusiku studio (ur)

Alle anderen Bilder **© Dorling Kindersley**